NOUVELLES
RECHERCHES
SUR
L'ÉCONOMIE
ANIMALE.

NOUVELLES RECHERCHES

SUR

L'ÉCONOMIE ANIMALE;

Par M. VRIGNAULD, Docteur en Médecine de la Faculté de Montpellier.

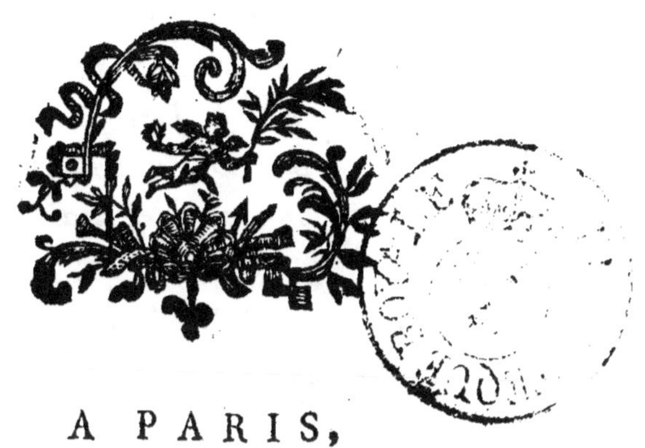

A PARIS,

Chez
{
DIDOT le Jeune, Imprimeur-Libraire, Quai des Augustins.

CAILLEAU, Libraire & Imprimeur, rue Galande, vis-à-vis celle du Fouare.

MEQUIGNON l'Aîné, Libraire, rue des Cordeliers.
}

M. DCC. LXXXII.

Avec Approbation & Permission du Roi.

*Hæc est, ni fallor, errorum & ineptiarum com-
munis origo, quod scilicet spretis observationibus
obviis & phenomenis vulgatissimis, ex quibus lege
ratiocinii corollaria certa & utilia deduci possent,
Medici ad abdita & sublimia continuò tendant;
eaque, quó magis ab intellectu remota sunt, eò vi
suæ imaginationis attingere, divinare, aut verbis
exponere pertinaciùs conentur.*

S A U V A G E S, *Nosologia Methodica*, Tom. I. pag. 5.

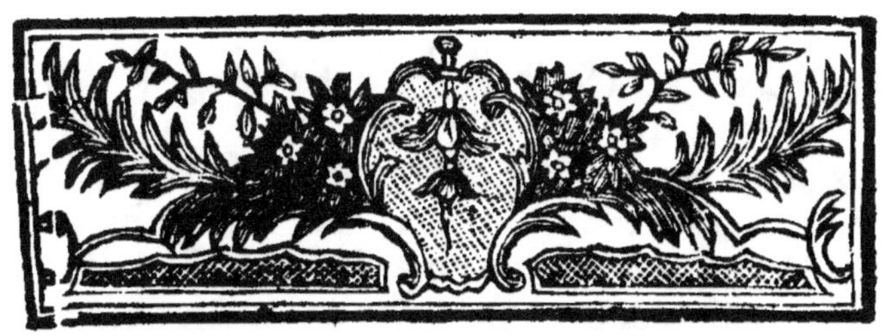

PRÉFACE.

Dès que les hommes purent s'occuper d'eux-mêmes, & réfléchir, ils furent frappés de la rapidité avec laquelle le corps vivant s'approprie les substances étrangères, pour croître, se développer à leurs dépens, & se maintenir dans le même état de vigueur, malgré ses pertes continuelles. Ils furent étonnés de l'influence qu'avoient sur lui différens mixtes qui rétablissoient, ranimoient, altéroient, renversoient, détruisoient son systême de vie, suivant leur différente nature & les diverses circonstances. Ils reconnurent qu'il perdoit son aptitude à la vie par le progrès de la vie même, dès que l'air, les alimens solides & fluides lui manquoient. Enfin ils virent que ces excrétions qui paroissoient dissiper une partie du corps, étoient nécessaires pour le conserver dans son état de force & de santé, & qu'elles ne pouvoient être supprimées ou même diminuées sans de grands inconvéniens.

Ces premiers Médecins n'ayant qu'une idée très-confuse de la structure des parties, ne pouvoient s'occuper du méchanisme des fonctions; ils en furent plus exacts à observer leur succession & leurs effets, afin d'en reconnoître le but, ou, comme ils s'exprimoient, *l'intention*. Ils s'apperçurent que toutes ces fonctions contribuoient au bien-être du corps, qu'aucune d'elles ne pouvoit être dérangée fans qu'il en fouffrît plus ou moins, & qu'alors il fe livroit à des mouvemens extraordinaires, qui fe terminoient fouvent par le rétabliffement de la fanté, & quelquefois caufoient la mort. Ils en conclurent que toutes les parties confpiroient pour une vie commune, à laquelle elles étoient plus ou moins néceffaires, qu'elles fe foulevoient d'un commun accord contre tout ce qui troubloit l'économie animale, & qu'elles cherchoient à la rétablir dans fon état naturel, par des efforts qui n'éroient pas toujours heureux. Ils défignèrent par le nom de *Nature* cette faculté qu'avoit le corps vivant, de diriger toutes fes fonctions pour fon bien être. Telle étoit la doctrine des Anciens fur l'économie animale : dictée par l'inftinct & l'obfervation des phénomènes vitaux, elle régna dans les écoles jufqu'au tems de Paracelfe.

Cet Alchymifte fut plus loin. Il entrevit un principe de vie générale qui animoit toute la nature, & qui entretenoit la vie particulière de chaque individu, par un rapport qu'il appelloit *du grand au petit Monde*. Il s'apperçut qu'à raifon de cette vie particulière, chaque mixte influoit fur tous les autres, leur caufoit des altérations & des affections relatives à fes propriétés, & étoit fufceptible de fe modifier par degrés, & de s'affimiler aux mixtes qui, en exerçant fur lui une plus forte réaction, le forçoient de fe prêter à leur vie particulière, qu'ils fubftituoient à celle qui lui étoit propre, pour le faire jouir d'une vie commune avec eux, pour fe l'approprier, le convertir en leur propre fubftance, & l'employer à leur nutrition & à leur accroiffement ; mais prefque toujours ivre, l'efprit chancelant, il enveloppa ces grandes vues fur la nature, e rêveries propres à les décréditer.

Boerrhaave, s'avifèrent de concilier les principes des méchaniciens avec ceux des chymiftes.
Suivant eux, le feul frottement mutuel des folides & des fluides, devoit produire une chaleur capable de provoquer la fermentation animale des humeurs , & les difpofer à l'alkalefcence, comme fi une pareille caufe, en fuppo-
fant qu'elle fut réelle , pouvoit feule produire
en même tems & en fuffifante quantité , les différentes humeurs du corps. Ce fyftême plût cependant à la pareffe naturelle de l'homme, par
la facilité qu'il trouvoit à l'apprendre. Il n'étoit
plus néceffaire de recourir aux Anciens, dont
l'étude eft ennuyeufe, & qui d'ailleurs, expofant avec trop d'exactitude les phénomènes
vitaux, contradictoires avec les explications mé-
chanico-chymiques, renverfoient une doctrine
brillante & commode, qui expliquoit fi facilement toutes les fonctions.

Cette fcience futile ne put contenter des efprits vraiment philofophes. Ils fentirent la néceffité de reconnoître avec les Anciens un principe de vie , qui dirigeoit à l'avantage du corps
tous les mouvemens vitaux , tant méchaniques
que chymiques, qui préparoit les différentes humeurs, & en faifoit la féparation. Si la raifon
leur prouvoit que les connoiffances méchaniques & chymiques pouvoient jetter quelque lumière fur l'économie animale, ils fe convain-
quirent d'ailleurs par leurs propres obfervations,
que les fonctions vitales n'étoient nullement
aftreintes aux loix ordinaires de la méchanique.
Ils combinèrent les vues philofophiques de Paracelfe fur les fonctions animales, avec les vues
pratiques des Anciens.

Il faut cependant convenir qu'on a quelques

Vanhelmont expofa un peu plus clairement la doctrine de Paracelfe ; mais après lui les Chymiftes fe comportèrent plutôt en artiftes qu'en philofophes obfervateurs. Infenfiblement ils perdirent de vue ces principes lumineux d'une vie générale qui animoit toute la nature, & d'une vie particulière propre à chaque mixte : ils ne s'occupèrent plus que d'effervefcences & de fermentations chymiques, qui s'opérant fur des mixtes très-différens du corps vivant & fenfible, ne pouvoient donner que de fauffes notions de l'économie animale.

D'un autre côté, les découvertes anatomiques ayant développé la ftructure de quelques parties, on faifit bientôt le méchanifme de leurs fonctions organiques. Ces premiers fuccès éblouirent ; on ne voulut plus voir que du méchanique dans toutes les fonctions. Le corps paffa pour une machine ftato-hydraulique ; la vie fut le réfultat de la réaction mutuelle des folides & des fluides, dépendit du concours méchanique de tous les organes, à peu-près comme tous les refforts d'une machine fervent à fa perfection. L'illufion fut portée au point d'attribuer à une fimple atténuation méchanique, l'animalifation & la formation des différentes efpèces d'humeurs, contre tous les principes du bon fens, qui nous dit qu'une pareille trituration ne produiroit jamais que des parties homogènes infiniment petites, & non des humeurs d'une conftitution auffi différente que le font les différens fluides animaux, & qu'enfin une telle atténuation feule ne peut nullement animalifer, alkalifer & difpofer les alimens à la putréfaction.

Pour écarter ces difficultés, quelques phyfiologiftes, à la tête defquels on peut mettre

obligations aux méchaniciens, de nous avoir développé le méchanisme de la respiration, de la circulation, de la vision, des organes du mouvement, &c. Ces connoissances ne fussent-elles que de pure curiosité, il seroit honteux à un Médecin de les ignorer. Elles peuvent d'ailleurs indiquer ce qu'il faut faire, quand ces fonctions organiques sont léfées par quelque dérangement des parties. La connoissance du jeu des articulations & de l'action des muscles qui les environnent, dirige le Chirurgien dans la réduction des luxations. C'est d'après les principes théoriques de l'optique, qu'il est porté à déchatonner le cryftallin pour rétablir la vue dans la cataracte, &c.

Les Chymistes, par des expériences analogues, nous ont fait entrevoir les diverses altérations qu'éprouvent les humeurs par le progrès de l'animalifation, & ils nous ont démontré par leurs analyfes la différente conftitution de chaque humeur. Profitons de ces connoissances pour arriver à des notions plus juftes de l'économie animale.

Les Anciens, dont nous admirons la fagacité, s'étoient fait une théorie naturelle étroitement liée à leur fyftème de pratique, & qui fervoit même à la guider. L'empreffement qu'ils ont eu de fe former une théorie, nous prouve qu'ils en avoient reconnu l'utilité : nous la fentons également. Suivons leur exemple, renonçons à ces petites vues méchaniques & chymiques qui nous ont égarés, pour reconnoître avec eux un principe de vie indépendant des loix de la méchanique & de la chymie, qui lui font même fubordonnées. Que l'hiftoire des phénomènes vitaux, confidérés dans l'état de fanté & de ma-

ladie, devienne la bafe de cette théorie; la connoiffance des intentions de la nature dans ces différens mouvemens vitaux, en formera la doctrine. Les connoiffances & les expériences chymiques pourront jetter quelque jour fur ces phénomènes, & les loix de la méchanique appliquées
convenablement, ferviront à en éclairer le méchanifme.

Le chymifte qui ne voit dans le corps que des
opérations chymiques, & le méchanicien qui
veut tout expliquer d'après les principes méchaniques, fe trompent également, parce qu'ils ne
confidérent pas affez ce principe de vie, qui modifie & varie les mouvemens vitaux contre toutes
les loix ordinaires de la méchanique, & qui retarde, accélére, change la fermentation vitale
des fluides animaux, & provoque à différentes
époques une plus ou moins abondante génération & fécrétion de telle ou telle humeur. Celui
qui ne verroit dans le corps qu'un être par-tout
vivant & fenfible, fans connoître la ftructure &
le méchanifme des différens organes, fans connoître la conftitution des différentes humeurs &
des diverfes parties, n'auroit que des idées trèsimparfaites fur l'économie animale, quelque foin
qu'il eut d'obferver tous les phénomènes vitaux.

Il faut donc confidérer le corps en phyficien & en médecin, pour s'en former des
idées plus étendues. On ne doit jamais perdre de vue ce principe de vie générale qui anime
toute la nature, & celui qui paroît particulier à chaque individu. Il faut examiner avec
attention cette influence réciproque, que tous
les êtres exercent les uns fur les autres, la manière dont ils affectent tout le corps humain ou
quelques parties fpécialement ; la correfpon

dance de certaines parties entr'elles ; la confpiration de tous les organes pour une vie commune ; l'influence de tout le corps fur les parties, & celle des parties fur le tout ; les altérations que chaque partie vivante & fenfible
caufe dans le fyftème de vie par fon excès ou
fon défaut d'influence, aux différentes heures
du jour, à différentes époques de la vie, fuivant
diverfes circonftances, &c. Il faut obferver foi-
gneufement tous les phénomènes naturels &
vitaux, les rapprocher, les comparer, fe former
ainfi des tableaux de l'économie animale auffi
parfaits que le comporte le peu d'obfervations
recueillies jufqu'à ce jour, où l'on a plus tâché
d'imaginer que cherché à reconnoître les vrais
principes de l'économie animale.

La plûpart des phyfiologiftes s'étant plus occupés d'expliquer le méchanifme des fonctions,
que d'en expofer les phénomènes, c'eft moins
de leurs ouvrages, que de ceux des praticiens,
qui ont rapporté fidèlement ce qu'ils avoient obfervé fur le corps vivant, qu'on peut tirer quelques lumières. Le feul moyen d'établir une phyfiologie conforme à la nature, c'eft de rapprocher toutes leurs obfervations, de les comparer avec les expériences qui leur font analogues,
& de les unir en corps de fcience par les confé-
quences qui fe déduifent naturellement des phénomènes vitaux ainfi raffemblés, & dont l'ex-
pofition hiftorique étaye le raifonnement. Cette
méthode aura l'avantage de graver dans la mé-
moire les faits qu'il eft important de retenir,
& de donner des idées plus exactes & plus utiles
pour la pratique, que toutes ces belles théo-
ries, qui n'ont d'autres fondemens que l'imagination de leurs auteurs, & qui font aux vraies

connoiſſances phyſiologiques, ce que la fable eſt
à l'hiſtoire.. « Hypotheſis, dit Baglivi (*a*), ut
» perpetua ſit ac ſtabilis, neceſſè eſt, ut non ab
» auctoris ſui mentè omninò educatur, ſed ab ipſis
» rebus prodeat, ab obſervationibus & certis na-
» turæ phenomenis pendeat ad amuſſim ».

De nouvelles découvertes pouvant journellement infirmer, & même contredire les conſé-
quences qui ont paru les mieux tirées des faits
connus, on ne pourra jamais être bièn aſſuré de
ſes principes théoriques, juſqu'à ce qu'on ait fait
toutes les obſervations & toutes les expériences
poſſibles. Contentons-nous donc de recueillir les
obſervations, de ramaſſer & d'arranger les matériaux, ſur leſquels la poſtérité mieux inſtruite,
pourra peut-être établir une théorie plus ſolide. Ne
haſardons quelques conjectures, qu'autant qu'elles
ſe déduiſent naturellement des faits connus, &
qu'elles nous paroîtront propres à exciter dans
les autres cet eſprit de recherche qui mène à de
nouvelles découvertes, en engageant à faire de
nouvelles expériences, & à obſerver plus exactement les phénomènes que nous préſente le corps
vivant, dans l'état de ſanté ou de maladie.

C'eſt dans cet eſprit que cet ouvrage a été compoſé. Tout imparfait qu'il eſt, il prouvera peut-
être, qu'il eſt poſſible de ſe faire des idées rai-
ſonnables ſur l'économie animale, ſans ſe livrer
à des hypothèſes romaneſques, & que ces idées
deviendront plus vraies & plus exactes, ou du
moins plus conformes à la réalité, en prenant un
parti tout-à-fait oppoſé à celui qu'on a ſuivi juſqu'ici; c'eſt-à-dire, en travaillant d'après l'obſer-

____

(*a*) *Opera omnia*, *pag.* 131.

vation des phénomènes vitaux, & non pas d'après de folles suppositions souvent contradictoires avec les faits : *Non est fingendum*, dit Bacon, *sed excogitandum & inveniendum quid natura faciat aut ferat.*

Les expériences chymiques peuvent tout au plus donner quelque degré de probabilité aux conséquences qui se déduisent naturellement des phénomènes vitaux ; & ce n'est qu'avec la plus grande réserve qu'on peut comparer le résultat d'une opération chymique avec celui d'une fonction animale. Aussi en rapportant des observations chymiques, j'ai eu en vue d'éclaircir quelque phénomène vital par des expériences faciles à suivre, plutôt que de le démontrer. J'ai cru pouvoir raisonner par analogie, quand des procédés semblables paroissoient promettre les mêmes résultats ; mais la base de mes raisonnemens a toujours été invariablement fixée sur l'observation des phénomènes vitaux, considérés dans différens tems & sous divers aspects.

Ayant quelques nouvelles idées à exprimer, je me suis servi de mots latins pour les rendre, quand je n'en trouvois pas d'aussi convenables dans notre langue. J'ai cru pouvoir prendre cette liberté dans un simple prospectus d'ouvrage. J'ai seulement eu l'attention de placer près des mots inusités, dont j'étois obligé de me servir, quelques expressions propres à faire saisir le sens dans lequel je les employe. L'ordre que j'ai suivi, m'a été tracé par la considération des phénomènes relatifs à l'économie animale : ainsi l'on peut voir par quel principe j'ai été mené à telle ou telle conséquence. La division par Sections, Chapitres & Articles, m'a paru assez méthodique & suffisante. J'ai passé légérement sur les questions qui n'avoient rien d'intéreſſant, & qui étoiént indifférentes à ma manière de conſidérer le corps humain. Par la même raiſon, je ne me ſuis pas étendu ſur le méchaniſme des fonctions, qui ſe trouve dans tous les ouvrages de phyſiologie, je n'en ai dit que ce qui étoit néceſſaire, pour mettre ceux qui ont quelques connoiſſances de phyſique, d'anatomie & de chymie, dans le cas de me ſuivre.

Le ſtyle de cet Eſſai paroîtra, ſans doute, trop négligé ; mais je n'ai pas cru devoir perdre un tems précieux à arranger des mots, avant d'être aſſuré que les idées qu'ils repréſentent, en valuſſent la peine. Si les maîtres de l'art en approuvent quelques-unes ; s'ils daignent me procurer par leur critique, le moyen de les rectifier, de les étendre & de les développer, alors je pourrai travailler à rendre cet Eſſai plus complet & plus correct. En attendant, je fournis des matériaux, de nouvelles vues, & comme le Plan d'un Ouvrage plus étendu. Une plume plus exercée pourra s'en ſervir, & les commençans y trouveront un recueil tout fait d'obſervations qu'il leur faudroit chercher dans pluſieurs auteurs, & qui les frapperoient moins, ſi elles n'étoient pas ainſi raſſemblées.

La crainte de trop groſſir ce volume m'a empêché de citer tous les Auteurs, dont j'ai tiré quelques idées. Les gens inſtruits ſçauront les diſtinguer des miennes ; mais ma reconnoiſſance envers mes maîtres, m'oblige de publier que je ſuis redevable de pluſieurs de ces idées à Meſſieurs les Médecins de Montpellier, & ſurtout aux leçons de M. Barthès, alors Chancelier, & aux conſeils de M. de la Mure, alors Doyen de cette célèbre Ecole.

NOUVELLES

RECHERCHES

SUR

L'ÉCONOMIE

ANIMALE.

NOUVELLES

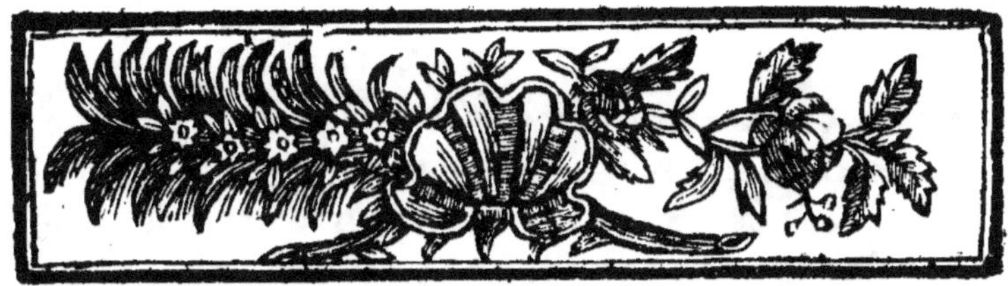

NOUVELLES RECHERCHES

L'ÉCONOMIE ANIMALE.

SECTION PREMIERE.

Des mouvemens du Sang dans ses vaisseaux.

CHAPITRE PREMIER.

De la Circulation.

1. LE sang chassé du ventricule droit du cœur, parcourt les vaisseaux pulmonaires, revient par les veines dans l'oreillette & le ventricule gauches, passe dans l'aorte, & se distribue par les ramifications de cette artère, à toutes les parties du corps; d'où il est rapporté par les veines dans les caves & l'oreillette droite, retombe de celle-ci dans le ventricule droit, pour aller de nouveau arroser les poumons, & circuler ensuite dans toutes les parties du corps.

2. L'action organique de tout le système sanguifère détermine cette circulation (1), assurée d'ailleurs par des valvules, disposées dans les

A

veines, les ventricules & à l'origine des artères
aorte & pulmonaire, de manière à s'oppofer plus.
ou moins exactement à la rétrogradation du fang.
Le cœur par fa diaftole attire dans fes ventricules dilatés le fang veineux des oreillettes & des
veines, pour l'exprimer enfuite par fa fyftole dans
les artères : celles-ci fe dilatent pour le recevoir,
l'attirer des troncs vers les rameaux; & fe contractent enfuite pour exprimer dans les veines
autant du fang artériel contenu dans leurs extrémités, qu'elles en ont admis de nouveau dans
leurs troncs.

3. Ce nouveau fang veineux (2) que le cœur
tranfvafe à chaque palpitation, des oreillettes
dans les principaux troncs des artères, pouffe devant lui, éloigne infenfiblement du cœur le fang
artériel, fe fubftitue à fa place, le chaffe des
troncs dans les rameaux, & le force enfin de paffer des artères dans les veines ; d'où celui-ci repouffe vers le cœur le fang veineux qui doit le
remplacer dans les artères. Le fang artériel renouvellé dans le voifinage du cœur par le fang
veineux, renouvelle ainfi ce fang veineux dans
toutes les parties du corps, & devient lui-même
alternativement artériel & veineux par la circulation.

4. Le fang veineux & artériel des vaiffeaux
pulmonaires revient par l'oreillette & le ventricule gauches dans l'aorte (1), à mefure que le
fang de l'aorte, après avoir été diftribué par tout
le corps, rapporté dans l'oreillette & le ventricule droits par les veines-caves & leurs ramifications, vient le chaffer des vaiffeaux pulmonaires où il le remplace.

5. Les artères par une dilatation (40) de leurs
canaux fi prompte, que les fens ne peuvent en

faifir la fucceffion dans l'état de fanté, attirent des troncs dans les rameaux, le fang artériel que le cœur (2), alors en fyftole, tâche d'y pouffer par l'impulfion du fang veineux exprimé de fes ventricules (3) : elles l'y précipitent enfuite par leur contraction, dirigée auffi rapidement des troncs vers les rameaux. Ces ofcillations des artères font une vraie force organique *circulatoire* qui leur eft propre, & fert à mouvoir dans leurs cavités le fang des troncs vers les rameaux ; de même que le mouvement périftaltique des inteftins précipite les alimens vers l'anus.

6. Les veines jouiffent, fans doute, d'une pareille force (5) *circulatoire*, qui, dirigée des rameaux vers les troncs, accélère le reflux du fang vers le cœur. Mais c'eft bien peu de chofe en comparaifon des artères qui, par leurs ofcillations, forment des pulfations très-fenfibles ; au contraire, on ne voit aucun mouvement organique dans les veines, fi ce n'eft dans certains cas de fièvre, & dans les principales veines-caves ou pulmonaires, qui, étant plus charnues, plus fufceptibles de contraction & de relâchement, ont des pulfations vifibles.

7. Cette fucceffion rapide de diaftole & de fyftole (5), fe prolongeant plus lentement le long des vaiffeaux, fe manifefte quelquefois au tact par la pulfation vermiculaire de l'artère, ou du moins par quelque intervalle entre la pulfation du tronc, & enfuite celle des rameaux ; mais dans l'état de fanté, toutes les artères paroiffent battre dans le même inftant. Les veines-caves & pulmonaires montrent également cette pulfation fucceffive dans les derniers momens d'une vie languiffante.

8. Cette force circulatoire (5. 6) des vaiffeaux fanguins aide l'action organique du cœur (2) ;

il éprouveroit fans elle trop de difficultés à la circulation du fang, qu'il lui faudroit mettre feul en mouvement. Les plus violentes palpitations du cœur n'accélèrent point la circulation : elle devient même plus lente, fi l'action organique des artères fe rallentit. Le cœur feul, à la vérité, tranfvafe le fang des veines dans les artères ; mais il ne fait que l'accumuler dans fon voifinage, fi les artères ne fe prêtent organiquement à fa diftribution : il en furchargera les principaux troncs des artères, produira par leur dilatation exceffive des anévrifmes, & même la rupture de ces vaiffeaux, comme l'éprouvent malheureufement quelquefois ceux qui font fujets aux palpitations hyftériques & hypocondriaques ; mais il ne pourra jamais feul changer de beaucoup l'ordre de la circulation. A la dernière agonie, le mouvement circulaire imprimé au fang artériel par le cœur, vient s'anéantir contre le fang, que les rameaux artériels déja morts, laiffent ftagnant dans leurs cavités, faute de force organique pour le faire circuler. Le pouls paroît fe retirer des extrémités vers le tronc, à proportion que la mort s'approchant du cœur, fupprimant l'orgafme des artères, les empêche de prêter par leur diaftole & leur fyftole à l'impulfion du cœur & au mouvement circulaire du fang.

9. Cette force circulatoire des vaiffeaux paroît compliquée & contrebalancée par une force *anticirculatoire*, produite par une dilatation & contraction également fucceffives, & dirigées rapidement en fens contraire ; c'eft-à-dire, des troncs veineux vers les rameaux, & des rameaux artériels vers les troncs : celle-ci fert à modérer l'activité de la circulation, à peu-près comme le mouvement antipériftaltique des inteftins

retarde la précipitation des alimens : elle n'eſt ſenſible que dans l'état contre nature (10. 11), où elle eſt quelquefois plus violente que la force circulatoire, qui, dans l'état de ſanté, doit toujours prévaloir un peu, pour que la circulation, cette fonction eſſentielle à la vie, continue.

10. Une artère principale, une des carotides, par exemple, étant liée, ſe gonfle par l'abord du ſang qu'elle ne peut chaſſer dans ſes rameaux ; mais bientôt moleſtée par la diſtenſion ſimultanée de ſes parois, elle ſe contracte avec violence, & fait rétrograder le ſang dans le tronc dont elle ſort, pour qu'il l'en débarraſſe, en l'envoyant par d'autres ramifications collatérales ; c'eſt ce que Sauvages a éprouvé ſur un chien. Suivant les expériences de Baglivi, le ſang afflue de tous côtés ſur la partie qu'on irrite, en rétrogradant contre les loix de la circulation dans les artères & dans les veines.

11. Sur la fin de l'expiration, le ſang, qui, trouvant moins de facilité à parcourir les vaiſſeaux contractés des poumons, ne peut circuler qu'en partie, & s'eſt accumulé dans l'oreillette droite, les veines-caves, jugulaires, &c. devenant à charge aux vaiſſeaux qu'il dilate, eſt forcé par leur contraction anticirculatoire, de rétrograder & de ſe diſtribuer dans leurs ramifications, afin d'être moins à charge par l'excès de ſon volume ainſi diviſé : il cauſe par ſon reflux dans les vaiſſeaux cérébraux, où il retient celui qui s'y trouve déjà, cette tuméfaction du cerveau qui vient s'élever dans l'ouverture faite aux os du crâne par le trépan, & qui s'abaiſſe, lorſque l'inſpiration venant à faciliter la circulation du ſang dans les poumons, le cœur, les veines principales & les

vaiſſeaux cérébraux ſe déſempliſſent facilement,
& par leur affaiſſement, cauſent celui du cerveau.

12. Les forces circulatoires & anticirculatoires (8. 9.), pouvant augmenter ou diminuer proportionnellement ou ſans proportion, indépendamment l'une de l'autre, dans les différens vaiſſeaux, doivent par ces moyens varier à l'infini
l'ordre de la circulation.

13. La force circulatoire vient-elle à trop prévaloir, ſoit par ſon augmentation, ſoit par la diminution, le défaut de l'anticirculatoire, alors le
ſang circule avec plus de vîteſſe, principalement
ſi le cœur ſe prête à cette accélération (16). Dans
les exercices violens, la courſe, &c. le ſang exprimé par les muſcles des vaiſſeaux intermédiaires, forcé de refluer plus vîte & plus abondamment par les veines vers le cœur, en accélère
les palpitations organiques & les pulſations des
artères, circule avec plus de rapidité, & néceſ-
ſite une reſpiration plus fréquente, pour faciliter
ſon paſſage à travers les poumons.

14. La force circulatoire ſe rallentit-elle plus
que l'anticirculatoire, ou celle-ci s'accroît-elle
exceſſivement, les diaſtoles du cœur devenant
moins amples, & ſes palpitations plus rares (16),
la circulation eſt retardée, empêchée, & le ſang
peut même rétrograder du moins dans quelques
vaiſſeaux (10).

15. Si ces deux forces augmentent proportionnellement ; c'eſt-à-dire, ſi la force anticirculatoire croît autant pour retarder la circulation,
que la circulatoire pour la précipiter, le cœur
(16) ne variant pas l'ordre de ſes palpitations,
l'étendue de ſes diaſtoles, alors la circulation du
ſang demeure la même ou preſque la même,
quoiqu'il ſoit plus violemment agité par les oſcil-

lations plus fortes & plus fréquentes des vaiffeaux. Dans la fièvre, le pouls augmente en force
& en fréquence, fans que la refpiration & les
palpitations du cœur varient beaucoup, parce
que la circulation n'en eft pas plus précipitée :
ces ofcillations violentes des vaiffeaux ayant alors
pour objet, non d'accélérer la circulation du fang,
mais de brifer, atténuer contre fes molécules les
matières hétérogènes, qui moleftent le corps &
caufent la fièvre, afin d'en faciliter (309. 356.)
la décompofition & la coction.

16. Le cœur concourt également à accélérer
la circulation par la fréquence de fes palpitations,
& une plus ample diaftole, en tranfvafant à chaque fois & dans le même tems plus de fang des
veines dans les artères : fans cela, le fang qui
afflue plus vîte & plus abondamment par les veines-caves (13), s'accumuleroit dans le voifinage
du cœur, le furchargeroit, tandis que les vaiffeaux pulmonaires, l'oreillette & le ventricule
gauches, l'aorte & fes ramifications en manque-
roient, ou du moins en contiendroient très-peu :
il y auroit à craindre que la rupture des veines
ne furvînt à leur énorme dilatation par le fang,
qui s'y feroit accumulé. Il eft donc très-impor-
tant que, dans ce cas, le cœur, par des palpitations plus fréquentes & de plus amples diaftoles, pourvoye à une égale diftribution du fang
dans les artères & les veines, dans les vaiffeaux
pulmonaires & aortiques, & remette les chofes
dans leur état naturel. Ses diaftoles font au contraire plus petites, & fes palpitations plus rares,
quand la lenteur de la circulation lui amène peu
de fang à tranfvafer des veines dans les artères.

17. La facilité de faire circuler le fang n'eft pas
la même dans tous les vaiffeaux, & varie fuivant

les différentes pofitions du corps. Il faudra donc, fuivant les circonftances, plus ou moins de force circulatoire dans les différens vaiffeaux. Pendant la ftation, par exemple, l'aorte afcendante & les carotides ont befoin de plus de force circulatoire, pour foulever le fang vers la tête, il faut au contraire plus de force anticirculatoire dans l'aorte defcendante, pour modérer le mouvement du fang, qui s'y précipite par fon propre poids. Si nous nous couchons, la proportion des forces circulatoires & anticirculatoires reftant la même dans le fyftême fanguifère, le fang trouvera plus de difficulté à fe porter par l'aorte defcendante, où il n'eft plus entraîné par fon propre poids, il fe portera au contraire facilement vers la tête par les carotides : l'excès de force circulatoire ceffe d'y être contre-balancé par le poids du fang, qui y eft projetté prefque horifontalement, & qu'elle n'eft plus obligée de foulever. Le fang fe portera donc plus abondamment & avec plus de rapidité fur le cerveau par les carotides.

18. Delà ces amples diaftoles, ces fortes pulfations des carotides, qui caufent une efpèce de tintement d'oreille par l'impulfion violente du fang contre les parois du canal pierreux de l'os des tempes, & qui manifeftent la vivacité de la circulation dans ces vaiffeaux : phénomènes qui diminuent, difparoiffent à proportion que les carotides quittent cet excès de force circulatoire, augmentent l'anticirculatoire, pour modérer cette impétuofité du fang, & que l'aorte defcendante au contraire, diminue fa force anticirculatoire, & augmente la circulatoire, pour faciliter la circulation du fang vers fes ramifications.

19. Les perfonnes fujettes aux coups de fang font donc bien de fe tenir dans leurs lits la tête

élevée par des oreillers, afin de prévenir cette irruption du sang (17), qui, poussé avec plus de force & d'abondance par les artères carotides dans les premiers momens de la décubation, pourroit réitérer les attaques d'apoplexie; favorisé d'ailleurs par l'excès de contractilité tonique des vaisseaux inférieurs (35), qui, dès qu'elle n'est plus contrebalancée par la pesanteur du sang, repousse ce fluide dans les vaisseaux supérieurs.

20. Un vaisseau quelconque, artériel sur-tout, pouvant, indépendamment des autres, varier la proportion de ses forces circulatoires & anticirculatoires, précipiter ses oscillations organiques ou les rendre moins fréquentes, peut en conséquence accélérer ou retarder la circulation du sang dans sa cavité, en faire grossir la colonne par une plus ample diastole (45), qui attire plus de sang du tronc principal, ou la rendre moindre par une plus petite diastole qui admette moins de sang dans ce vaisseau; enfin en cessant ses oscillations, interrompre la circulation (8) dans sa cavité, & même faire retrograder le sang qu'il contient (10. 11) par l'excès de sa force anticirculatoire, sans troubler sensiblement l'ordre général de la circulation; pourvu que le tronc, dont sort ce vaisseau, puisse renvoyer par des rameaux collatéraux & des anastomoses, la portion de sang que celui-ci ne reçoit plus ou qu'il force de rétrograder, afin de lui faire achever sa circulation par des canaux plus libres, & qu'il ne survienne point d'engorgemens.

21. Il n'en est pas ainsi (20) des principaux vaisseaux, tels que l'aorte & l'artère pulmonaire, par exemple, qui n'ont point de collatéraux. Le mouvement du sang ne peut y être interrompu,

que la circulation ne soit auſſi-tôt ſupprimée dans tout le corps.

22. Au moyen des anaſtomoſes multipliées entre les dernierès ramifications des vaiſſeaux, quelque portion de ſang peut errer dans le corps, ſans retomber dans le cœur & les principaux vaiſſeaux, ſans circuler réellement; ſi par des diaſtoles & des ſyſtoles alternatives, dirigées d'une partie à l'autre, ce ſang eſt forcé de regorger vers cette dernière partie par les anaſtomoſes intermédiaires qui y conduiſent; & ſi d'ailleurs une deſpumation (420 & ſuiv.) ſympathique du reſte du ſang tend à l'y rejetter & à l'y confiner hors du lit de la circulation générale : c'eſt du moins ce qu'indique la facilité qu'ont de mauvaiſes humeurs rejettées à la ſurface du corps, & engorgeant quelques vaiſſeaux, de paſſer d'une partie à l'autre, ſans troubler l'économie animale ; au-lieu que leur rentrée dans la maſſe du ſang, dans le lit de la circulation générale, eſt toujours ſuivie d'inconvéniens plus ou moins graves.

23. Dans le fœtus, le canal artériel & le trou oval apportent quelques modifications à l'ordre de la circulation générale : une partie du ſang veineux paſſe par le trou oval de l'oreillette droite dans la gauche ; une autre, après avoir traverſé le ventricule droit, ſe détourne de l'artère pulmonaire dans l'aorte par le canal artériel : le peu qui reſte de ſang, après ces ſéparations, ſe diſtribue dans les vaiſſeaux pulmonaires, pour ſe rendre enſuite dans l'oreillette gauche (1).

24. Les vaiſſeaux ombilicaux forment dans le fœtus une aire de circulation commune avec le placenta & ſes enveloppes. L'enfant envoie par les artères ombilicales une partie de ſon ſang au pla-

centa & à ſes enveloppes ; d'où la veine ombilicale, après l'avoir repris par ſes ramiſications,
le ramène dans le ſinus de la veine-porte, & le
tranſmet en partie dans la veine-cave inférieure
par le canal veineux.

CHAPITRE II.

*Effets de la réaction mutuelle du ſang & des
vaiſſeaux qui le contiennent.*

25. **L**ES vaiſſeaux ſanguins, ainſi que le cœur,
diminuant leurs cavités par une contraction organique de leurs parois, que nous appellerons
contractilité tonique, compriment, condenſent de
toutes parts le ſang qu'ils contiennent, & qui,
d'une nature élaſtique, aërienne (93. 146), s'ef-
forçant de ſe raréfier, réſiſte autant qu'il peut à
cette condenſation, réagit vivement ſur les vaiſſeaux qui le compriment, tâche de les dilater
pour ſe mettre à l'aiſe dans leurs cavités ; mais
ils réſiſtent à cette dilatation par cette force vive
de contractilité tonique, & par une force morte
(29. 30), dépendant de l'adhéſion phyſique des
molécules qui forment leurs parois.

26. Quand cette réſiſtance des vaiſſeaux (25)
ſe trouve partout dans une juſte proportion avec
la réaction du ſang, elle rend inutiles les efforts
qu'il fait pour dilater ſa priſon, & le contient
dans une égale diſtribution par tous les vaiſſeaux :
ces vaiſſeaux exercent alors les uns contre les autres une eſpèce d'antagoniſme par lequel ils tendent mutuellement à ſe repouſſer, ſe renvoyer
le ſang qu'ils s'efforçent d'exprimer de leurs ca-

vités , & fe contraignent mutuellement d'en gar-
der la portion qui les remplit.

27. Dès que cette compenfation de forces (26)
cefle d'être égale , l'équilibre eft rompu ; les vaiffeaux contractés le plus violemment, repouffent
le fang vers ceux qui le font avec moins de forces, augmentent , fortifient fa réaction contre les
parois de ceux qui réfiftent moins à leur diftenfion.

28. C'eft ainfi (27) que fe forment les anévrifmes dans les artères, & les varices dans les
veines , qui ne réfiftent pas à la réaction du fang
avec autant de forces *coercitives* que les autres
vaiffeaux. M. Lamorier a obfervé (*a*) un fingu-
lier exemple de ce défaut de forces coercitives
du fang dans une partie du fyftème fanguifère ,
chez un Pélerin Efpagnol, né avec l'extrémité
fupérieure droite énormément tuméfiée & noircie
par le fang , qui exprimé avec violence des autres
vaiffeaux du corps dans ceux du bras, les tenoit
dans une dilatation contre nature , & y étoit repouffé avec tant de force , que, fi l'on piquoit
ces vaiffeaux avec une épingle, même fans avoir
fait de ligature , le fang en jailliffoit à la hauteur
de deux pieds pendant une ou deux minutes.

29. Cette force vive de contractilité tonique (25)
eft plus forte dans les artères, que dans les veines. Celles-ci, comme plus denfes , ont plus de
cette force morte, qui dépend de l'adhéfion phyfique de leurs molécules conftitutives (*plus de
ténacité*) , à raifon de laquelle les veines prêtent
d'autant moins facilement à leur dilatation, que
les artères s'oppofent davantage à la leur par

(*a*) Mémoires de la Société Royale des Sciences de
Montpellier , Tom. I. 1766.

l'excès de leur contractilité tonique ; enforte qu'il y a entre le fyftème artériel & veineux compenfation de forces coercitives, pour qu'elles éludent la réaction du fang, fans fe nuire mutuellement.

30. La force vive de contractilité tonique eft la feule fufceptible d'augmentation & de diminution ; par conféquent les artères qui en font mieux pourvues (29), pourront en employer autant qu'il faudra, pour éluder l'excès fubit de réaction du fang, qui tâchera de les dilater avec plus de violence : les veines au contraire qui ont moins de cette force vive de contractilité tonique, s'oppoferont moins fortement à cette réaction du fang ; mais d'un autre côté, étant plus denfes, elles prêteront (29) d'autant moins facilement à leur dilatation ultérieure, qu'elles en auront déja fubi une plus grande, & la difficulté qu'elles apporteront enfin à leur diftenfion, pourra fuffire pour contenir, annuller l'effort de la réaction du fang.

31. Les artères, par l'excès de leur contractilité tonique, fufceptible de la plus grande augmentation (30), rejetteront toujours fur les veines & détermineront contre elles l'effort de réaction du fang trop comprimé, trop à l'étroit dans fes vaiffeaux ; elles fortifieront fa réaction contre les veines qui n'y oppofent qu'une force morte (29), & dont la réfiftance ne peut augmenter avec la même activité : les veines feront donc plutôt forcées de céder à la réaction du fang qui pourra les rompre, après les avoir énormément dilatées ; auffi dans les efforts fe rompent-elles plus fréquemment que les artères.

32. Après la mort au contraire, cette force vive de contractilité tonique difparoît ; il ne refte

plus aux vaiffeaux que leur force morte relative
à leur denfité (29) : les veines qui confervent en
entier ce qu'elles en avoient de plus que les ar-
téres , réfiftent plus fortement à leur diftenfion.
Suivant les expériences de Wintringham, il faut
alors employer plus de forces pour rompre les
veines par leur dilatation ; de même que dans
l'action violente des mufcles vivans , le tendon,
quoique plus denfe , ayant par conféquent plus
de ténacité , fe rompt ordinairement plutôt que
la portion charnue, qui fe fortifie par fa contraction ; & qu'après la mort au contraire, celle-ci
ayant perdu fa force vive de contractilité , fe
rompt beaucoup plus facilement que le tendon,
qui conferve toute fa force morte de denfité (29),
toute fa ténacité.

33. Cette contractilité tonique (25) fe pro-
portionne dans tous les vaiffeaux aux différends
degrés de réaction que le fang y exerce. Dans
l'homme, par exemple, qui fe tient debout, les
vaiffeaux inférieurs employent d'autant plus de
cette contractilité , qu'étant plus inférieurs, ils
foutiennent une plus haute colonne de fang, qui,
par fon poids, réagit fur eux avec plus de force,
& les dilateroit fans cela. Wintringham a même
obfervé que ces vaiffeaux d'autant plus denfes
qu'ils étoient plus inférieurs , avoient plus de
cette force morte (29), de ténacité, pour s'oppofer à leur dilatation , & réfiftoient davantage à
leur rupture ; tandis que les vaiffeaux cérébraux,
qui n'ont pas le poids du fang à foutenir, ont
très-peu de confiftance.

34. Quelque fituation que prenne le corps,
cette contractilité tonique devient auffi-tôt moindre dans les vaiffeaux fupérieurs , que dans les inférieurs ; fans cela , favorifée par le poids du fang,

elle le précipiteroit dans les parties inférieures du système sanguifère. En effet, le sang cessant d'être soutenu par ces forces vives, tombe & s'extravase dans les parties inférieures des cadavres, y cause des espèces d'échymoses. Delà viennent, peut-être, en partie ces échymoses gangréneuses des parties, sur lesquelles reposent les malades extrêmement foibles, également incapables d'employer dans ces parties cette contractilité tonique, nécessaire pour soutenir le poids du sang.

35. Quand le changement de position est subit, les vaisseaux ne peuvent pas toujours proportionner (34) avec assez d'activité leurs forces coercitives à ce changement de réaction de la part du sang, & celui-ci retombe, par son propre poids, sur les parties inférieures. Si, par exemple, un homme qui étant debout, tient son sang dans une juste distribution par tous ses vaisseaux ; éleve ses pieds en l'air pour se tenir perpendiculairement sur la tête, alors l'équilibre de réaction mutuelle se trouve rompu dans tous les vaisseaux. Ceux des extrémités inférieurs, qui étoient contractés avec plus de force, pour annuller l'effet de la gravitation du sang sur eux, repoussent par cet excès de contractilité, le sang vers les vaisseaux cérébraux, sur lesquels il retombe de lui-même par son propre poids, & qui, s'étant relâchés pendant la station, résistent moins à la réaction de ce fluide : on a lieu de craindre l'engorgement du cerveau, l'apoplexie sanguine, à moins que les vaisseaux cérébraux ne se soient habitués par des exercices réitérés, à employer subitement cet excès de contractilité tonique, dont ils ont besoin pour soutenir tout le poids du sang qui retombe sur eux ; & d'un autre côté, ceux des

pieds à se défaire à tems de cet excès de contractilité, alors inutile & même dangereux, par lequel ils repoussent le sang sur le cerveau.

36. Cette contractilité tonique (25) des vaisseaux sanguins, très-différente de leur contraction circulatoire, produit mille phénomènes in-
dépendans des loix de la circulation, sur-tout
dans les artères où elle est très-forte : elle exprime le sang des vaisseaux ouverts en lui faisant re-
brousser chemin vers la plaie contre les loix de la
circulation des rameaux artériels dans les troncs,
des troncs veineux dans les rameaux, & en y
précipitant l'abord de celui que la circulation y
pousse. Dans les expériences de Drélincourt, elle
faisoit jaillir à la hauteur de deux pieds le sang
de l'artère crurale ouverte d'un chien mort récemment, & chez qui toute circulation avoit
cessé : elle a la plus grande part aux révulsions
& aux dérivations (52. 55) ; enfin elle a causé par
sa violence des hémorrhagies mortelles (39) par
de très-petits vaisseaux, lorsque le sang, par sa
fluidité, prêtoit trop à cette expression, à laquelle
il résiste puissamment dans ces petits vaisseaux par
sa viscosité, & la difficulté qu'il éprouve à les parcourir, divisé en de très-petites colonnes de sang ;
qui, presque tout réduit en surface, adhère fortement aux parois de ces vaisseaux, & n'en peut
être exprimé que difficilement, sur-tout si,
venant à se contracter, ils s'opposent encore plus
fortement à sa réaction contre eux, & embarrassent encore plus son passage. Quand on se coupe
légérement, ce n'est qu'après quelques momens
que le sang exsude de ces petits vaisseaux ouverts, dont il lui faut surmonter l'adhérence pour
s'échapper.

37. Ce n'est que dans les gros vaisseaux artériels,

où

où le fang, formant de plus groffes colonnes, jouit
plus de fa fluidité, & eft moins embarraffé par fon
frottement, fon adhérence aux parois des vaiffeaux; que cette expreffion (36) fe fait vivement
& par jet : dans les veines mêmes, qui jouiffent
peu de cette contractilité tonique (29), le fang
eft fi foiblement exprimé des vaiffeaux, qu'il coule
à peine par leur ouverture, à moins qu'on ne s'oppofe à fon retour vers le cœur par des ligatures.

38. A mefure que ce fang s'évacue (36), celui
qui refte dans les vaiffeaux, s'y trouve plus à l'aife,
eft moins comprimé, par conféquent fait moins
d'effort, pour s'échapper par la plaie du vaiffeau ;
le jet en devient de moins en moins violent, &
dans l'ouverture des gros vaiffeaux, la fyncope
qui furvient après l'évacuation d'une certaine
quantité de fang, fait ceffer cette contractilité
organique des vaiffeaux, qui fe relâchent & ceffent de comprimer le fang : celui-ci n'eft bientôt plus exprimé par la plaie, s'y coagule & la
bouche : le plus fouvent même, fans qu'il y ait
de fyncope, les vaiffeaux fe relâchent, & peut-
être fe dilatent (40) fympathiquement, pour retenir le fang qui leur échappe.

39. Mais s'ils fe contractent d'autant plus qu'ils
ont perdu plus de fang, ou reprennent cet excès
de contractilité, avant que le caillot de fang (38),
qui bouche l'ouverture du vaiffeau, fe foit affez
confolidé pour foutenir, éluder la réaction du
fang, alors l'hémorrhagie continue ou reparoît.
Les paffions vives, les exercices violents, l'acte
vénérien, &c. en réveillant le ton des folides, la
contractilité tonique des vaiffeaux, fortifiant la
réaction du fang contre ce caillot, ont quelque
fois renouvellé les hémorrhagies, & les rendent
toujours plus difficiles à arrêter.

B

40. En outre, chaque vaisseau, artériel sur-tout, peut par l'érection, la raréfaction organique de ses parois, élargir, allonger son canal, afin d'admettre une plus grosse & une plus longue colonne du sang, qui lui sera rejetté (27) par l'excès de contractilité tonique des autres vaisseaux, tant qu'il prêtera, par sa dilatation, ou du moins son relâchement à la réaction & à l'abord de ce fluide. Le sang se porte plus abondamment dans les vaisseaux dilatés des parties enflammées, de la verge en érection, &c. nous désignerons par le nom de *dilatation tonique* cette dilatation des vaisseaux, pour la distinguer de la dilatation & de la contraction circulatoires, qui agissent alternativement.

41. Cette dilatation active des vaisseaux (40) est très-différente de leur simple relâchement passif, de leur atonie; sa force dépend même de la vigueur des vaisseaux & de la raréfaction vitale des solides, puisque les vaisseaux des parties vivantes se maintiennent plus dilatés que ceux des parties paralysées, dont les vaisseaux sont rétrécis par la condensation passive des solides (47. 594), qui dépend de leur inertie & du défaut de vie dans les parties.

42. *L'état tonique* des vaisseaux résulte d'un tel équilibre de la contractilité & de la dilatation toniques (25. 40), que dans le même tems que celle-ci maintient la même capacité de leur canal, leur contractilité s'oppose à la réaction du sang, qui tâche toujours de dilater sa prison; ensorte que si une force externe vient augmenter la réaction du sang contre les vaisseaux, leur contractilité tonique se met en jeu, pour soutenir, annuller cet excès de réaction, pour conserver & rétablir la même capacité des vaisseaux; si au contraire une pression externe tend à oblitérer ces

vaiſſeaux, leur force dilatatoire s'y oppoſe, & leur rend la même capacité, dès que cette preſſion extérieure ceſſe; de même qu'un corps élaſtique réſiſte également à ſa diſtenſion & à ſa condenſation, pour ſe maintenir dans le même état : c'eſt ce qu'on peut appeller *ton, élaſticité tonique* des vaiſſeaux.

43. Cet état tonique des vaiſſeaux (42) peut s'établir, lorſque leur force contractile ayant d'abord permis par ſa diminution une certaine dilatation, oppoſe enſuite ſon antagoniſme à une dilatation ultérieure, & retient les vaiſſeaux dans l'état préſent de dilatation, ou bien lorſque la force contractile ayant retréci les vaiſſeaux juſqu'à un certain point, leur force dilatatoire augmente enfin proportionnellement pour empêcher toute contraction ultérieure. Le ton vital des vaiſſeaux peut donc varier, & faire que leurs canaux demeurent, tantôt plus larges, tantôt plus étroits, la contraction & la dilatation actives circulatoires (5. 6) continuant d'y faire circuler le ſang par leurs alternatives.

44. Chaque vaiſſeau peut ſe dilater toniquement, tandis que les autres ſe contracteront toniquement avec plus de force, ou bien ſe contracter, lorſque les autres ſe relâchent & ſe dilatent. Alors le ſang eſt exprimé, repouſſé des vaiſſeaux contractés dans ceux qui ſe dilatent, ſans que pour cela l'ordre de la circulation (1) ſoit dérangé. Ce reflux du ſang ſe fait au contraire ſuivant les loix de la circulation, modifiées cependant par cette variété d'action des vaiſſeaux contre la réaction du ſang.

45. Le ſang vient plus vivement & en plus grande qnantité du cœur par les artères dans les vaiſſeaux qui l'attirent par leur dilatation : celui

qui y eſt déja, éprouve quelque retard, quelque empêchement à ſon retour par les veines, parce que celles-ci, par l'excès de leurs forces coerciti-ves (29), le repouſſent, le retiennent dans les vaiſſeaux, qui, par leur dilatation, cédent à ſa réaction; mais ces vaiſſeaux dilatés ſuffiſamment remplis, ceſſant bientôt de prêter à la réaction du ſang, l'ordre de la circulation s'y rétablit par-faitement. Si ces vaiſſeaux au contraire, par excès de contractilité, retréciſſent leurs diamètres, alors, par l'effort qu'ils font pour exprimer le ſang qu'ils contiennent, ils le font refluer plus promptement vers le cœur par les veines, & ré-trograder en partie vers les artères principales : celui-ci, par cette eſpèce de rétrogradation, re-tarde, empêche l'abord du ſang, venant du cœur dans les vaiſſeaux contractés, qui n'en admettent plus par la ſuite qu'une moindre quantité, dès que le mouvement circulaire du ſang prévaut ſur le rétrograde; les vaiſſeaux contractés portent une plus petite colonne de ſang, une plus groſſe parcourt ceux qui ſont dilatés: le ſyſtème de la diſtribution du ſang par la circulation change ainſi, quoique l'ordre de celle-ci demeure à peu-près le même, ſans interruption notable.

46. Dans les efforts critiques pour le ſaigne-ment de nez, un excès de contractilité tonique de tout le ſyſtème ſanguifère, repouſſe, déter-mine, fortifie la réaction du ſang dans le nez, pour en remplir les vaiſſeaux dilatés toniquement, & l'exprimer au dehors : aux approches des ré-gles, cette contraction tonique, dirigée des par-ties ſupérieurs vers les inférieures, y précipite le ſang, cauſe l'enflure des extrémités inférieures, juſqu'à ce que les vaiſſeaux de ces parties, par un ſemblable excès de contractilité, repouſſent

le fang , déterminent, concentrent fa réaction dans les vaiffeaux dilatés de l'utérus , & l'expriment par les poils (821) vafculeux du fond de la matrice.

47. La dilatation tonique des vaiffeaux d'un même côté , y attire un plus gros volume du fang, repouffé par la contractilité tonique de l'autre côté. Dans les hémiplégies , les vaiffeaux du côté fain plus dilatés, admettent plus de fang que ceux du côté malade , dont les folides font condenfés & les vaiffeaux contractés.

48. La contractilité tonique , dirigée enfuite le long de ce côté engorgé (47), & dont tous les vaiffeaux communiquent entre eux , par un plus grand nombre d'anaftomofes plus confidérables & plus directes, repouffe le fang des parties fupérieures dans les inférieures , & de celles-ci dans celles-là , pour y produire des hémorrhagies critiques , fans que l'autre côté paroiffe affecté. Dans les affections du foie , du poumon , du côté droit de la poitrine , la joue droite rougit , on fent un poids fur la poitrine , le bras du côté affecté devient douloureux , & le fang coule utilement de la narine droite ; parce que , par une circulation en quelque forte excentrique (22), les mauvaifes humeurs peuvent y être plus facilement rejettées , du foie ou du poumon droit , par les anaftomofes multipliées entre les vaiffeaux du même côté. Comme ces humeurs ne peuvent aller auffi directement & avec autant de facilité vers la narine gauche ; un effort critique , qui y dirige la réaction du fang , eft le plus fouvent inutile , mal dirigé & trouble les mouvemens falutaires , qui pourroient fe faire de l'autre côté. Auffi Hypocrate approuve-t-il les hémorrhagies : *à directo partis affectæ, minimè ex adverfo.*

49. Dans les attaques d'apoplexie sanguine, un excès de contractilité spasmodique repousse le sang des vaisseaux inférieurs sur les cérébraux, qui prêtent à son abord par leur relâchement, & peut-être par leur dilatation tonique. L'aorte descendante & ses rameaux rétrecis, admettent moins de sang. Il en reste plus dans l'aorte supérieure, qui regorge par ses rameaux, principalement par les carotides & les vertébrales ; surtout si une semblable contraction des souclavières le repousse de ces veines. Ce changement dans la distribution du sang, se manifeste au tact ; le pouls des carotides est plein, élevé, à raison de la grosseur des colonnes de sang qui les parcourent : celui des crurales, des poplitées, petit au contraire, concentré, indique le peu de sang qui circule vers les pieds.

50. D'un autre côté, ce même spasme (49) fait refluer plus promptement & avec plus de violence le sang veineux par la cave inférieure : celui ci, par son impétuosité, son abondance, remplissant davantage l'oreillette droite, y met un obstacle à l'entière décharge du sang, qui revient avec moins de force par les jugulaires ; d'où s'ensuit bientôt l'engorgement sanguin des vaisseaux cérébraux, qui reçoivent par les carotides (49) beaucoup plus de sang qu'ils ne peuvent en renvoyer par les jugulaires.

51. L'excès de force anticirculatoire des veines supérieures, produit par cette contraction spasmodique, qui se prolonge insensiblement des parties inférieures vers les supérieures, contribue à retenir le sang dans les veines cérébrales, en retardant sa circulation par les jugulaires ; un excès de force circulatoire, déterminé par le même spasme, précipite le cours du sang dans les caro-

tides ; tandis qu'il fait refluer plus vivement le fang des parties inférieures par la cave afcendante , & que la force anticirculatoire, exaltée au contraire par ce fpafme dans l'aorte inférieure , empêche le fang d'y circuler avec la même activité.

52. Dans ce cas (49. 50) , les bains de pieds , qui relâchent les folides & diffipent cet excès de contraćtilité fpafmodique dans les vaiffeaux inférieurs ; la faignée fur-tout, qui, en évacuant le fang de ces vaiffeaux , l'attire (36) des parties fupérieures , détermineront ce fluide à circuler plus vivement & plus abondamment par l'aorte defcendante , dont ils peuvent même réveiller la force circulatoire par l'attraćtion du fang: il reftera moins de ce fluide dans l'aorte afcendante , qui puiffe fe porter à la tête : d'un autre côté , ces fecours procurant une efpèce de rétrogradation (36), ou tout au moins quelque retard dans le retour du fang par la cave inférieure, celui-ci fe portera moins abondamment & avec moins de violence dans l'oreillette droite ; il y laiffera plus de place, & apportera moins d'obftacle, à l'abord de celui qui retombe du cerveau par la cave fupérieure & les jugulaires , dont la force circulatoire peut reprendre toute fon énergie , toute fon activité.

53. La réaćtion du fang , attiré par la faignée & les bains de pieds fur les vaiffeaux inférieurs , deviendra moindre dans le cerveau (52); l'abord du fang par les carotides étant diminué , les vaiffeaux cérébraux en feront moins diftendus , ils repoufferont plus facilement par leur contraction le fang qui les engorge , & s'en débarrafferont , en précipitant fon reflux au cœur par les veines, & modérant l'impétuofité de fon abord par les artères.

54. Le sang, attiré en plus grande quantité vers les parties inférieures, y fait cesser sympathiquement, par l'excès de sa réaction, la contractilité spasmodique des vaisseaux relâchés par l'effet des bains, & qui, par leur relâchement, leur dilatation, admettent de plus grosses colonnes de ce fluide, & soulagent, délivrent la tête de sa surcharge. Le pouls de l'artère (49) crurale se développe par degrés, & devient plus fort & plus plein ; celui des carotides se concentre peu à-peu, & devient plus foible, à mesure que ces vaisseaux contractés admettent moins de sang.

55. Les vaisseaux cérébraux qui ont souffert une trop violente distension, n'ont plus quelquefois assez de force contractile, pour exprimer le sang qui les engorge, quoique le spasme des vaisseaux inférieurs ait cessé de le retenir dans le cerveau. La saignée *dérivative* des jugulaires externes, est alors très-utile : attirant le sang des vaisseaux cérébraux, précipitant son retour au cœur; elle réveille la force circulatoire des vaisseaux cérébraux, qui se désempliffent, & aide leur contractilité tonique, qui n'étoit pas assez forte pour repousser le sang.

56. Si au contraire, on se presfoit d'employer la saignée dérivative avant d'avoir attiré la réaction du sang sur les vaisseaux inférieurs, par des saignées révulsives du pied (52. 53. 54) ; cette saignée du col (55), attirant le sang sur les parties supérieures qu'on désemplit (36), ne feroit que confirmer, augmenter l'excès de contractilité des parties inférieures (49. 50), déterminer sur les vaisseaux cérébraux une plus violente réaction du sang, & augmenter l'engorgement sanguin du cerveau, loin de le dissiper. Il ne faut employer la saignée dérivative, que quand une seule saignée

fuffit pour dégorger les parties, & qu'il n'exifte
pas de contractilité fpafmodique, qui puiffe repouffer le fang fur elles, ou bien lorfque des
faignées revulfives ont attiré ailleurs la réaction
du fang, défempli les vaiffeaux & détruit le
fpafme.

57. Une obfervation de Lindanus, rapportée
par Etmuller, démontre évidemment les inconvéniens de la faignée dérivative, employée trop
précipitamment, aulieu de la révulfive. » Mer-
» catori Cuidam, dit-il (a), Amftelodamenfi
» oculus erat inflammatus : Medicus fenex ve-
» nam fecat in brachio ejufdem lateris, tunc
» magis inflammabatur oculus, quia fic fanguis
» majori impetu ad partem movebatur : Chirur-
» gus aperit venam in finiftro brachio, quâ ocu-
» lus anteà illæ us altero die etiam inflammatur :
» hoc videns Medicus, fecat iterùm venam in dex-
» tro brachio, & ibi quoque augetur inflammatio,
» & mifer æger ferè excæcatur. In confilium vo-
» catus D. Lindanus errorem amborum videns,
» ftatim venæ fectionem in pede dextro infti-
» tuit; tunc notabiliter imminuitur inflamma-
» tio dextri oculi ; altero die venæ fectionem
» repetierunt in finiftro pede cum eodem fuc-
» ceffu oculi finiftri, adeò ut fublatâ omni in-
» flammatione, ita curatus fuerit ».

58. Différentes caufes externes, en comprimant quelques parties du corps, caufant leur
conftriction fpafmodique, repouffent le fang des
vaiffeaux de ces parties dans ceux des autres,
contre lefquels il réagit proportionnellement avec
plus de force, & les dilate pour s'y accumuler.
D'autres caufes, au contraire, en produifant le

(a) *Therapeufis claf. I. cap. 1. fect. 1.*

relâchement de certains vaiffeaux , en éloignant
une preffion étrangère qui les foutenoit contre la
réaction du fang , déterminent leur dilatation par
l'effort de ce fluide , qui y eft repouffé des autres
vaiffeaux, dont la contractilité perfiftant la même ,
rompt l'équilibre d'action & de réaction. Le poids
de l'athmofphère , par exemple, en comprimant
le corps , repouffe le fang dans la partie fur laquelle on applique des ventoufes , & dont les
vaiffeaux ceffent d'être foutenus contre la réaction de ce fluide par la preffion extérieure de
l'air athmofphérique , qui continue d'agir fur le
refte du corps. Il eft inutile de faire une plus longue
énumération des caufes , qui peuvent faire varier
la réaction du fang dans les différens vaiffeaux ,
& dont les effets fe déduifent facilement des
principes expofés ci-deffus.

SECTION II.

De la respiration & des effets de l'air sur le corps mort ou vivant.

59. LA poitrine, dilatée par la contraction des muscles érecteurs de sa charpente osseuse & celle du diaphragme, augmente sa capacité, dans laquelle les poumons se raréfient proportionnellement par leur érection organique, aidée par la pesanteur de l'air qui remplit leurs vésicules à mesure qu'elles se dilatent: retrécie ensuite, (par les muscles abdominaux qui tirent en bas le thorax osseux, en repoussant en haut avec les viscères du bas-ventre, le diaphragme relâché, & par l'élasticité des cartilages sternocostaux, qui se rétablissent de la torsion qu'ils avoient éprouvé par l'action des muscles érecteurs des côtes, & profitent du relâchement de ces muscles pour abbaisser les côtes); elle comprime de toutes parts les poumons qui se prêtent à leur condensation par leur contraction organique, & font regorger de leurs cavités l'air qui les a rempli.

60. La respiration (59), cette fonction organique par laquelle nous attirons l'air en inspirant, & le rejettons alternativement par l'expiration, nous amène avec l'air quelque chose de si essentiel au soutien de la vie, que nous ne pouvons nous en passer un seul instant; ce besoin est même plus urgent que celui de la boisson & des alimens, puisque nous vivons quelque tems sans alimens solides ou liquides, & que faute d'air nous périssons dans l'instant.

61. Quelle eſt cette influence de l'air ſur le corps ; d'où vient qu'il eſt ſi néceſſaire à l'entretien de la vie ; pourquoi faut-il qu'il ſoit pur & renouvellé par la reſpiration, pour que nous reſſentions ſon influence vivifiante ; pourquoi l'enfant, qui, dans le ventre de ſa mère vivoit ſans reſpirer, ne le peut-il plus auſſi-tôt qu'il en eſt ſéparé ? Queſtions intéreſſantes, dont nous nous occuperons, après avoir examiné quelle eſt en général l'influence de l'air ſur tous les mixtes, principalement ſur les végétaux & les animaux ; la réaction de ceux-ci ſur ce fluide, qui paroît les animer tant qu'ils vivent, & qui précipite leur deſtruction, dès qu'ils ont perdu cette faculté vitale ; quel eſt enfin le principe apparent de l'air, auquel il doit cette énergie vivifiante.

CHAPITRE PREMIER.

De l'influence de l'air ſur tous les mixtes, & de leur réaction ſur lui.

62. L'AIR élaſtique de l'athmoſphère qui environne tout le globe, paroît jouir d'un principe de vie commun à toute la nature, de *végétation générale*, par lequel réagiſſant ſur tous les mixtes, les pénétrant plus ou moins, il s'efforce de les faire participer à la vie générale qui l'anime, travaille à les décompoſer, à l'aide d'un mouvement inteſtin, des fermentations qu'il excite dans leur ſubſtance, & qui vont quelquefois juſqu'à l'efferveſcence, à l'inflammation & la détonation : il tâche de ſéparer les unes des autres, les parties conſtituantes de ces mixtes, & de les réduire à

leurs principes élémentaires, les raréfie, les volatife, les diffout, les délaye dans fa fubftance, fe les affimile (220) & s'en accommode ; foit qu'il compofe de leurs élémens féparés un nouvel air, foit qu'il fe contente d'en extraire l'air fixe qui y étoit incorporé, & faifoit un des principes conftitutifs des mixtes, en lui faifant reprendre fon élafticité & fes autres propriétés aëriennes, & qu'il ne faffe que retenir diftribués comme diffous dans fa fubftance, les autres principes de ces mixtes.

63. Il continue de décompofer ces principes (62), de les réduire à leurs élémens primitifs, & leur fait perdre, par cette féparation, cette faculté végétative (217. 218) particulière, qui dans le mixte étoit le réfultat de l'aggrégation & de la combinaifon de tous ces principes dans certaines proportions. Ces principes, ainfi réduits plus ou moins à l'état élémentaire, fe prêtent à la végétation générale de l'air qui les a diffous, & participent plus ou moins à fes propriétés, formant avec lui différens mixtes aëriens, que les Chimiftes appellent *gas*.

64. Tous les mixtes, jouiffant d'une force végétative, d'une vie particulière (217), (réfultant de la diverfe proportion, affinité, relation & combinaifon de tous leurs principes, par lefquels le principe commun vivifiant (213 & fuiv.) le feu élémentaire, eft différemment modifié dans fon activité vivifiante générale), s'efforcent de maintenir leur conftitution contre ces attaques (62. 63) de l'air, réfiftent à fon action deftructive, à fa force diffolvante ; bien plus, l'attaquent lui-même par leur réaction, tâchent de fe l'affimiler du moins dans leur voifinage, en le forçant de fe prêter à l'efpèce de végétation qui

leur eſt particulière ; le dépouillent de ſes propriétés aériennes , lui font perdre ſon élaſticité ,
le condenſent & le diſpoſent à s'incorporer avec
eux.

65. Ils convertiſſent , ſuivant Hales , ſa force
répulſive des élémens en attractive pour le condenſer, l'employent à unir ces élémens dans la
proportion où ils doivent être , pour former des
principes homogènes à ceux du mixte aſſimilant ;
attirent ces molécules d'air ainſi altérées dans
leurs pores (70. 73. 82), & ayant alors plus de
priſe ſur elles , ils achèvent de les fixer & de ſe
les aſſimiler ; par leur combinaiſon, leur incorporation avec elles , ils en font enfin un de leurs
principes conſtitutifs, qui , modifié par les autres , ne jouit plus que de la vie & des propriétés
particulières à ce mixte.

66. Les gas , qui ne ſont autre choſe que l'air
déja modifié par les débris de différens mixtes
dont il s'eſt chargé , & que par ſon abondance il
fait participer à ſes propriétés aëriennes (63), nous
montrent cette diſpoſition de l'air à ſe fixer, s'incorporer dans les mixtes , pour former avec eux
de nouveaux compoſés. Le gas nitreux , réduit
en vapeurs rouges par la combinaiſon de l'air,
forme avec l'eau pure de l'eſprit de nitre ; le gas
ſpatheux s'y condenſe, s'y précipite ſous la forme
de terre blanche ; le gas méphitique, en ſe combinant avec l'eau , lui donne une ſaveur acidule :
dans ces expériences, le ſurplus d'air , qui ne
peut être admis dans le nouveau compoſé, s'en
ſépare parfaitement pur. L'Alkali cauſtique, mis
dans un vaſe rempli de gas méphitique, y produit le vuide , en abſorbant ce gas , avec lequel
il ſe combine & ſe criſtalliſe , &c.

67. Tous les mixtes contiennent dans leurs

pores une grande quantité d'air plus ou moins
fixé, mais qui ne l'eſt pas encore parfaitement, ni
aſſez aſſimilé pour former un corps homogène avec
eux ; air, par conséquent, qui conſerve une partie
de ſon élaſticité, de ſes propriétés aëriennes, &
qui eſt ſuſceptible de les reprendre plus ou moins
à l'occaſion.

68. Dans la machine pneumatique, cet air
ceſſant d'être comprimé, condenſé par le poids
de l'athmoſphère dont il ne fait plus partie, ſe
raréfiant, à raiſon de l'élaſticité qui lui reſte, à
meſure qu'on fait le vuide, enfle, raréfie la tiſſure du mixte qui le contient, la briſe pour s'é-
chapper, ſe répandre dans le récipient : cet air,
en ſe dégageant ainſi de l'eau, y cauſe une eſpèce
d'ébullition.

69. Mais dès qu'on introduit ſous le récipient
l'air de l'athmoſphère, celui-ci qui jouit de toute
ſon élaſticité, ſurmontant auſſitôt le peu de forces
qu'à l'air demi-fixe (68) pour ſe raréfier, il le comprime efficacement, le condenſe & l'empriſonne
de nouveau dans le mixte qu'il avoit raréfié.

70. Le mixte ayant ainſi (68) perdu une partie
de l'air demi fixe qu'il avoit amaſſé dans ſes pores, & qui s'eſt diſſipé dans le vuide du récipient,
a beſoin d'un certain tems pour en attirer, aſſimiler (65) une nouvelle portion de l'athmoſphère, s'en laiſſer ſuffiſamment pénétrer, & s'en
ſaturer en quelque façon. Suivant Muſchembroek,
il faut que l'eau ſoit expoſée pluſieurs jours à l'air
libre, pour qu'elle ſe recharge de la quantité
d'air qu'elle a perdu dans le vuide du récipient,
& quand on les mêle, qu'on les agite enſemble,
l'air abſorbé, fixé par l'eau, ne fait point de bulles
juſqu'à ce qu'elle s'en ſoit ſaturée.

71. Ce n'eſt que l'air demi-fixe des mixtes qui

s'en échappe dans ces expériences (68): car pour celui qui y eft entièrement fixé, & eft devenu par fon incorporation un de leurs principes conftitutifs, on ne peut l'en retirer que par la décompofition de ces mixtes, à l'aide des fermentations, des effervefcences, de la détonation ou de l'inflammation.

72. L'air, qui, ainfi que les autres diffolvans, enlève, s'approprie les principes hétérogènes des mixtes qu'il décompofe (62. 63), ne peut comme eux en diffoudre qu'une certaine quantité proportionnée à fon volume. Une fois qu'il s'en eft chargé, fe trouvant comme faturé, demi-fixé, affimilé par la réaction & la combinaifon de ces principes étrangers, il paroît avoir perdu fon aptitude à la végétation générale, à décompofer les mixtes; il fe laiffe maitrifer par la végétation particulière des principes hétérogènes qu'il a diffous, mais pas encore réduit à l'état élémentaire, & qui confervent par conféquent leur faculté végétative particulière, quoique plus ou moins altérée par le mêlange de l'air, dont ils modifient (221) la végétation par leur réaction. Cet air forme autour du mixte une efpèce d'athmofphère, qui participe plus ou moins à fa nature, à raifon de cette combinaifon, & n'a plus de prife fur lui, s'étant en quelque forte tranfformé à fa furface en un fluide homogène, jouiffant d'une végétation analogue, & par conféquent incapable de le détruire.

73. De-là vient, fans doute, que la fermentation fe fupprime bientôt dans les vaiffeaux fermés hermétiquement, que le feu le plus violent n'y peut décompofer aucun mixte, que le charbon même, quoiqu'il rougiffe, ne s'y brûle pas, fans le libre accès de l'air qui diffolve, enlève les principes

du

du mixte, rendu par la chaleur de plus facile décompofition ; qu'une chandelle n'y demeure pas long-tems allumée, & qu'en s'éteignant elle laiffe une efpèce de vuide. L'air, une fois chargé d'une certaine quantité de principes étrangers, ne peut plus en diffoudre d'autres, & ceffe d'animer par fon concours l'ignition, qui eft le moyen alors employé pour la décompofition de la chandelle allumée : tandis que d'ailleurs altéré lui-même par le mélange de la fumée, demi-fixé par ces principes hétérogènes, il perd fes propriétés aëriennes (64. 65), fon élafticité, fon aptitude à la végétation générale, à la décompofition de la chandelle, & ne peut plus contrebalancer l'élafticité, foutenir le poids de l'air extérieur athmofphérique qui le comprime & le condenfe de toutes parts.

74 La décompofition des mixtes par le feu paroît d'autant plus vive, que l'air de l'athmofphère ayant un accès plus libre, peut les attaquer plus à nud, & que d'ailleurs étant plus fouvent renouvellé à leur furface, il y conferve contre eux fa force diffolvante, & peut en enlever plus de principes à la fois. En dirigeant le vent d'un foufflet à la furface de l'eau, de l'antimoine, du mercure, on accélére leur évaporation, on précipite par ce moyen la combuftion des mixtes ; on ne peut les calciner parfaitement qu'à l'air libre; on perd d'autant plus de principes odorans que l'air fe renouvelle davantage dans les vaiffeaux, mais auffi la diftillation fe fait plus promptement.

75. Cette propriété qu'a l'air renouvellé d'augmenter la chaleur, l'énergie du feu, d'accélérer la déflagration & la décompofition des mixtes enflammés, vient fans doute de ce que par fa

C

réaction, son énergie diffolvante, il facilite leur fufion, & en partie de ce que fe chargeant des autres principes volatilifés des mixtes, mais plus difficilement du phlogiftique (200), réduit à l'état de feu pur élémentaire par l'ignition, dégagé par lui de fon union aux principes terreftres des mixtes convertis en cendre & reprenant toute fon activité ignée ; il procure dans ces mixtes une furabondance de ce phlogiftique qui, animé de cette activité ignée, augmente la chaleur, & précipite la déflagration. En effet, le feu eft le corps inflammable réduit à fes principes fixes & à fon phlogiftique dans l'état d'ignition, par la diffipation de fes autres principes en fumée, & qui fe réfout en cendre par la diffipation de ce phlogiftique, à l'union duquel il avoit dû jufqu'alors fa confiftance.

76. Suivant Beccharia, l'air foutire lentement & difficilement le feu électrique du tube électrifé; il doit en être ainfi du feu élémentaire entiérement dégagé des autres principes des mixtes par l'ignition, & qui paroît d'une même nature. Les métaux d'ailleurs fe calcinent à l'air libre par l'expulfion de leur phlogiftique, à la place duquel l'air athmofphérique fe fubftitue, & fe combine à leur bafe terreufe, avec laquelle il forme un compofé aéréo-terreux connu fous le nom de chaux métallique : dans les vaiffeaux clos au contraire, l'air de l'athmofphère n'ayant aucun accès à cette chaux métallique pour y foutenir l'air fixe contre la réaction du feu, qui, fe dégageant des charbons, vient pénétrer cette chaux; celui-ci chaffe l'air à fon tour, & fe combinant à la terre métallique, régénè e le métal (fur-tout le mercure), en faifant avec fa terre un compofé ignéo-terreux : preuves fenfibles de la difficulté

que l'air & le feu ont à se combiner ensemble, puisqu'ils se chassent mutuellement des mêmes composés métalliques, quoique, par le moyen de différens principes ou mixtes, ils puissent être & soient réellement unis ensemble dans plusieurs composés.

77. L'air, comme tous les autres dissolvans, une fois saturé des élémens de quelque mixte, & n'ayant plus de prise sur lui, pourra peut-être en décomposer, dissoudre un autre, puisque tous les mixtes exerçant quelque réaction les uns sur les autres (220), les principes étrangers dont il est embarrassé, peuvent également se prêter à cette nouvelle dissolution. Mais ayant alors lui-même beaucoup moins d'activité, il dissoudra beaucoup moins de ce nouveau mixte.

78. Le même volume d'air, qui, étant pur, suffit pour faire brûler une chandelle, & se charger de ses exhalaisons; pris dans les mines déjà chargé de principes étrangers, suffit quelquefois à peine pour en faire brûler la quatrième partie, & même est tout-à-fait inepte à cette déflagration, s'il est surchargé, saturé totalement de ces principes étrangers; puisqu'une chandelle ne peut brûler & s'éteint aussi-tôt dans un air surchargé de vapeurs méphitiques : elle se rallume dans l'air athmosphérique, & qui plus est, sa fumée sortie du gas méphitique, s'enflamme pendant quelque tems à la surface de ce gas, l'air athmosphérique achevant cette déflagration, dont le méphitique est incapable : au contraire une chandelle, un charbon éteints dans l'air athmosphérique, se rallument & brûlent avec plus d'activité, & pendant plus long-tems dans le gas aërien, qui est l'air parfaitement dépuré de tout principe étranger, & de la plus grande pureté.

Plus l'air athmofphérique eft chargé de gas étrangers, plus la déflagration des corps y eft foible,
languiffante, lente, & finit plutôt : inductions
certaines que ces principes étrangers privent l'air
de fon énergie, de fon activité pour la décompofition des mixtes, pour la végétation générale.

79. L'air chargé d'un petit nombre de vapeurs, de principes étrangers, doit être cenfé
pur, & jouir de toutes fes propriétés aëriennes,
de fon aptitude à la végétation générale, il doit
la faire prévaloir (202. 203. 63) dans ces principes, dont il follicite vivement la décompofition
ultérieure, la réfolution à leurs élémens primitifs, pour leur donner une indifférence à toute
efpèce de végétation particulière, & les faire
participer, fe prêter à la vie générale ; il doit influer beaucoup fur tous les mixtes & fur leur végétation particulière. Le gas aërien nous montre
avec quelle énergie, quelle activité il peut alors
les attaquer & ranimer la vie languiffante de tous
les animaux.

80. L'air athmofphérique eft bien éloigné
d'être pur, de pofféder dans un degré éminent
ces propriétés aëriennes, puifque fuivant M. La-
voifier, il n'y a guères qu'un quart d'air pur,
mêlé à différens gas dans l'athmofphère : il conferve cependant encore affez des propriétés aëriennes, pour animer toute la nature ; mais auffi
pour peu qu'il fe charge de nouvelles vapeurs,
il perd fon aptitude à la végétation générale, à
foutenir la vie animale, & à provoquer toutes
les opérations de la nature, étant très-près des
limites de fa faturation, c'eft-à-dire, d'être
chargé d'autant de principes étrangers, qu'il peut
en diffoudre.

81. L'air pur (79) eft très-élaftique : pro-

priété qu'il perd à proportion qu'il eſt chargé, maîtriſé par des ſubſtances hétérogènes, qui tendent à le fixer pour ſe l'incorporer, après l'avoir modifié par leur réaction à l'eſpèce de végétation qui leur eſt propre. On peut donc regarder l'élaſticité permanente de l'air, ſa force de raréfaction comme un ſigne de ſa pureté, qui déſigne, en quelque ſorte, ſon énergie pour la végétation générale, & pour réſoudre les mixtes à leur état élémentaire ; ſa légéreté étant d'ailleurs un autre indice remarquable de ſa pureté.

82. Il perd, en ſe fixant (65), ſes propriétés aëriennes : ſa végétation générale eſt modifiée, ſpécifiée, aſſimilée, transformée, ou du moins devient moyenne, analogue à celle qui eſt particulière au mixte, qui le fixe par ſon union, & le maîtriſe dans ſon activité vitale : il perd par degrés ſon élaſticité, ſon énergie pour ſtimuler toutes les opérations de la nature, ſon aptitude à la végétation générale, & paroît ſe prêter à la végétation particulière du mixte qui ſe l'approprie en le fixant ; & bientôt devenu un de ſes principes conſtitutifs, loin de travailler à le décompoſer comme auparavant, il devient, ſuivant Hales, le plus ferme lien qui uniſſe entr'eux les autres éléments du mixte, ayant changé ſa force répulſive des élémens en attractive : il ſe corporifie avec eux, & maintient fortement la tiſſure du mixte contre les attaques du déhors, & même contre l'action diſſolvante de l'air athmoſphérique dont il a ceſſé de faire partie.

83. Toutes les fois au contraire que l'*influence* de l'air, ſa végétation générale, prévaut ſur la végétation particulière de quelque mixte, à l'aide de la fermentation, de l'inflammation, &c. qu'elle excite, elle revendique pour l'athmoſphère cet air

fixe (65) incorporé dans le mixte, réveille chez lui, par sa réaction, les propriétés aëriennes, son élasticité, sa force répulsive des élémens, de raréfaction, par laquelle il rompt la tissure du mixte, & s'en échappe après s'être raréfié sous la forme de vapeurs aëriennes, plus ou moins chargé (63) des débris du mixte qui lui sont adhérens, & qu'il a raréfié, constituant avec eux différens gas : il recouvre ses propriétés d'air pur à mesure qu'il se débarrasse de ces principes hétérogènes, ou les fait participer à la végétation générale qu'il affecte alors, en les réduisant à leurs élémens primitifs.

84. L'air demi-fixe, qui n'a perdu qu'en partie ses propriétés aëriennes par l'union de principes étrangers, peut être regardé (221) comme un fluide d'une nature moyenne entre l'air pur & le fixe : il participe à la végétation générale de l'athmosphère, & à celle qui est propre aux principes étrangers, qui lui sont combinés : ainsi modifié, jouissant d'une végétation moyenne, il entretient un rapport, une correspondance entre la végétation générale de l'air athmosphérique, & celle qui est propre à chaque mixte : il reçoit pour lui l'influence de l'athmosphère, & la lui transmet modifiée à son avantage, & vraiment vivifiante; pénétrant dans tous les mixtes, ainsi disposé à une végétation moyenne, il sert à les animer par le concours, l'influence de la végétation générale qu'il leur apporte, sous la direction de leur végétation particulière, qui est ainsi stimulée par la végétation générale.

85. L'air étant susceptible (64.65.82) de se prêter aux modifications que tous les mixtes tâchent de lui imprimer, contenant (62. 63) les élémens de tous les corps plus ou moins séparés, réduits à

leur fimplicité primitive, & difpofés à toutes
efpèces de végétations, de combinaifons indifféremment, peut fournir aux différens mixtes
tous les principes nutritifs dont ils ont befoin,
pour fe refaire, fe réparer, fe développer, pourvu
que, de leur côté, ces mixtes réagiffent fur lui
avec affez d'énergie, pour le forcer de fe prêter dans leur voifinage à l'efpèce de végétation
qui leur eft propre, pour le fixer, l'attirer dans
leurs pores, & fe l'incorporer. L'air athmofphérique, chargé de différens gas, c'eft-à-dire,
d'air altéré, demi fixé par la combinaifon de différens principes étrangers, fournit aux bafes alkalines les principes acides, qui doivent refaire
avec elles des fels neutres; avec le feul concours
de l'eau, il fournit aux plantes tous les principes nutritifs néceffaires à leur développement :
il a fouvent fuffi pour foutenir affez long-tems la vie
de perfonnes qui ne buvoient ni ne mangeoient,
en réparant en partie leurs pertes journalières :
bien plus, il a quelquefois contribué avec tant d'a-
bondance à la nutrition du corps, que M. Home
s'étant couché fans fouper, après un violent exercice, dans lequel il avoit beaucoup diffipé, fe
trouva cependant fenfiblement plus pefant le len-
demain matin. C'eft donc avec raifon que M. Macquer préfume que les corps animaux & végétaux, attirant de l'athmofphère ces différens gas
(fur-tout le méphitique qui paroît d'une nature
plus analogue à la leur), dépurent en partie l'air
de fes molécules altérées par la combinaifon de
principes étrangers, en même tems qu'ils l'infectent par les miafmes de leur tranfpiration.

86. D'après les expériences de M. Prieftley,
il eft conftant que l'air méphitique, dépuré de
fes miafmes par la réforption des plantes qui s'en

font nourries, reprend toutes les propriétés d'air pur, devient capable d'animer la déflagration & d'entretenir la vie animale ; ce qu'il ne pouvoit faire auparavant : car ces gas, qui nourriffent à raifon des principes nutritifs dont ils font chargés, loin d'être vivifians par eux-mêmes (95 & fuiv.), poffèdent au contraire très-fouvent une force délétère (197. 198), qui feroit pernicieufe au corps animal, s'ils s'introduifoient chez lui en quantité dans le même inftant, & fi le corps ne les abforboit pas qu'autant qu'il peut fe les approprier, en les forçant par fa réaction de fe prêter à fa végétation particulière.

CHAPITRE II.

Effets de l'air fur le corps vivant, qui le modifie à fon avantage.

87. Tous les mixtes (220), mais fur-tout les animaux vivans (316. 319. 342. 372) qui végètent d'une manière plus fenfible, réagiffant fur ceux qui fe trouvent expofés à leur action, tâchent de les décompofer & de fe les affimiler enfuite par une nouvelle combinaifon de leurs élémens dans une autre proportion, qui transforme ces mixtes alimentaires en une fubftance homogène à celui qui fe les approprie & les incorpore dans fa fubftance : c'eft par ces nouvelles incorporations que tous les animaux croiffent, fe développent, fe nourriffent & fe maintiennent dans leur *intégrité*, malgré leurs pertes continuelles.

88. L'air, qui tend par fa réaction à décom-

poſer tous les mixtes (62. 63) & à les réſoudre à leurs élémens primitifs, principalement dès que n'étant plus propres à leur végétation particulière, ils ne peuvent plus modérer (184) par leur réaction ſon influence à leur avantage, attaquant ces mixtes alimentaires (87), facilite leur décompoſition au corps animal qui doit s'en nourrir & qu'il aide par ſon concours dans ſes fonctions digeſtives : auſſi dans les poiſſons, un canal particulier apporte-t-il cet air de la véſicule aérienne dans l'eſtomac, pour ſuppléer au défaut de celui que l'eau empêche (126) d'y venir directement de l'athmoſphère.

89. En outre, l'air demi-fixe qui s'eſt introduit dans le corps, jouiſſant d'une végétation (84) moyenne entre la végétation générale & celle qui eſt particulière à l'animal, lui fournit (122. 145) un principe vivifiant qui l'anime, le fait participer à la végétation générale, ſoutient ſa végétation particulière, & étant ſtimulé par l'air extérieur, modifié par la vie particulière de l'animal, il concourt plus directement avec elle à détruire l'ancienne nature de l'aliment, pour l'aſſimiler à l'animal qui doit s'en nourrir.

90. Mais une fois que cette aſſimilation eſt achevée, l'air de l'athmoſphère continuant d'influer ſur les ſubſtances parfaitement animales par le moyen de cet air demi-fixe, travaillant toujours à les décompoſer, les réduire à leurs élémens pour ſe les approprier, il les altère inſenſiblement, les rend moins propres & bientôt ineptes à la végétation animale, les rappelle à la végétation générale (62. 63), les atténue, les alkaliſe, les volatiliſe, les diſpoſe à s'évaporer dans l'athmoſphère, en ſe les rendant de facile diſſolution ; les diſſout enfin, les extrait du corps

animal, qui d'ailleurs fe prête lui-même volontiers à cette extraction, afin de fe débarraffer de ces principes, qui, devenus trop animaux par vétufté, obéiffant trop à la végétation générale de l'air, tracaffent par leur réaction la végétation particulière de l'animal, & font un levain putréfactif, qui, par fa contagion, entraîneroit dans une fermentation délétère, pernicieufe & mortelle, les autres humeurs vivantes.

91. C'eft ce qui néceffite la tranfpiration dans les animaux & les végétaux, & de-là le befoin d'alimens qui réparent la perte que fait continuellement le corps de quelques parties de lui-même que l'air lui dérobe, après lui avoir aidé à fe les approprier. De même que l'air par fon concours, en aidant la flamme à fubfifter aux dépens du corps inflammable dont elle modifie, difpofe les principes à l'ignition ; lui enlève par forme de tribut, les principes du corps inflammable, qui, à raifon de leur déflagration parfaite, ne font plus propres à l'entretenir, & qu'il rappelle à la végétation générale : ainfi l'air, qui par fon influence anime la végétation animale & nous aide à nous approprier notre aliment, nous dérobe en récompenfe une partie de nous-mêmes, devenue (493) par vétufté trop animale ; comme fi nous n'étions nous-mêmes que des machines qu'il emploie pour détruire nos alimens, & qui n'avons droit d'en jouir que pour un tems ; & que notre vie particulière ne dut, comme la flamme, fubfifter que par une certaine modification paffagère des alimens, qui ne peuvent jouir des propriétés vitales, qu'autant que leurs élémens fe trouvent dans certaines proportions & combinaifons continuellement variables, & que l'air tend continuellement à changer pour nous en priver à la fin.

92. Pour obvier aux déprédations (90. 91) de cet allié, qui eſt abſolument néceſſaire à l'entretien de la végétation animale, le corps vivant par ſa réaction dépouille d'autant plus de ſes propriétés aëriennes l'air demi-fixe, qu'il incorpore avec ſon aliment par ſa force aſſimilatrice ; il le fixe d'autant mieux (93), qu'il l'admet dans la compoſition d'humeurs qui lui deviennent plus propres, & qui à raiſon d'une animaliſation plus parfaite, ſont deſtinées à réparer les ſolides ; il le prive totalement de cette correſpondance qu'il entretenoit avec l'air de l'athmoſphère, de ſon aptitude à la végétation générale, & l'oblige, ainſi modifié (65. 82), de ſe prêter à la végétation animale.

93. Le ſang contient beaucoup d'air à demi-fixé & plus que l'eau commune, ſuivant Heiſter : les humeurs récrémentitielles en ſont moins remplies, les ſucs lymphatiques encore moins ; il n'en reſte plus dans les ſolides, dont l'air principe conſtitutif, abſolument fixé, a perdu toutes ſes propriétés aëriennes, & ne peut ſe dégager des autres principes avec leſquels il eſt combiné, corporifié, avant que la putréfaction, la déflagration, &c. les réduiſent à l'état élémentaire.

94. Mais auſſi cet air, en s'incorporant avec nous (92), pour ne plus jouir que d'une végétation commune, animale, perd par ſa fixité parfaite (73. 147 & ſuiv.), la faculté de nous tranſmettre l'influence vivifiante de l'air athmoſphérique ; ne participant plus à la végétation générale, il ne peut nous animer par ſon influence : il faut que de nouvel air moins fixé vienne ſuppléer à ſon défaut, & renouvelle chez nous ce ſtimulus vivifiant, à meſure que nous l'anéantiſſons dans les humeurs où il ſeroit dangereux.

95. Si l'air pur, par l'influence bénigne de la végétation générale, anime toute la nature (79), confirme par sa réaction la végétation particulière de tous les êtres, ils doivent tous (fur-tout les animaux & les végétaux), fouffrir plus ou moins du défaut de cette influence vivifiante de l'air, quand leur athmofphère embarraffée, comme faturée de principes étrangers, ayant perdu fon énergie, fon aptitude à la végétation générale, réagit trop foiblement fur eux.

96. Un tems nébuleux annonce-t-il un air fur-chargé de vapeurs, embarraffé, modifié par elles, moins vivant, moins en état d'influer fur tous les êtres ? Toute la nature paroît s'engourdir, les fonctions animales languiffent, nous nous fentons abattus, fatigués, moins alertes, moins propres au mouvement ; les perfonnes foibles, fur-tout les hyftériques & les hypocondriaques, éprouvent un mal-aife indéfiniffable ; les malades font fingulièrement tracaffés, effuyent des exa-cerbations de leurs maux, auxquelles ils font moins en état de réfifter, & ces intempéries fu-bites de l'athmofphère tuent fouvent les mala-des affoiblis, qui luttoient depuis long-tems contre la mort, & dont on commençoit à efpérer la guérifon.

97. Lancifi a même obfervé que de pareilles al-térations dans la conftitution de l'air avoient caufé dans Rome une efpèce d'épidémie de morts fu-bites, qui emportoit les perfonnes mêmes qui paroiffoient en bonne fanté : Morgagni a fait la même obfervation à Padoue, tant eft grande l'influence de l'air fur la vie animale. Sans doute que dans ces derniers cas il fe trouvoit dans l'air des miafmes (197), qui, par leur combinaifon, lui donnoient cette énergie délétère.

98. Cette conftitution orageufe de l'athmof-phère (96) fatigue fur-tout les parties du corps, qui, étant les plus foibles, végètent avec moins d'énergie, ont plus befoin de l'influence vivifiante de l'air pour fe maintenir dans leur activité vitale; elles languiffent, fouffrent plus que tout le refte du corps de ce défaut de végétation générale, qui paroît s'appéfantir fur elles (*a*); font pefantes, pareffeufes, ineptes à leurs fonctions organiques, à charge au refte du corps, qu'elles tourmentent plus par leur correfpondance vitale (692), à raifon de leur mal-aife, qu'il n'eft affecté lui-même par cette mauvaife conftitution de l'air. Les gens d'un certain âge, hypocondriaques ou hyftériques, ceux qui ont une partie du corps énervée, affoiblie par trop d'exercice ou devenue trop irritable, fouffrent plus des variations du tems que les enfans, les jeunes gens, tous ceux chez qui toutes les parties également vigoureufes

---

(*a*) Pareillement les parties expofées à l'influence délétère, à la réaction topique de l'air infecté de vapeurs méphitiques, fouffrant feules de fon contact, reffentent vivement le retour du bon air dans leur voifinage, ainfi que M. l'Abbé Richard l'a éprouvé lui-même aux environs de Naples dans la Grotte du Chien, dont les vapeurs méphitiques fort pefantes s'élèvent très-peu malgré leur chaleur. « Je reftai, dit-il, debout dans cette grotte pen-
» dant quelque tems, j'y refpirois affez librement pour
» m'appercevoir que ces vapeurs ne s'élèvent point. Mais
» après avoir éprouvé une chaleur très-fenfible à la hau-
» teur de dix à douze pouces, je fentis que mes pieds
» & mes jambes s'engourdiffoient totalement, jufqu'à
» cette hauteur, & perdoient le fentiment au point que
» j'avois peine à me foutenir, quoique je fuffe en pleine
» fanté. Je fortis, & peu-à-peu l'air extérieur rendit à cette
» partie de mon corps fa force & fon agilité ordinaire ».
Defcript. Hiftor. & Critiq. de l'Italie, Tom. IV. pag. 286.

fe paffent plus facilement de l'influence vivifiante de l'athmofphère engourdie.

99. Un état fi violent (96. 97. 98) ne peut durer long-tems, fans les plus grands dangers pour tous les êtres qui fe trouvent plongés dans un pareil air. Le Créateur y a pourvu. L'air ainfi infecté, ranimé par celui qui l'environne & qui eft pur, tend à reprendre fon énergie, fon aptitude à la végétation générale; il réagit avec violence contre les principes étrangers qui l'embarraffent, travaille vivement à les détruire, les réduire à leur état élémentaire, pour les ramener à la végétation générale; il les enflamme, caufe des effervefcences & des détonations qui les confument s'ils font inflammables, ou du moins les réduifent en vapeurs plus fubtiles, les délayent par cette raréfaction dans une plus grande quantité d'air, qui maîtrife leur réaction affoiblie par leur plus grande divifion. L'air fe délivre ainfi des entraves, que ces principes étrangers mettoient à la végétation générale.

100. D'autres fois, par un mouvement inteftin dépuratoire, il chaffe de fa fubftance, condenfe & précipite fur la terre en forme de pluie les principes aqueux & autres qui le furchargeoient. Ainfi dépuré (99. 100), il recouvre fon énergie, fon activité pour la végétation générale, & par une réaction plus vive, il ranime tous les êtres, toute la nature, & facilite toutes les fonctions du corps animal, en lui communiquant une nouvelle vigueur. Nous nous fentons foulagés, moins pefans, plus gais, plus difpos, auffi-tôt que la pluie, les éclairs, le tonnerre ont débarraffé l'air, du moins en partie, des principes étrangers qui le furchargeoient fous la forme de vapeurs.

101. Non-seulement les miasmes contenus dans l'athmosphère, empêchant la végétation générale de l'air, privent plus ou moins le corps de son influence bénigne vivifiante, mais encore en lui communiquant leur énergie délétère, ils en font quelquefois (197) un principe destructeur du corps animal.

102. L'air lui-même, quand il a trop d'activité, trop d'énergie pour la végétation générale, réagissant trop violemment sur le corps (625 & suiv.), tracasse la végétation animale, précipite la corruption des humeurs par excès d'animaléité, pour se les approprier, & nuit ainsi au corps vivant par excès de réaction, autant & plus que par défaut d'influence.

103. Hypocrate a donc eu raison d'avancer que l'air avoit la plus grande influence sur le corps sain ou malade. *Aër maximus in omnibus, quæ corpori accidunt vitæ & morborum Dominus.... mortalibus autem vitæ & ægrotis morborum solus is est auctor.* Lib. de Flatib. n°. 4 & 6.

CHAPITRE III.

D'où vient à l'air son aptitude à animer toute la nature, & quelle doit être pour cela sa constitution.

104. L'AIR paroît devoir au feu élémentaire, contenu dans sa substance, cette énergie vivifiante, par laquelle il anime toute la nature & provoque la végétation particulière de tous les êtres, puisqu'aux approches de l'été, lorsque le soleil darde plus directement & en plus grande

quantité fes rayons fur notre hémifphère boréal, toute la nature paroît s'y ranimer, & qu'au contraire elle languit en hyver, le foleil agiffant alors moins fur elle.

105. La chaleur, qui eft une propriété du feu élémentaire, anime tous les êtres, accélère toutes les opérations de la nature, toutes les fermentations. Tous les êtres vivans s'engourdiffent plus ou moins par le froid, lorfque l'activité ignée du feu élémentaire fe rallentit. Le fluide igné lumineux, ramaffé par la loupe fur un corps inflammable, l'embrafe avec le concours de l'air, dont il augmente alors extraordinairement la réaction contre ce mixte.

106. Bien plus, cette légère influence du feu folaire fur notre athmofphère, qui fuffit pour nous éclairer, augmente fenfiblement la végétation générale, l'énergie, l'activité vivifiante de l'air, qui alors par fa réaction plus vive, ranime la déflagration infenfible des phofphores, & les met en état de reluire dans l'obfcurité où ils s'étoient éteints, malgré le libre accès de l'air qui n'étoit pas animé par le feu folaire.

107. Tous les hommes, fur-tout les hypocondriaques qui font très-fufceptibles de reffentir vivement les plus légères variations dans leur manière d'être, éprouvent une douce exiftence au grand jour & à l'afpect du foleil, qui, par fon influence, ranime la végétation générale de l'air, & par contre-coup celle qui nous eft particulière; rend tous nos organes plus vigoureux, plus agiles, & nous fait éprouver la douce fenfation d'une parfaite exiftence, un fentiment intérieur de gaieté, à raifon de la facilité avec laquelle toutes nos fonctions s'exécutent.

108. Pendant la nuit, dans l'obfcurité, même

dès

dès que le soleil est caché par quelque nuage, nous éprouvons intérieurement une espèce d'imperfection, d'engourdissement subit qui nous attriste ; notre végétation particulière étant alors moins soutenue par l'air, devient subitement plus laborieuse, les esprits qui nous animent étant, suivant Avicenne, moins actifs dans un tems nébuleux que dans un jour serein. Si nous en croyons Pline, Aristote a observé qu'ordinairement-les animaux mouroient au coucher du soleil, comme si chez eux le principe de vie n'étoit plus en état d'animer le corps, dès que la végétation générale se rallentit par l'absence de cet astre. Les vieillards, les personnes languissantes périssent ordinairement aux approches de l'hyver, dès qu'elles sont moins soutenues par l'influence vivifiante du soleil.

109. M. Mead a observé ces effets surprenans (108) du passage subit de la lumière à l'obscurité : « Le jour de cette mémorable éclipse de
» soleil du 22 Avril 1715 , dit-il (*a*), pendant
» laquelle Londres fut couvert de ténèbres l'es-
» pace de trois minutes & vingt-trois secondes,
» on observa que tous les malades s'étoient trou-
» vés beaucoup plus mal.... (*b*) Le ciel étoit

(*a*) De l'Influence du Soleil, &c. sur le Corps Humain, Tom. II. des Œuvres de Méad, traduites par M. Coste.

(*b*) « Et mense Decembri dicebant solem novum jam
» cursum instituere, lunam & solem ita affici ut eclipsis
» contingeret : incredibiles, ingentes & vix auditæ in ægris
» mutationes apparuerunt : corpora sana pene languebant
» jam jam repentè & sine causâ manifestâ, quasi quodam
» agente dæmonio agere videbantur animam & nos qui
» nihil tale in cœlo fieri auguraremur, tantæ tamque su-

» très-ferein ; mais lorfque la lune nous eut privés
» de la lumière du foleil, le jour fe changea fu-
» bitement en nuit, & les ténèbres apportèrent
» un froid humide & extraordinaire, que nous
» fentîmes tous, & qui nous fit friffonner ; on
» eût dit qu'un voile de trifteffe s'étoit répandu
» fur la nature entière ; les oifeaux épouvantés
» voltigeoient çà & là, & les beftiaux reftoient
» tous interdits au milieu des campagnes. Mais
» on ne peut exprimer quelle joie fubite éclata
» de toutes parts, lorfque les rayons victorieux
» du foleil eurent diffipés ces ténèbres, & rendu
» un jour inefpéré. On vit les citoyens courir
» confufément dans les places, & fe féliciter
» avec empreffement de la réfurrection de la Na-
» ture qui avoit paru au moment de fa deftruc-
» tion prochaine. Je ne fçache pas avoir éprouvé
» jufques-là de fenfation plus agréable, & je doute

» bitæ mutationis caufam mirabamur. Nunquam credi-
» diffem tantas turbas & mutationes excitari in iftis folis
» & lunæ & cœli affectibus. Convulfiones repentè inci-
» dentes, deliria & præter rationem novæ & fubitò in-
» cidentes in morbis mutationes eâ nocte fatis fidem fe-
» cerunt : unde non abs re Hyppocrates magnas aeris mu-
» tationes valdè obfervandas putavit. . . . . . Narratum
» eft à fide dignis Medicis & primariis hujus urbis, con-
» tigiffe aliquando, ut in defectione folis in manibus cu-
» randam dominam illuftrem de Varades haberent. Cùm
» paulò ante eclipfim iftam nihil tale de ægrâ cogitarent,
» in ipfo defectionis momento, dùm attenti in cœnaculo
» fublimiori, aquâ in pelvim conjectâ, defectum ipfius
» folis intuentur ; evocantur ftatim ad ægram decumben-
» tem, quod ea animam agere videretur : tantæ tamque
» fubitæ mutationis caufa in eclipfim iftam referebatur :
» fed fole fuum primarium curfum repetente, & pro ut
» vires acquirebat, fe feque aperiebat, ægra vires cor-
» pufque amiffum refumebat. » Ballonii Epidem. Lib. I.
in fine.

» que jamais il puisse s'offrir à ma vue de spécta-
» cle plus intéressant pour l'esprit & les yeux ».

110. Le feu élémentaire, principal moteur de
l'activité végétative de l'air & des propriétés aëriennes, a besoin d'être modifié & uni aux autres parties constitutives de ce fluide, pour exercer convénablement cette faculté végétative, qui
paroît le résultat de cette combinaison; il faut
même qu'il y soit dans certaines proportions &
connexions; pour peu qu'il s'écarte de cette constitution, il anime moins bien la végétation générale de l'air & celle des êtres qui ont besoin
de son influence.

111. Les autres parties de l'air doivent corpori-
fier, en quelque façon, ce feu élémentaire (110),
pour qu'à raison de plus de masse, il réagisse avec
plus de force sur tous les mixtes. L'air trop sub-
til des montagnes nous anime d'abord beaucoup
moins que celui des vallées, jusqu'à ce que nous
soyons habitués à nous passer de sa percussion méchanique. Dans la machine pneumatique, le fluide
igné lumineux, quoique plus abondant dans un
air extrêmement raréfié, n'y peut provoquer la
végétation générale ni la particulière, continuer
les fermentations, la déflagration des mixtes, ni
soutenir la vie des animaux, & les graines ne
peuvent y germer.

112. Il ne faut pas non plus que l'activité vivifiante du feu (110) ou plutôt du phlogistique
aërien, soit trop bridé par l'inertie des autres
parties de l'air; car alors il animeroit moins vivement toute la nature. L'air trop condensé arrête,
suivant Boyle, la putréfaction : ses molécules ainsi
resserrées, embarrassent davantage le phlogistique aërien, l'empêchent de communiquer à cet
air condensé, cette activité, cette force dissol-

vante, par laquelle il décompose les mixtes en putréfaction.

113. Il en est ainsi du corps humain : un organe comprimé, condensé par une force extérieure méchanique (683), ou par son spasme, devient moins propre à ses fonctions organiques, & paroît, par l'inertie de ses autres principes, embarrasser davantage l'activité vivifiante du phlogistique nerveux. Pour que l'esprit vital augmente l'orgasme des parties, il faut qu'il puisse les raréfier par leur érection, & les disposer ainsi à prêter davantage à leurs oscillations vitales : de même l'air paroît faire un corps fluide, jouissant d'une vie commune, & qui a besoin d'un certain degré de raréfaction, pour que son principe igné vivifiant puisse l'exciter vivement à la végétation générale : en se raréfiant, il entre dans une espèce d'orgasme qui augmente son activité, & fortifie sa réaction contre tous les mixtes.

114. Une trop forte chaleur raréfiant trop l'air, augmentant trop l'activité de son principe igné vivifiant, l'air alors, par une réaction trop violente, hâte la corruption & la destruction de tous les mixtes, sur la végétation particulière desquels il a trop d'influence : en précipitant l'animalisation des humeurs animales, il les convertit en excrémens alkalis volatils, provoque une abondante transpiration, &c. & une prompte corruption des cadavres, principalement si une certaine humidité, en les attendrissant, les rend plus dissolubles à l'air.

115. Au contraire, si le froid bride trop l'activité du principe igné, celui-ci est alors plus maitrisé par l'inertie des autres parties de l'air, qui s'attirent & se condensent autour de lui; de même

que nous voyons les parties du corps atrophiées, paralyfées, mal vivifiées, fe condenfer. L'air ainfi condenfé, n'a plus la même énergie pour la végétation générale, il vivifie beaucoup moins par fon influence, fa réaction, tous les êtres qui s'engourdiffent par ce défaut plus ou moins aux approches de l'hyver. Sous les pôles, dès que le foleil ceffe d'échauffer l'air par fes rayons, celui-ci n'a plus la force d'animer, ou du moins provoque avec moins d'activité toutes les opérations de la nature, la végétation & la vie animale, les fermentations, la corruption & la putréfaction des corps, qui quelquefois ceffent alors de végéter, de vivre pour un tems. La déflagration eft la feule opération qui s'y faffe vivement ; fans doute parce que fon premier effet étant de raréfier l'air, elle excite toute fon énergie diffolvante pour la deftruction du mixte enflammé.

CHAPITRE IV.

Par quelles voies nous recevons l'influence vivifiante de l'air, & des conditions requifes pour qu'il nous affecte convenablement.

116. L'AIR qui nous environne, altéré par notre tranfpiration, demi-fixé par fon mélange, peut être abforbé dans le corps par les mêmes pores cutanés qui y apportent un aliment très-fubtil, & par le canal alimentaire ; mais cette réforption ne fuffit point pour nous animer, & feroit même dangereufe, fi elle étoit plus abondante : car l'air pénétrant dans le corps fans avoir été affez corrigé, modifié par l'union de principes

animaux, confervant prefque toute fon énergie pour la végétation générale, attaqueroit trop vivement le corps, le corromproit pour s'en approprier les élémens, loin de foutenir fa végétation animale.

117. Il n'y a dans le corps que la lame vitrée des dents & l'épiderme, qui puiffent foutenir impunément le contact direct de l'air athmofphérique : toutes les autres parties expofées à fon action par des excoriations, des plaies, &c. en fon griévement lefée, & fouffrent de vives douleurs : il les defféche, leur fait perdre leur aptitude à la vie, il faut que leur fuperficie qui a été la plus expofée à fon action, fe détache, & qu'il fe forme deffous une cicatrice qui tienne lieu d'épiderme contre les infultes de ce fluide, il faut que les os qui ont été expofés à nud à fon action délétère, s'exfolient : preuves manifeftes du danger qu'il y auroit, que l'air trop crud portât fon action directe à l'intérieur du corps vivant : il eft encore bien plus dangereux, quand il eft corrompu, & caufe alors la gangrène des plaies (197. 198).

118. Pour éviter ces inconvéniens (116. 117), & fe procurer en même tems l'influence vivifiante de l'athmofphère, le corps a des organes particuliers, fabriqués exprès, capables de foutenir impunément le contact direct de l'air athmofphérique, d'altérer ce fluide, de l'accommoder à la nature animale, & au profit du corps, avant de le lui tranfmettre, qui digèrent en quelque forte, animalifent l'air avant de l'introduire dans le corps.

119. Ainfi que le palais & la langue goûtent les alimens pour le refte du corps, que les voies alimentaires détruifent leur tiffure, altèrent leur

conftitution, les modifient, leur donnent un premier dégré d'animaléité, avant de les tranf-mettre à l'intérieur du corps; de même le nez, la trachée-artère, la glotte fur-tout, paroiffent reconnoître, goûter cet air pour les poumons, les voies aëriennes le leur préparent par les vapeurs animales qu'elles y mêlent, & les poumons femblent le digérer pour le refte du corps.

120. L'air attiré de l'athmofphère par l'infpiration (59), parcourant tous les détroits & tous les détours des narines, divifé, prefque tout réduit en furface, multiplie fes points de contact avec les furfaces multipliées du labyrinthe des narines, enlève une partie du mucus qui les enduit, fe charge des exhalaifons animales de ces parties; échauffé par leur mêlange & la chaleur animale, il fe raréfie d'abord d'environ une neuvième partie de fon volume; mais bientôt altéré, demi-fixé par ces vapeurs, il perd de fon volume, de fon élafticité, de fon énergie pour la végétation générale, fe prête à la végétation animale (84), prend quelque affinité avec elle. De même que les alimens macérés par la falive plaifent davantage à l'eftomac; l'air, ainfi préparé, devient plus agréable aux voies aëriennes; ainfi humecté, il les deffèche moins par fon paffage, & par le mêlange, l'union des vapeurs animales, il prend un caractère de plus en plus animal, un fyftême de végétation moyen entre celle de l'athmofphère & la végétation animale.

121. L'air a befoin de cette première préparation (120) pour être bien reçu dans les poumons; autrement, confervant trop de fa crudité, de fon hétérogénéité, il les molefte, les deffèche, les irrite plus ou moins : delà ce malaife de la refpiration après l'opération de la

D 4

bronchotomie , lorſqu'il faut que les poumons attirent directement l'air de l'athmoſphère par l'ouverture de la trachée , ſans qu'il ait été préparé par les narines. Quoiqu'on ait ſoin de le corriger par des vapeurs aqueuſes , en plaçant un linge , au travers duquel il faut qu'il paſſe ; il oblige cependant , par ſon hétérogénéité , les poumons à le rejetter par des expirations précipitées , juſqu'à ce qu'ils ſe ſoient accoutumés à ſa crudité. Dans l'enchifrenement des narines , lorſque nous ſommes contraints de reſpirer par la bouche , celle-ci étant moins propre que le nez à corriger l'air par ſes vapeurs animales , eſt deſſéchée par le paſſage de ce fluide ; les lèvres ſe hâlent , & la ſéchereſſe s'étend juſques dans la poitrine. Une reſpiration trop prompte & précipitée , renouvellant l'air trop promptement , fait qu'il ne peut pas être ſuffiſamment corrigé par les vapeurs animales , & nuit par ſa ſéchereſſe aux voies aëriennes dans la déclamation , lorſqu'on ſouffle des inſtrumens à vent, &c.

122. L'air inſpiré , irritant par ſon contact , ſa réaction topique , les voies aëriennes , les poumons , ranime par ſympathie tout le corps ; de même que l'odeur , la ſaveur , l'amas des alimens dans l'eſtomac , fortifient le corps , avant même qu'ils ayent été digérés. Hook ranimoit un chien , dont il avoit détruit la poitrine & les facultés reſpiratoires , en lui ſoufflant de nouvel air dans les poumons. Aſtruc ranimoit par le même moyen des chiens qu'il avoit abattus , en leur enlevant le cerveau , le cervelet & la moële allongée. Bien plus , les organes ſéparés du corps , reſſentent l'influence de l'air qui les frappe , & ce moyen ſuffit pour exciter , ranimer les palpitations du cœur arraché du corps.

123. Ce contact direct (122) de l'air athmosphérique avec les poumons, est même nécessaire au soutien de la vie : aussi le labyrinthe & les sinuosités des narines, le détroit de la glotte, le canal de la trachée-artère & des bronches, artistement fabriqués & enduits d'un mucus visqueux & tenace, divisent l'air inspiré, le réduisent presque tout en surface (120) ; de sorte qu'il est presque impossible que les corps étrangers entraînés par l'air, ne touchent quelque part les parois du passage, & n'y soient retenus par leur viscosité, & qu'il est très-rare que quelque corps étranger parvienne avec l'air jusqu'aux poumons. Pendant la déglutition, la glotte resserrée & recouverte par l'épiglotte, s'oppose à l'irruption des alimens, tant solides que fluides dans la trachée.

124. La trachée & la glotte, destinées à empêcher qu'il s'introduise avec l'air quelque corps étranger, jouissent d'un sens si exquis, pour distinguer ce qui n'est pas air, qu'elles ne peuvent même soutenir l'attouchement d'une seule goutte d'eau, qui les prive du contact immédiat de l'air dans un seul point de leur surface : elles en sont cruellement molestées, provoquent sympathiquement la toux, qui, par le torrent de l'air violemment expiré, entraîne au-dehors l'eau ou tout autre corps étranger, ou du moins brisant contre les parois de ces parties cette molécule d'eau, en enlève une partie, favorise la résorption du reste par les pores inhalans, & parvient ainsi à rétablir le contact direct de l'air avec les voies aëriennes.

125. Si le corps étranger bouche totalement le passage de l'air, ou que, remplissant les voies aëriennes, il les prive du contact direct de ce fluide vivifiant, comme il arrive quand on se

noye, lorfque le pus d'un abfcès, le fang, l'eau, &c. rempliffent les bronches ; la vie qui n'eft plus foutenue, animée par l'influence vivifiante de l'air, eft bientôt terminée. Les plantes terreftres périffent également fous l'eau.

126. Il n'y a que les poiffons de fang froid & les plantes aquatiques, à qui puiffe fuffire l'influence de l'air athmofphérique modifiée par les eaux, indirecte & communiquée par l'air demi-fixe de l'eau. Ils paroiffent même d'une conftitution à ne pouvoir foutenir long-tems la réaction directe de l'air athmofphérique, du moins fans le concours de l'eau, puifque quelques-uns font tués prefqu'auffi-tôt qu'on les en tire, par la réaction trop vive de l'air fur eux, contre laquelle ils ceffent d'être défendus par le moyen de l'eau : ils périffent tous plus ou moins promptement hors de cet élément.

127. Cette influence (126) de l'air atmofphérique, affoiblie par l'interpofition de l'eau, ne fuffit pas aux poiffons de fang chaud, ils font obligés de s'élever de tems en tems à la furface des eaux, pour refpirer directement l'air de l'athmofphère.

128. Les poiffons mêmes de fang froid paroiffent fouffrir de la néceffité où ils font de refpirer fous l'eau un air demi-fixé par des principes aqueux ; lorfque l'athmofphère, chargée d'exhalaifons, ayant perdu de fon énergie vivifiante (96), influe trop foiblement fur eux, par le moyen de l'air demi-fixe de l'eau : on les voit inquiets, s'agiter, venir bâiller à la furface de l'eau, & recevoir directement l'influence de l'atmofphère moins vivante. Ce befoin d'air pur fe feroit peut-être fentir plus vivement & plus fouvent, s'ils n'avoient des véficules remplies d'air, qui les

anime par fa réaction directe, & peut suppléer jusqu'à un certain point au défaut de l'air demi-fixe de l'eau.

129. Le poumon, privé (125) par l'interposi-tion d'un corps étranger (de l'eau, par exemple, quand on fe noye), du contact immédiat de l'air athmosphérique, ne peut tranfmettre fon in-fluence vivifiante au refte du corps, dont la vé-gétation particulière n'étant plus foutenue par ce ftimulus, languit, s'engourdit & s'interrompt; dès que l'efprit vital moins animé par l'air, mai-trifé par l'inertie des autres principes du corps, a perdu fon activité vitale.

130. Le corps tombé dans cet engourdiffe-ment (129), cette inertie mortelle, peut être rap-pellé à la vie, fi l'influence vivifiante de l'air lui eft rendue à tems, & par les organes convena-bles, pour ranimer la végétation animale. Mais fi, dès que celle-ci eft interrompue, l'eau par fa réaction fur le corps (220), en a trop altéré la conftitution, en a extrait quelques principes par fa force diffolvante, & commence à le pé-nétier, pour le diffoudre dans fa fubftance; fi l'air athmofphérique (184. & fuiv.), dont ce corps n'eft plus capable de modifier l'influence à fon avantage, a concouru à fa décompofition par le moyen de l'air aqueux, & a commencé de rappeller (185 & fuiv.), par fa réaction topi-que (116), les élémens de ce corps, qui ne vit plus de fa végétation particulière animale, à la végétation générale; alors fa conftitution eft per-vertie par la putréfaction, provoquée par l'air & la diffolution de l'eau; il a perdu fon aptitude à fa végétation particulière, & ne peut plus fe ra-nimer.

131. Les animaux de fang chaud, font ceux

qui fupportent moins ce défaut (129) d'air , même momentané , & qui fe noyent plutôt , & font plus difficiles à rappeller à la vie : étant plus fufceptibles de céder aux impreffions étrangères , leur phlogiftique fe prête trop facilement à la réaction de l'eau (130) qui diffout le corps , & à celle de l'air, qui y provoque la putréfaction , pour le faire végéter fous une nouvelle forme , dès qu'il ne jouit plus de la vie. animale.

132. Les animaux de fang froid , moins fenfibles aux impreffions étrangères , ont leur phlogiftique vivifiant plus embarraffé dans les autres élémens , qui , quoiqu'il ait ceffé de jouir de fon activité , de fon énergie pour la végétation animale , ne fe prête pas fi facilement à la réaction délétère de l'air & de l'eau , & qui, plus enchaîné dans la tiffure du corps par l'inertie des autres principes , ne s'anime pas fitôt ni fi facilement pour leur féparation : auffi a-t-on plus de peine à les noyer, & même ils peuvent être rappellés à la vie affez long-tems après avoir été fubmergés ; aulieu que les animaux de fang chaud ne le peuvent quelques minutes après.

133. D'ailleurs les animaux de fang chaud confommant plus promptement (146. 147. 167) la quantité d'air demi-fixe dont leur corps eft pourvu, & ne pouvant la réparer fous l'eau, cette conftitution aërienne de leur fang , d'où dépend leur aptitude à la végétation animale , eft bientôt anéantie par le progrès de la vie : ceux de fang froid , au contraire, confommant plus lentement cet air demi-fixe , confervent plus longtems cette conftitution aërienne de leurs humeurs, & de l'aptitude à la végétation animale ; ils font donc plus faciles à rappeller à la vie , même après avoir demeuré plus long-tems fous l'eau.

134. L'air doit avoir une certaine confiſtance pour frapper vivement les poumons, & animer le corps par cette percuſſion. Ayant perdu par ſon extrême raréfaction la plus grande partie de ſon énergie végétative dans le vuide de la machine pneumatique, il ne peut y ſoutenir la vie animale. Les animaux de ſang chaud qui ont plus beſoin de ſon influence vivifiante (133), s'apperçoivent les premiers de ce défaut, languiſſent & périſſent dans cet air raréfié : les animaux de ſang froid, qui en ont moins beſoin, ſupportent une plus grande raréfaction ; il y a même quelques inſectes, tels que les limaçons, les écréviſſes, &c. qu'on ne peut tuer, quelque vuide qu'on faſſe, quoiqu'ils ſoient prodigieuſement gonflés par la raréfaction de l'air demi-fixe, contenu dans leurs humeurs.

135. Les animaux, ainſi (134) privés d'air, en ſentent vivement le beſoin : on les voit inquiets, s'agiter, bâiller, faire de grandes inſpirations, entrer en convulſion, languir, tomber en ſyncope & périr. Si on leur rend à tems de nouvel air, ils ouvrent la bouche, bâillent, paroiſſent ſavourer ce fluide vivifiant, ſe raniment & recouvrent leurs forces par degrés.

136. Les animaux de ſang froid, qui ont exigé un plus grand vuide pour être abattus, ſe raniment plus difficilement que ceux de ſang chaud : à raiſon du plus grand vuide qu'ils ont ſoutenu, l'air intérieur demi-fixe s'étant plus raréfié, a briſé davantage la tiſſure de leurs fluides & de leurs ſolides, & s'eſt échappé en plus grande quantité du corps, qui, par cette délacération & le défaut de ſon air intérieur demi-fixe, a plus perdu (143) de ſon aptitude à la végétation animale.

137. Dans les animaux de ſang chaud, qui

fuccombent plutôt à la moindre raréfaction de l'air extérieur, l'air intérieur demi-fixe n'a pu fe raréfier ni détruire la tiffure du corps, & diminuer autant par fon évafion la proportion. d'air demi-fixe, qui doit être mêlée aux humeurs, pour qu'elles confervent leur aptitude à la végétation animale; ils font par conféquent plus fufceptibles de fe ranimer, que ceux de fang froid.

138. La température de l'air doit être moyenne, & plutôt fraîche que chaude : trop froid pénétrant, & foulevant trop facilement les vapeurs des voies aëriennes, il attaque trop à nud le poumon, l'irrite violemment, provoque la confriction fpafmodique de la membrane qui revêt les voes aëriennes; empêche leur tranfpiration, & caufe par cette fuppreffion, des rhumes, des fluxions de poitrine, des pleuréfies, des péripneumonies, des accès d'afthme ordinairement convulfif; condenfé, trop pefant, il fatigue les poumons, & raréfié par la chaleur animale, il gêne l'expiration : n'ayant que peu d'activité, il n'anime pas affez la végétation animale.

139. Trop échauffé, il a trop d'influence fur le corps (114), il en tyrannife la végétation particulière, précipite l'animalifation des humeurs, les corrompt par excès d'animaléité pour fe les approprier : trop raréfié, il ne pèfe pas affez fur les poumons pour aider l'infpiration. C'eft en vain que le corps l'attire plus vivement par une infpiration précipitée, afin de fuppléer, par fon impétuofité, à ce qui lui manque du côté de la pefanteur; que par une expiration également accélérée, il fe preffe de le rejetter, pour qu'il n'ait pas le tems de réagir trop fur lui : fa trop vive influence nous molefte; loin d'aider la végétation animale, la gêne, & tend à y fubftituer

la végétation générale délétère : delà ces foibleffes que nous éprouvons dans un air trop échauffé,
& qui ceffent dès qu'on nous a tranfporté dans
un air frais, qui aide mieux notre refpiration par
fa pefanteur, ne réagit pas avec tant de violence
fur nous, permet que nous le retenions plus long-
tems dans nos poumons, & ranime notre végétation particulière.

140. L'air d'ailleurs, en même tems qu'il nous
anime, doit nous apporter quelque rafraîchiffe-
ment, délayer & enlever du poumon les vapeurs
excrémentitielles qui le moleftent par leur corruption, leur acrimonie, & l'échauffent par leur
putrefcence. Suivant Hales, le corps s'échauffe
en moins d'une minute, de deux degrès au ther-
momètre de Fahrenheit, fi l'on retient fon haleine. Un air frais eft donc utile pour nous rafraîchir ; étant plus pefant, il fe charge mieux des
vapeurs animales, les enlève, en débarraffe le
poumon. Auffi le befoin d'un tel air fe fait-il
fentir plus vivement dans les fièvres ardentes, &
eft auffi violent que la foif.

141. L'air doit être pur, ou du moins très-
peu chargé de principes étrangers : fans cela,
embarraffé par eux, il ne réagiroit pas affez vivement fur nous (95); il nous animeroit moins,
& même, fi fes miafmes étoient fufceptibles d'e-
xercer contre nous quelque réaction délétère, il
pouroit nous nuire. Les vapeurs méphitiques fuf-
foquent dans l'inftant ceux qui ont eu le malheur
de les infpirer ; le mauvais air des hôpitaux nous
caufe des foibleffes, des fyncopes, nous difpofe
aux fièvres malignes, &c.

142. Le plus fouvent les voies aëriennes, la
glotte fur-tout, reconnoiffant ces pernicieufes
(141) qualités de l'air corrompu, provoquent fym-

pathiquement la toux : les poumons rejettent ce mauvais air par une expiration subite, & par leur contraction spasmodique, nous suffoquent plutôt que d'inspirer un air qui leur répugne ; de même que le ventricule rejette par le vomissement, ce qui le révolte, & que le pharinx se resserre, refuse d'avaler ce qui déplait violemment à l'organe du goût.

143. Les voies aëriennes & les vapeurs animales, par leur réaction vivante sur l'air, en provoquent sans doute, animent (264. & suiv.) la réaction, l'influence sur les poumons; de même que les médicamens, les poisons appliqués à l'extérieur du corps, n'agissent sensiblement sur lui qu'autant, à peu-près, qu'ils sont mis en action par le principe de vie animale. C'est sans doute pour cela que, dans un air frais, nous inspirons plus lentement, afin que les vapeurs animales aient plus de tems pour solliciter, exalter par leur réaction, l'influence vivifiante de l'air, qui, d'elle-même, seroit foible sans cela : dans un air trop chaud, trop actif à proportion, la respiration est précipitée (139), pour que ces vapeurs animent moins par leur réaction, l'influence de cet air sur le corps qui n'est dejà que trop forte par elle-même.

CHAPITRE V.

Comment l'air transmet jusqu'à l'intérieur du corps son influence vivifiante, & va la communiquer à chaque partie : altérations qu'il éprouve dans le corps vivant, & qui nécessitent la respiration.

144. L'AIR, parvenu dans les vésicules pulmonaires, de plus en plus corrigé, modifié par le mélange

mêlange des vapeurs animales, perd en partie son élasticité, ses propriétés aëriennes : demi-fixé, comme diffous dans ces vapeurs, incorporé avec elles, difposé à la végétation animale, & devenu ainfi plus analogue à la nature humaine, il eft en partie abforbé par les pores inhalans des poumons.

145. Cet air demi-fixe (144) introduit dans le fang, en anime la fermentation animale, le vivifie, & diftribué avec lui par la circulation, à toutes les parties du corps, il concourt avec le fluide nerveux, pour les exciter à leurs fonctions organiques : lui feul, introduit par le canal thorachique, fuffifoit dans les expériences de Wepfer, pour ranimer les palpitations du cœur, rétablir la circulation, & réveiller la vie languiffante. Galien a reconnu cette conftitution aërienne du fang.

146. Cet air (144) affimilé à nos humeurs, en même tems qu'il les vivifie, en fubit toutes les révolutions, s'animalife avec elles, s'y incorpore, y eft abfolument fixé, quitte toutes fes propriétés aëriennes, fon aptitude à la végétation générale, pour fe livrer entièrement à celle qui eft propre à l'individu, dont il devient principe conftitutif. A raifon des propriétés aëriennes qui lui reftent encore, il paroît plus abondant dans le fang (93), moins dans les humeurs plus animalifées & récrémentitielles, plus rare encore dans celles qui ont fubi le dernier degré d'animaleité convenable à la nature humaine, comme la lymphe & le blanc d'œuf; enfin il difparoît des folides dans lefquels il eft abfolument fixé & totalement dépouillé de fes propriétés aëriennes. Fernel (a) avoit entrevu que l'air fe confumoit

____

(a) Phifiol. Liv. IV. cap. 3.

E

pour la nourriture du corps, pour entretenir la vie, de même que pour l'entretien de la flamme.

147. Mais l'air, en quittant ainsi (146) ses propriétés aëriennes par sa fixation, pour s'affimiler à notre conftitution, perd fes qualités vivifiantes qu'il tenoit de fon aptitude à la végétation générale : il ne fait plus que participer à la végétation animale, qui n'étant plus excitée par ce ftimulus de la végétation générale, languiroit, fi le poumon ne renouvelloit cet air demi-fixe à mefure qu'il fe confume, & ne tenoit toujours le corps bien pourvu de ce principe vivifiant.

148. La circulation du fang fert à renouveller dans chaque partie, cet air demi-fixe (144), qui fe confume (146. 147), & perd fes facultés vivifiantes par fon abfolue fixité. La ligature des artères empêchant ce renouvellement du fang & de l'air animalifé dans quelque partie, la prive de l'influence néceffaire de la végétation générale. Cette partie languit, fe refroidit bientôt, s'engourdit, perd fon fentiment, devient incapable de remplir fes fonctions organiques, eft paralyfée, comme on le voit arriver au bras, après l'opération de l'anévrifme, & même la gangrene s'empare quelquefois du membre privé de la circulation du fang, fi les artères collatérales ne fuffifent bientôt pour renouveller le fang dans cette partie, & que l'air extérieur ait affez de prife fur elle, pour y fubftituer la végétation générale deftructive à la vie particulière qui ne s'y foutient plus.

149. En effet, s'il eft néceffaire que le fyftème fanguifére, avec les agens de la digeftion, prépare d'abord l'aliment & les efprits vitaux aux autres parties du corps ; il ne l'eft pas moins qu'il leur prépare auffi l'air demi-fixe, que les poumons

lui fourniffent abondamment. Chaque partie étant par elle-même incapable de fe l'approprier convenablement, il feroit à craindre pour elle, que fans cette préparation préliminaire, l'air crud (62. 63. 116. 117) l'attaquant avec toute fon énergie pour la végétation générale, la détruifit, loin de l'animer, en y fubftituant la putréfaction à la végétation animale.

150. C'eft (149) du moins ce qu'il opére fur les membres engourdis par le froid; lorfqu'on emploie d'abord en topique tout ce qui peut augmenter l'énergie, fortifier la réaction de cet air extérieur contre ces parties, comme la chaleur, les bains tiédes, &c. La végétation générale de l'air extérieur étant exaltée par ces moyens, il réagit avec plus de violence fur la partie engourdie. L'eau l'attendrit, la mine par fa force diffolvante, en facilite la décompofition à l'air extérieur, qui n'étant plus modifié de manière à la vivifier, ne peut que la détruire par fa végétation générale, la gangrener, & y exciter la putréfaction.

151. Un traitement mieux entendu, & qui a d'heureux fuccès toutes les fois que la partie gelée eft encore fufceptible de reprendre fon activité vitale, confifte au contraire à brider la végétation générale deftructive de l'air aux environs de cette partie, par le froid artificiel, la glace, la neige, l'eau, les liqueurs froides, &c. appliqués en topique, tandis qu'animant par des cordiaux l'influx des efprits, on les emploie à ranimer cette partie par leur irradiation, & qu'en fortifiant la circulation, on lui aide à renouveller dans cette partie, le fang & l'air vivifiant demi-fixe utilement préparé.

152. Par le concours de cet air (151) & des

efprits, la partie engourdie fe ranime peu-à-peu, fur-tout fi on a foin de diminuer par degrés le froid extérieur qu'on a produit autour d'elle, en fubf-tituant l'eau froide à la glace ou la neige, dont on l'avoit d'abord chargée, de diminuer enfuite par degrés la froideur de l'eau, & de lui fubf-tituer ou mêler quelque liqueur fpiritueufe. Dès que la vie commence à fe rétablir dans cette par-tie, il faut l'y foutenir, la confirmer par des ftimulans potentiels : l'eau de vie, les liqueurs fpiri-tueufes, le vin, les cataplafmes ftimulans échauf-fans ; y faire de légères frictions, pour aider la circulation du fang, & réveiller l'activité orga-nique des folides ; on peut enfin réchauffer par degrés cette partie : moyens qui concourent alors utilement à la ranimer fans aucun rifque, que la réaction de l'air extérieur, auquel elle eft en état de réfifter par fa vie particulière, puiffe défor-mais lui nuire.

153. En réchauffant trop promptement les ani-maux engourdis par le froid, on les tue pareil-lement (150) par la trop forte réaction de l'air extérieur qu'on provoque contre eux, qu'ils ne font point en état de modifier à leur avantage, par leur réaction vitale, & qui excite chez eux la putréfaction, aulieu d'y ranimer la végétation animale.

154. Au contraire, fi la chaleur artificielle n'augmente que par degrés infenfibles la réac-tion de l'air fur ces animaux engourdis par le froid, alors leur phlogiftique vivifiant excité de plus en plus vivement, reprend infenfiblement fon activité vitale, furmonte l'inertie des autres élémens, ranime la végétation animale, rétablit enfin la vie de l'animal, qui, par fa réaction,

devient peu-à-peu capable de mieux modifier à son avantage l'influence de l'air de plus en plus vive, & se ranime par une chaleur graduée, qui l'eut tué par son application subite.

155. L'air contenu dans les vésicules & les canaux bronchiques étant (144) absorbé peu-à-peu, le reste surchargé de vapeurs excrémentitielles, de plus en plus fixé par elles, perd son élasticité, son caractère aërien vivifiant, ne peut plus servir à ranimer les poumons par son contact, & soutenir la végétation animale par sa résorption.

156. Nous consumons ainsi (155), suivant Hales, environ la treizième partie de l'air inspiré, c'est-à dire, que cette treizième partie ayant perdu son élasticité, son apparence aërienne disparoît; soit qu'après avoir été fixée, elle ait été absorbée en partie dans le corps; soit qu'elle demeure fixée & dissoute dans les exhalaisons animales; soit enfin que toute la quantité d'air inspiré, ayant été plus ou moins altérée, fixée, ait diminué de volume. Quoi qu'il en soit, le même air, en supposant qu'il pût se dépurer, ne pourroit servir au plus qu'à treize respirations. Nous consommons par heure de cette manière, environ cent grains ou cent cinquante pouces cubes d'air, suivant le même Auteur.

157. L'air, ainsi altéré (155), trop fixé, non seulement devient incapable d'animer la vie animale, & de transmettre aux poumons l'influence vivifiante de l'athmosphére; mais encore participant (90. 91. 197) à la corruption des vapeurs excrémentitielles de la transpiration pulmonaire, dont il s'est chargé, échauffé par leur effervescence, il molelte les poumons par son hétérogénéité; leur devient à charge & même insupportable à la longue.

E 3

158. Les poumons s'en débarraffent bientôt par l'expiration, & attirant de nouvel air par l'infpiration fuivante, délayent le peu de cet air corrompu, qui refte encore dans leurs cavités. Ce nouvel air ranime les poumons par fa percuf-fion, & leur fournit le principe vivifiant aërien, qu'ils doivent introduire continuellement dans le fang.

159. Cet air excrémentitieux (157) que nous expirons, doit être expulfé, délayé dans un grand volume d'air pur, afin qu'il en altére infiniment peu la conftitution, & permette l'abord de cet air pur aux poumons. Si l'endroit où nous ref-pirons eft petit, & n'a pas de communication affez libre avec l'air athmofphérique du dehors, pour que l'air s'y renouvelle fuffifamment ; les va-peurs de l'expiration n'étant pas affez délayées, altérent la conftitution de cet air enfermé, le corrompent tellement, qu'après quelques refpi-rations, ayant perdu en partie fes propriétés aëriennes, il eft bien moins propre à nous animer.

160. Bien plus, à raifon des principes excré-mentitieux dont il eft furchargé, & qui tendent à la putréfaction, cet air (159) éprouve une fermentation, qui l'échauffe, le putréfie, le rend nuifible, dangereux à refpirer, principalement fi cet air enfermé fe charge de la tranfpiration de plufieurs perfonnes malades, mal faines & mal propres, comme il arrive dans les hôpi-taux, les prifons, les vaiffeaux, &c.

161. Cet air empefté, pénétrant dans les pou-mons par l'infpiration, les infecte, échauffe, loin de rafraîchir ; incapable de nous commu-niquer l'influence vivifiante de l'athmofphère, il ne foutient plus la végétation animale. De-là les défaillances, les maux de cœur, qu'éprouvent

ceux qui ne font pas accoutumés à refpirer ce mauvais air.

162. Ces miafmes (161), abforbés dans le corps, particuliérement ennemis du principe vital, le débilitent finguliérement par leur réaction délétère, qui tend à fubftituer la putréfaction (90) à la fermentation animale : ils échauffent tout le corps, produifent des fièvres peftilentielles malignes, dans lefquelles le corps même vivant paroît fe putréfier plus ou moins ; caufent par leur contact meurtrier la gangrene des playes, comme on l'obferve dans les hôpitaux, &c.

163. Des hommes fains, obligés de refter dans une athmofphére auffi corrompue, éprouvent du mal-aife. Bientôt le befoin d'air plus urgent que celui des alimens ou de la boiffon, les irrite au point, qu'on en a vu fe battre en défefpérés, difputer violemment à qui humeroit le premier l'air frais qui leur venoit par une lucarne. Suivant Pluche, les plantes même dirigent dans les ferres la pouffe de leurs feuilles vers les foupiraux, qui leur tranfmettent de nouvel air.

164. Pour peu que ce nouvel air tarde à venir, les hommes, ainfi que tous les autres animaux, entrent en convulfions, tombent en fincope, & périffent promptement : ils bâillent au contraire, favourent, attirent avidement l'air pur, dès qu'ils peuvent s'en procurer ; s'empreffent de le renouveller dans leurs poumons par des refpirations précipitées, & de fe débarraffer des miafmes méphitiques qui les moleftent.

165. La refpiration fert à renouveller dans les poumons l'air (156) qui s'y eft confumé ou corrompu, & qui eft expulfé en grande partie par l'expiration, pour faire place au nouvel air que

l'infpiration attire de l'athmofphère. Tous les animaux & les végétaux éprouvent ce befoin d'air renouvellé. Les poiffons mêmes le reffentent fous l'eau, & après l'expiration de l'air corrompu, ils fçavent extraire, attirer par l'infpiration de l'eau, qui fe brife violemment contre les tubercules de leurs trachées refferrées, l'air demi-fixe qu'elle contient, fuivant les remarques de Monfieur Gouan.

166. Cette néceffité de renouveller l'air des poumons par la refpiration, eft d'autant plus urgente, & revient d'autant plus fréquemment; que l'homme ou l'animal plus vifs confument plutôt en le fixant, l'air qu'ils ont abforbé & dont leur fang eft chargé, & corrompent par des exhalaifons excrémentitielles plus abondantes, celui qui remplit les voies aëriennes. Ce befoin prefque continuel d'air nouveau, nous rend incapables de retenir long-tems notre refpiration : plus on confume d'air, plus on en corrompt dans un tems donné ; moins de tems on peut retenir fon haleine.

167. Les animaux de fang chaud refpirent plus fouvent que ceux de fang froid : l'homme plus fréquemment que la femme, à-moins que celle-ci, ne pouvant, à caufe de fa groffeffe, faire de grandes infpirations, foit forcée d'y fuppléer par de plus fréquentes refpirations. L'homme peut à peine retenir fon haleine pendant une minute, & la tortue dans les pays chauds, n'a befoin de refpirer, que toutes les fept ou huit minutes. Les poiffons cétacés ne peuvent retenir leur haleine plus de fix minutes, &c.

168. Les perfonnes bilieufes, d'un tempéramment chaud, qui confument plus d'alimens & plus d'air, ont befoin de refpirer plus fréquem-

ment. Les phlegmatiques, les perfonnes languiffantes, mettent de plus longs intervalles entre
chaque refpiration. Cette néceffité de refpirer,
diminue à proportion que la vie s'engourdit ;
enforte que dans les fincopes, la refpiration devient extrêmement rare, petite, allongée. Sauvages a vu un homme & fa femme, mourans
de vieilleffe, fuccombant à l'inertie de la matière terreftre, refpirer par degrés, fi lentement
& fi foiblement, qu'on doutoit de leur vie dans
leurs derniers momens.

169. Les enfans, dont les humeurs plus dou-
ces infectent l'air de miafmes moins putrides,
& le corrompent plus lentement, n'ont pas befoin de le renouveller fi fouvent, & demeurent
plus long-tems dans cet air renfermé. Les jeunes animaux foutiennent mieux le vuide que les
vieux, dont les humeurs fourniffent des miafmes qui corrompent davantage & plutôt le peu
d'air qui leur refte, & dont le corps plus terreftre
eft plus difficile à vivifier, au fluide nerveux,
fans l'influence vivifiante de l'air, qui doit l'animer. Les vieillards devenus moins vivans, confumant moins d'air, le corrompant moins par
leur peu de tranfpiration, ont moins befoin de
le renouveller, & refpirent plus lentement que
les adultes.

170. On peu s'habituer par degrés, au peu
d'influence vivifiante d'un air chargé de vapeurs
animales, & s'en contenter ; le poumon s'accou-
tume pareillement à fon acrimoine, eft moins
léfé par fon contact. Alors un air corrompu vraiment excrémentitiel, pourra fervir encore quelque tems à nous animer, fans être renouvellé.
mais dépouillé de plus en plus de fes facultés
vivifiantes, par les vapeurs animales qui conti-

nuent de s'y mêler, il faudra toujours tôt ou tard le renouveller par la respiration.

171. Les plongeurs s'habituent à passer sous l'eau jusqu'à deux minutes sans respirer. Un rat, soumis plusieurs fois par Boyle aux expériences de la machine pneumatique, souffroit par la suite avec moins de mal-aise & plus long-tems un plus grand vuide. Les phthisiques sans poumons, sans presqu'aucune respiration, vivent, ou plutôt languissent, pour ainsi dire, avec le seul contact de l'air dans leurs bronches. Les asthmatiques respirent pareillement très-lentement. Dans l'apoplexie, la respiration stertoreuse est très-lente, dure quelquefois pendant 40 pulsations de l'artère, suivant Whith, tandis que dans l'état de santé, il n'y a jamais plus de six pulsations, pour une respiration : sans doute qu'alors les poumons moins sensibles, font moins susceptibles d'être molestés par l'acrimonie de l'air corrompu. Haller a connu un joueur de flûte, qui ne faisoit qu'une seule respiration, dans 16 secondes, pendant 20 pulsations du pouls.

CHAPITRE VI.

Pourquoi le fœtus, qui vit dans le ventre de sa mere sans respirer, ne le peut après sa naissance.

172. LE fœtus contenu dans le ventre de sa mere, attire de la matrice du sang, des humeurs encore crues, (872) gélatineuses, muqueuses, laiteuses; par conséquent remplies (146) de cet air demi-fixe que la mère (144) a absorbé par ses poumons. Cet air déjà préparé par la mère

à la végétation animale , modifié par les humeurs auxquelles il est combiné , vivifie le fœtus ,
à qui il est continuellement apporté du placenta ,
par la veine ombilicale , & distribué ensuite par
la circulation dans toutes les parties du corps.

173. L'enfant qui , dans la matrice , ne jouit
presque pas de la vie animale , & ne fait que végéter , peut subsister , avec une aussi foible & aussi
indirecte influence de l'air athmosphérique. Une
fois qu'il est venu au monde , il lui faut une plus
vive & une plus directe influence de la végétation générale , pour le soutenir , l'exciter à la vie
animale , qui est beaucoup plus active & plus
variée que la végétale , exerce plus d'organes ,
ceux du mouvement & du sentiment sur-tout ,
dont le fœtus usoit à peine. Devant avoir au
moyen des organes des sens & du mouvement
plus de correspondance avec l'Univers ; il doit
participer davantage à cette vie commune , dont
l'air est le principal mobile , le médiateur entre
tous les êtres , à raison du feu pur élémentaire
dont il est chargé.

174. Pour me servir des expressions de Para-
celse , je dirois volontiers , qu'ainsi que le fluide
nerveux , qui entretient une correspondance de
sentimens & de mouvemens vitaux dans le
corps animal (qu'il appelle le *petit monde*) , doit
y maintenir par son influx une vie commune ,
quoique modifiée différemment dans les différentes parties , qui cessent de vivre dès qu'elles sont
privées de cet influx : de même l'air , au travers
duquel tous les mixtes réagissent les uns sur les
autres , communiquent avec nous , & nous causent différentes sensations & affections ; anime
tout l'Univers (ou le *grand monde*) d'une vie
commune , dont la nôtre n'est qu'une modifi-

cation particulière , qui a besoin d'être continuellement stimulée par l'influence de la vie générale ,
sans laquelle elle ne peut se maintenir , de même
que chaque partie du corps , vivante & sensible ,
ne peut se conserver telle , sans sa participation
à la vie commune du corps , & qu'elle périt promptement quand elle en est privée par sa séparation.

175. D'ailleurs , les enveloppes de l'enfant
(8 8) se détachant de la matrice vers la fin
de la grossesse ; il cesse insensiblement d'entretenir aucun commerce , n'a plus de circulation
d'humeurs commune avec elle , ne peut plus en
recevoir de nouvel air demi - fixe , consume ,
avec le tems , celui qu'il contient. Ce besoin
d'air est peut-être ce qui porte quelquefois l'enfant à s'agiter , pour hâter sa sortie de l'utérus.
C'est du moins ce qui paroît porter le poulet à
rompre sa prison avec son bec , dès que l'air
demi-fixe du jaune d'œuf est insuffisant pour soutenir une vie aussi variée , aussi parfaite que celle
dont il est devenu susceptible , par le développement de ses organes.

176. Ce besoin d'air (175) se fait sentir encore
plus vivement après l'accouchement ; lorsque l'enfant nouveau - né séparé de son placenta par la
section du cordon ombilical , n'a plus la facilité
d'en attirer l'air demi-fixe qu'il peut contenir ,
& d'y rejetter ses humeurs excrémentitielles.

177. A raison de cette admirable (707 & suiv.)
harmonie vitale préétablie entre toutes les parties du corps , qui les fait sympathiser , consen-
tir à ses affections , en proportion de l'utilité
dont elles peuvent être relativement à ces affections ; ce besoin d'air se fait sentir plus vivement
dans les voies aériennes , de même que la faim ,
la soif sévissent dans les voies alimentaires. Les

poumons entrent en érection, font ouvrir la bouche, bâiller, dilater le thorax, inspirer; surtout, si l'air abordant librement chatouille par son contact direct le nez, les lèvres, la bouche ouverte, la glotte, & par la sensation agréable de son stimulus vivifiant, invite les voies aëriennes à l'admettre dans leur intérieur, & le transmettre aux poumons, qui le savourent d'avance par leur moyen.

178. Ces organes (177) qui ressentent si vivement le besoin d'air, font si au fait de leurs fonctions organiques, sans les avoir encore exercées, qu'on les voit s'y préparer, les remplir autant qu'il dépend d'eux, quoiqu'ils ne puissent y être excités, aidés par le concours, l'influence vivifiante de l'air. Des chiens encore renfermés dans leurs enveloppes, ou plongés dans l'eau avant d'avoir respiré, ouvrent la bouche, bâillent, s'agitent, paroissent rechercher, par l'inspiration, ce bien inconnu qui leur manque, & l'attirent avidement dès qu'ils éprouvent les premières sensations de son approche, & qu'on les met en liberté dans l'air athmosphérique.

179. Plus l'enfant nouveau-né est vigoureux, plutôt il consume (166) l'air intérieur de son corps; plutôt par conséquent il a besoin de le renouveller, par la respiration. S'il est languissant, consumant plus lentement la portion d'air que sa mère lui a fourni; il sera nécessité plus tard à respirer. M de Buffon a observé que les petits chiens nouvellement nés, pouvoient rester assez long-tems sous l'eau sans respirer. Des enfans, fruits d'un amour clandestin, & dont les mères criminelles avoient voulu cacher la naissance, ont été pareillement plusieurs heures sans respirer.

180. Mais il faut abfolument en venir toujours là, une fois que l'air, dont la mère avoit pourvu l'enfant, eft confumé. Les petits chiens nouveaux-nés, qui remplis de cet air maternel, demeurent tranquilles fous l'eau, ou dans leurs enveloppes, fans en être incommodés, même pendant toute une journée, reffentent à la fin ce befoin, bâillent, s'agitent, tombent en convulfions & périffent bientôt par ce défaut d'air. Le poulet, qui fans doute a trouvé dans le jaune & le blanc d'œuf, tout l'air demi-fixe qu'il devoit confommer pour fon développement, une fois parvenu à ce terme de maturité, reffent auffi ce befoin d'air & meurt, s'il n'a pas la force de rompre fa prifon, avec fon bec, ou qu'on l'ait mis fous l'eau.

181. M. le Cat avoit déjà reconnu que la mère tranfmettoit avec fon fang cette influence vivifiante de l'air au fétus. « Tant qu'il eft dans le » ventre de fa mere, dit-il (a), celle-ci refpire » pour tous les deux ; elle donne au fang, qui » leur eft commun, les deux qualités, qui dé- » pendent de cette fonction- Dès qu'elle ceffe de » partager avec lui ce fang apprêté par la ref- » piration, il faut qu'il meure, ou qu'il refpire. » Supprimez-vous en lui cette fonction, par une » ligature faite à la trachée-artère, il meurt fur » le champ, avec tout ce magnifique appareil de » vaiffeaux, à l'aide duquel on prétend qu'il fe » paffoit un moment auparavant de refpirer ».

182. Dès la première refpiration, le poumon, excité par le contact de l'air athmofphérique, ranime tout le corps par fympathie, en redouble

---

(a) Traité du Mouvement mufculaire.

l'activité vitale, facilite la circulation du fang dans fes vaiffeaux : bientôt l'air demi-fixe, qui pénètre les poumons, parvient à ce fluide (144), en anime la fermentation vitale. La fréquence du pouls augmente avec la refpiration, tout le corps s'échauffe, devient plus vigoureux, & réfifte mieux au froid.

183. Le fang impregné de nouvel air, reprend fon énergie pour la fermentation vitale, & peut la conferver enfuite quelque tems, fans le concours de la refpiration ; puifque Senac a vu de jeunes animaux furvivre vingt-quatre heures à une ligature de la trachée, qui les privoit de l'air athmofphérique, & que, fuivant Bohnius, on a déterré encore vivant, un enfant qu'on avoit enterré quelques heures auparavant, après qu'il eut refpiré. L'enfant peut donc vivre encore quelque tems fans ce contact, cette percuffion méchanique de l'air athmofphérique renouvellé par la refpiration : & c'eft fans doute ce qui fait que les jeunes animaux fupportent mieux le vuide que les adultes. Mais bientôt il s'habitue fi bien à ce renouvellement d'air, par la refpiration, qu'il ne peut plus s'en paffer quelque tems, fans courir rifque de périr.

CHAPITRE VII.

Comment l'air qui nous anime pendant la vie, nous détruit après la mort, par la putréfaction qu'il excite.

184. L E corps ayant perdu (748. 666 & fuiv.) fon aptitude à la vie, ceffant d'attirer l'air par la refpiration, & d'en modifier l'influence à fon

avantage, par la réaction d'organes convenables; laisse chacune de ces parties, qui ont cessé de faire un tout vivant, exposées aux attaques délétères de ce fluide, qui travaille toujours à les décomposer, & contre lequel elles ne peuvent plus exercer qu'une réaction chymique, différente dans chaque partie, & relative à sa différente constitution. Chaque (253 & suiv.) partie cessant d'être soutenue par la conspiration vitale de toutes les autres, d'être animée d'une vie commune, ne jouissant même plus de celle qui lui est particulière, ne peut modifier l'énergie végétative de l'air athmosphérique à son avantage, ni l'approprier par sa réaction à la végétation animale, dont elle n'est plus elle-même susceptible, & que par conséquent elle ne peut communiquer : elle ne peut donc plus se défendre contre l'influence délétère, que l'air exerce sur tous les mixtes.

185. L'air qui continue d'influer sur tout le corps, le pénètre plus ou moins par ses pores, & n'étant nulle part maîtrisé par la vie animale qui a cessé, il ne peut qu'exercer avec beaucoup d'énergie (116) sa force dissolvante délétère sur lui : il travaille vivement à le décomposer, pour s'en approprier les débris, & les disposer à la végétation générale ; il y excite pour cela la putréfaction.

186. Toutes choses égales d'ailleurs, l'air intérieur du corps (145), qui n'est pas encore parfaitement fixé, & qui conserve plus de correspondance avec l'air athmosphérique du dehors, se prête (90) plus vivement à l'influence végétative de l'athmosphère, qui tend à lui rendre ses propriétés aériennes que la vie animale a cessé d'enchaîner : il cause par sa réaction la

corruption

corruption des humeurs, & la deſtruction des
ſolides qui l'environent. Au contraire, l'air parfaitement fixe, & devenu principe conſtituant
des parties du corps, reprend plus difficilement
ſes propriétés aëriennes, dont il a été entièrement dépouillé.

187. Auſſi le ſang, qui contient (93) le plus
de cet air peu fixé, peu dépouillé de ſes propriétés aëriennes, eſt une des premieres humeurs
du corps qui ſe corrompe; l'air s'en dégage
manifeſtement dans les vaiſleaux, & s'y montre
ſous la forme de bulles. Si la bile paroît ſe corrompre plutôt, il faut l'attribuer à ſa nature plus
alkaline, qui la diſpoſe davantage à la putréfaction, & à ce qu'elle contient, elle-même,
beaucoup de cet air peu fixé, comme humeur
récrémentitielle, peu animaliſée. La lymphe,
qui contient beaucoup moins de cet air demi-
fixe, ſe corrompt plus lentement, & les ſolides
dans la tiſſure deſquels cet air eſt entièrement
fixé, ſont les derniers à s'altérer par la putrefaction.

188. Une fois cependant que l'air a fait dominer dans le corps ſon énergie délétere, il influe
ſur toutes les parties d'une manière plus ou moins
ſenſible, ſuivant leur diſpoſition à céder à ſa
réaction, à ſe prêter à la végétation générale. Par
le moyen de l'air demi-fixe, il communique
(214. 220) au phlogiſtique animal qui ne jouit
plus de ſon aptitude à la vie animale, ſon énergie
délétère; le force par ſon influence, de ſe prêter à la végétation générale, & en l'y faiſant
participer, lui fait miner la conſtitution des ſolides & des fluides animaux, les diſſoudre, en
détruire l'aggrégation, pour les ramener à l'etat
élémentaire, s'y réduire lui-même, retomber avec
les autres élémens du corps, ainſi ſéparés; dans

F

le fein de la nature (62.63), & revenir participer à la végétation générale, dès que le mixte animal, dans lequel ils étoient combinés, ne peut plus jouir de celle qui lui étoit particulière.

189. Ce phlogiſtique animal, ainſi dirigé par l'air athmoſphérique, travaille à décompoſer ce corps, dont il maintenoit auparavant l'aggrégation; il en repouſſe les autres élémens, les raréfie, ſe délivre de la gêne qu'ils lui avoient fait éprouver par leur inertie, leur attraction & condenſation mutuelles (672. 673), au dernier moment de la vie, dès qu'il n'avoit pû les animer à cauſe de la foibleſſe, du défaut de ſon activité vitale. La tiſſure des ſolides ſe relâche par la force répulſive & diſgrégative de l'air, qui reprend ſes propriétés aëriennes, & du phlogiſtique animal qui tend à ſe ſéparer du corps en le décompoſant.

190. Les chairs s'attendriſſent, à proportion que l'air & le phlogiſtique principes, ceſſent d'en lier les parties conſtitutives, ou du moins les uniſſent plus foiblement, & ſe prêtant enfin par-tout à la réaction deſtructive de l'air extérieur, travaillent à les déſunir par le progrès de la putréfaction. Le ſang qui s'étoit coagulé au premier inſtant de la mort, ſe diſſout bientôt. Les ſolides, après s'être raréfiés, ramollis, ne contenant pas aſſez d'eau pour ſe liquéfier, imbibent les humeurs voiſines, ſe réduiſent avec elles en une épaiſſe ſanie fort fétide, puis par la diſſipation des principes aqueux, &c. en une pouſſière, plus ou moins graſſe, qui s'affaiſſe de plus en plus.

191. L'air extérieur de l'athmoſphère, pénétrant d'autant plus le corps, qu'il ſe raréfie davantage, que l'air intérieur qui s'en échappe, & les principes qu'il en diſſout, lui ouvrent plus

de paffages ; il l'attaque avec plus d'énergie , il en précipite la diffolution , augmente pour cela , par fa réaction directe , l'activité du phlogiftique animal (189) qu'il a provoqué ; il échauffe le corps , comme s'il le détruifoit par une efpèce de déflagration légère : il en diffout , enlève les principes les plus volatilifés par leur raréfaction , & dont la putréfaction a exalté le naturel alkali volatil , qui s'exhalent du corps , fe délayent dans l'athmofphère , & forment une fphère de miafmes putrides autour du corps qui fe pourrit.

192. Cette diffolution du corps par la putréfaction , eft d'autant plus facile à l'air , que fon activité pour la végétation générale , par conféquent , fon énergie deftructive du mixte animal , eft plus exaltée par la chaleur (114) ; pourvu qu'en même tems fa féchereffe n'aille pas jufqu'à priver le corps de fon humidité. Car alors les élémens terreftres , par leur condenfation , embarrafferoient davantage le phlogiftique animal dans la tiffure du mixte , le forceroient de céder à leur inertie , & l'empêcheroient d'obeir à l'influence de l'air , & de travailler à la décompofition du cadavre , dumoins avec autant d'activité.

193. L'humidité , au contraire , accélère beaucoup la putréfaction dans cet air échauffé ; car l'eau pénétrant le corps , travaillant de fon côté à fa diffolution , rend fa décompofition plus facile à l'air : relâchant d'ailleurs la tiffure du corps , elle donne plus de liberté au phlogiftique , facilite fa réaction contre les autres élémens ; étant électrifable par communication , elle l'aide , en l'attirant , à fe débarraffer de l'adhérence des autres élémens, à s'en féparer par la décompofition du corps.

194. La putréfaction du cadavre fera plus prompte , s'il contient des miafmes morbifiques

délétères (671. 674), qui précipitent par leur réaction la décompofition du corps, qu'ils ont même quelquefois commencé avant d'avoir fuffoqué la vie : les perfonnes mortes de la pefte, fe putréfient dans l'inftant avec plus de chaleur & de vivacité.

195. Les miafmes putrides que l'air extrait du corps par une efpèce de diffolution (62.63) & qui paroiffent s'en exhaler, étant vivement animés de ce mouvement inteftin qui les ramène à l'état élémentaire, caufent par leur réaction contagieufe une plus vive putréfaction dans leur voifinage ; de même que le levain qui a fubi le premier degré de fermentation, précipite celle de la pâte, de la bière, &c. Ils peuvent même provoquer la putréfaction du cadavre avec plus d'énergie, plus d'activité que l'air extérieur, à raifon de leur affinité avec ce mixte animal dont ils s'exhalent, qui leur donne plus de prife fur lui. L'athmofphère putride, qui environne les cadavres, précipite leur putréfaction, & c'eft pour en diminuer les effets, qu'on a grand foin de renouveller l'air dans les amphithéâtres anatomiques, & de tenir les cadavres auffi féchement & auffi proprement qu'il eft poffible, afin de retarder leur corruption.

196. Ces miafmes putrides (195) n'ont cependant d'action, qu'autant que l'air athmofphérique (73) peut s'y mêler fuffifamment, pour foutenir, renforcer par l'influence de la végétation générale, leur fermentation inteftine & leur réaction contre le cadavre. Si ces miafmes fe trouvent en trop grande quantité dans un air peu renouvellé, ils le fixent à la fin par leur combinaifon, le privent de fon aptitude à la végétation générale, le forcent de fe prêter à celle

qui eſt propre au cadavre, ou plutôt le réſultat chymique de la proportion de ſes principes (72); le rendent incapable de réagir ſur ce cadavre, une fois qu'il en a diſſous juſqu'à parfaite ſaturation. C'eſt ce qui fait que les cadavres ſe pourriſſent plus lentement & moins complettement dans des lieux renfermés qu'à l'air libre, qui a plus de force pour les diſſoudre, & ne s'en ſature jamais.

197. Ces miaſmes animés par l'air athmoſphérique, tendant à ſe réſoudre à leurs principes élémentaires, pour retomber dans le ſein de la nature, exercent aux environs cette réaction délétère, par laquelle ils accélèrent nonſeulement la décompoſition du cadavre dont ils ſe dégagent; mais encore par la violence de leur réaction ſur le corps vivant, ils détruiſent chez lui la végétation animale qui lui eſt particulière, pour y ſubſtituer la végétation générale, la putréfaction, tuent par conſéquent avec plus ou moins de promptitude, & précipitent la corruption de ce nouveau corps, auquel ils fourniſſent un levain putréfactif, comme le dit très-bien Etmuller.

198. De-là, ces morts ſubites cauſées par les vapeurs méphitiques, qui produiſent pareillement la gangrene des playes par leur contact. Si le principe de vie a aſſez de vigueur pour ſoutenir impunément la première attaque des miaſmes méphitiques, ou que ceux-ci n'ayent pas tant d'énergie, il ſe ſoulève violemment contre ces levains mortifères pour les dompter, les forcer de ſe prêter à la végétation animale, ou les expulſer & s'en débarraſſer, par quelques excrétions. Il ſurvient des échauffaiſons, des convulſions,

des fièvres ardentes, des vomiſſemens, des diar-rhées, &c.

199. Des mixtes particuliers, en forçant par leur réaction ces miaſmes (197) putrides de ſe prêter à leur végétation particulière, les dépouil-lent de cette énergie pour la végétation géné-rale, les amènent à celle qui leur eſt particu-lière, & ſe les incorporant, les diſpoſent à la végétation animale, contre laquelle ils ceſſent alors de fournir un levain putréfactif; quoiqu'ils réagiſſent encore aſſez vivement ſur elle, pour lui cauſer diverſes altérations. Le gas méphitique, dont l'inſpiration eſt mortelle, ſe prend impuné-ment, combiné avec l'eau juſqu'à parfaite ſatura-tion de celle-ci : étant enſuite dompté par la di-geſtion, mieux diſpoſé à la végétation animale, avant de pénétrer dans l'intérieur du corps, il n'a plus qu'un effet médicinal qui peut être utile, quand on ſçait l'appliquer à propos, comme on l'éprouve journellement des eaux minérales, ai-grelettes, ſpiritueuſes, dans leſquelles il abonde. Diſpoſé à entrer dans de nouvelles combinaiſons, il ſe prête facilement à celles qui peuvent en faire un principe nutritif du corps, & ſert à le réparer, loin de le détruire comme auparavant par ſon énergie putréfactive, ſon activité pour revenir à l'état élémentaire, & y ramener tous les mixtes expoſés à ſa réaction contagieuſe, dont il préci-pitoit la décompoſition.

200. Pendant la putréfaction du cadavre, l'air diſſout, enlève les principes alkalis volatils, qui ſe ſont développés; il ſe charge plus difficilement du phlogiſtique (75. 76) qui s'eſt dégagé de ce mixte, & a repris en grande partie ſes qualités de feu élémentaire, qui, abondant à la ſurface

du mixte, le fait reluire dans l'obfcurité, & peut y animer la putréfaction.

201. Par le progrès de la putréfaction qui volatilife & diffipe dans l'air la plus grande partie de fes principes aqueux, aëriens, phlogiftiques, huileux, alkalins, & même terreftres, convertis en différens gas, méphitique, inflammable, alkali volatil, &c. le cadavre eft enfin réduit à une petite quantité de pouffière terreftre crétacée, qui contient quelque peu d'alkali fixe, & d'autant moins faline que la putréfaction l'a plus parfaitement décompofée. Il n'en refte plus que la portion offeufe, qui, trop compacte, n'a pu fe diffoudre fitôt, mais qui eft réduite à fes feuls principes terreftres par la putréfaction entière des parties molles & des humeurs qu'elle contenoit : elle fe diffout elle-même à la longue, par l'alternative de la féchereffe & de l'humidité à laquelle elle eft expofée, par la réaction combinée de l'eau, de l'air, & même de la terre qui la couvre : élémens qui concourent tous à la décompofer, la minent continuellement, en enlèvent quelques portions, enfin la rendent fi friable, que la moindre preffion la réduit en pouffière.

202. Les miafmes putrides (195), diffous dans l'air athmofphérique, y étant de plus en plus délayés, en butte de tous côtés à fa réaction, font, par les progrès de la putréfaction, de plus en plus (63) décompofés, jufqu'à ce qu'ils foient réduits à leurs principes élémentaires, incapables d'une décompofition ultérieure. Etant alors affimilés à l'air, difpofés comme lui à la végétation générale aërienne, ils ceffent d'être un levain putréfactif, & font plus fufceptibles de fe prêter comme lui aux végétations particulières des différens mixtes.

F 4

203. Remarquons en paſſant la reſſemblance, l'analogie, de la maniere dont l'air athmoſphérique jouiſſant d'un principe de végétation générale, attaque les mixtes pour les décompoſer, ſe les aſſimiler, ou du moins en régénérer les principes aëriens ; avec celle dont les mixtes vivans (les animaux ſur-tout), les décompoſent pour s'en approprier les débris. L'homme, par exemple, triture, admet dans ſon intérieur les mixtes alimentaires qu'il veut s'aſſimiler, les humecte, les pénetre de ſes humeurs animales, pour y ſupprimer cette faculté végétative particulière qui réſulte de la différente proportion de leurs principes ; il les délaye enſuite dans une grande quantité d'humeurs, pour les attaquer avec avantage de tous côtés, après les avoir mis, par cette diſſolution, hors d'état de réagir avec énergie contre lui ; il les oblige ainſi plus facilement de ſe prêter à ſa végétation particulière : de même l'air athmoſphérique tenant tous les mixtes plongés dans ſa ſubſtance, les attaque en tous ſens ; & dès qu'ils ne ſont plus capables d'éluder ſa réaction par la force de leur végétation particulière, il les raréfie par la putréfaction qu'il excite, les pénetre, en diſſout les miaſmes volatiliſés par la putréfaction ; & les délayant dans ſa ſubſtance, il ſe met en état de les attaquer avec plus d'avantage, d'éluder leur réaction même chymique, capable ſans cela de le fixer, & achève plus facilement leur décompoſition, leur réduction à l'état elementaire. Ainſi que la digeſtion devient difficile, quand il n'y a pas aſſez de ſucs digeſtifs pour attaquer les alimens pris en trop grande quantité, la putréfaction ne peut s'achever, quand l'air eſt trop chargé de miaſmes, & n'eſt pas aſſez renouvellé : tant il eſt vrai que ce n'eſt que par

une plus forte réaction (220), qu'un mixte peut en forcer un autre de se prêter à l'espèce de végétation qui lui est particulière , & l'air les ramener tous à la végétation générale qu'il affecte.

204. La *putréfaction* est donc une opération de la nature, de cette *végétation générale*, qui anime tout le monde, & dont l'air paroît le principal agent, par laquelle sont décomposés tous les mixtes, qui ayant perdu leur aptitude à la *végétation particulière*, dont ils jouissoient auparavant, surchargeroient inutilement le globe, si la nature ne savoit ainsi les décomposer, & préparer leurs principes à former de nouveaux mixtes, entrer du moins dans de nouvelles combinaisons, de nouveaux composés vivans, comme parties constituantes ; si parconséquent elle ne les disposoit, par ces métamorphoses, à représenter de nouveau sur le théâtre de l'Univers sous différentes formes vivantes, dès que leur composé ne peut plus remplir son vieux rôle. C'est l'*inverse* de la *végétation particulière* ; par laquelle chaque mixte (les animaux sur-tout d'une manière plus sensible) s'approprie les principes d'un autre mixte qu'il décompose, les combine de manière qu'ils lui servent à entretenir, étendre, & renouveller son existence.

205. La *végétation particulière*, a pour but d'assimiler à quelqu'être en particulier (220) les principes du mixte qu'elle détruit par cette assimilation; elle ne s'exerce ordinairement (248 & suiv.), que sur des mixtes d'une nature analogue, & susceptibles de se prêter à cette nouvelle espèce de végétation. L'homme, par exemple, n'a de prise que sur quelques végétaux & animaux, d'une constitution analogue à la sienne, susceptibles de se convertir en sa propre sub-

ftance, & par conféquent, de lui fournir un aliment convenable. Deux mixtes, qui réagiffent
chymiquement l'un fur l'autre, fe convertiffent
ordinairement, s'amalgament en un nouveau
mixte d'une nature moyenne, ou du moins, le
plus fort fait dominer fes propriétés dans le
compofé qui réfulte de leur union, quoique
plus ou moins modifiées par celles de l'autre
(220. 221) mixte.

206. La *végétation générale*, au contraire, en
décompofant les mixtes, n'a aucun but fixe &
déterminé de nouvelles combinaifons ; elle les
réduit à leurs principes élémentaires, qui entrent en différentes combinaifons fuivant diverfes circonftances déterminantes ; fon feul & uni-
que objet paroît être de dégager l'air principe des
mixtes, de le rendre à l'athmofphère, de réduire
tous les mixtes à leurs principes élémentaires,
pour les difpofer à végéter enfuite fous toutes
fortes de formes indifféremment : elle agit fur
tous les mixtes, & les décompofe tous à la
longue avec plus ou moins de vivacité & de facilité ; une fois qu'ils ont perdu leur aptitude à
la végétation particulière, qui réfultoit de la
combinaifon de leurs principes dans certaines
proportions, & fous certaines conditions.

207. La *putréfaction* & la *déflagration*, deux
moyens également efficaces, par lefquels la nature décompofe tous les mixtes, & l'air s'approprie leurs élémens, pour les ramener à la
végétation générale; ont beaucoup d'affinité, de
reffemblance, & ne diffèrent peut-être que par
différens degrés de force & d'activité ; en ce
que la putréfaction n'eft qu'une déflagration plus
lente, moins vive, moins contagieufe, c'eft-à-
dire, ne fe communiquant pas avec autant d'ac-

tivité aux corps contigus , & que la déflagration , animée par le feu dans l'état d'ignition ,
détruit les mixtes plus promptement.

208. En effet , tous deux attendriffent les chairs
par un premier degré d'action ; les échauffent ,
produifent à leur furface une flamme qui n'eft
qu'une foible lueur phofphorique dans la putréfaction , & ne paroît que dans l'obfcurité. Toutes deux détruifent les principes falins & huileux des mixtes , les exaltent , les changent en
alkalis volatils , les diffipent en vapeurs , en fumée , fous la forme de différens gas , & laiffent pour réfidu une terre calcaire , plus ou moins
chargée d'alkali fixe : elles ceffent d'elles-mêmes , après l'entière deftruction du mixte ; ont
également befoin du concours de l'air libre &
renouvellé , ceffent dans le vuide ou l'air renfermé ; la flamme du feu & la phofphorique y
difparoiffent pareillement. Enfin , la feule différence qui s'y faffe remarquer , c'eft que la déflagration defféche d'abord le mixte qu'elle doit
détruire , & a befoin de cette deffication , jufqu'à
un certain point ; au lieu que la putréfaction fe
maintient mieux , à l'aide de l'humidité , & pa-
roit difpofer le mixte qu'elle décompofe , à l'imbiber : la déflagration eft d'ailleurs d'autant plus
vive , qu'elle eft animée par un air plus renouvellé , dont la putréfaction ne s'accommode pas
fi bien.

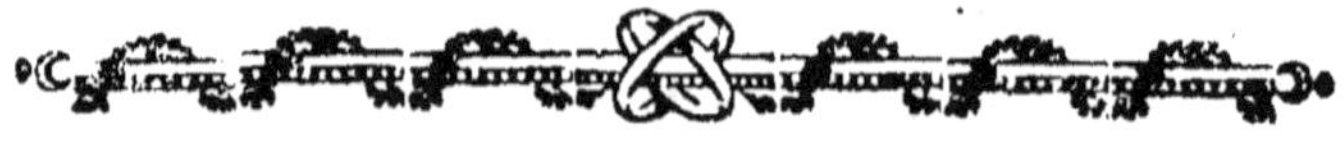

SECTION III.

Du besoin qu'a le corps vivant d'alimens solides & fluides, & de leur digestion.

209. LA digestion est le premier effort, le premier degré de cette coction animale, par laquelle nous nous approprions nos alimens ; & après leur avoir communiqué la vie qui nous anime, nous les convertissons en notre propre substance, afin de réparer nos pertes continuelles ou parfaire le développement du corps.

210. Pour expliquer clairement, & d'après les principes d'une saine physique, les moyens qui amènent cette métamorphose des alimens en substances animales, il est important de se former d'abord des idées suffisantes sur l'espèce de végétation propre aux différens mixtes ; de reconnoître à quel principe (& sous quelle condition), ils doivent principalement cette aptitude à leur végétation particulière, qui varie par le changement de proportion entre leurs principes constitutifs ; comment enfin l'espèce de végétation propre à un mixte, peut se combiner en une moyenne, commune avec celle d'un ou plusieurs autres mixtes, ou même disparoître entierement, & les élémens de ce mixte végéter de la manière propre à un autre.

211. Ce n'est d'ailleurs que par l'examen préliminaire de ces questions (210) qu'on peut entrevoir, suivre les effets de cette végétation particulière qui anime tous les mixtes séparément,

& les met en état de réagir les uns fur les autres,
pour fe caufer mutuellement diverfes altérations,
& qu'on peut fe faire quelque idée de la végétation animale, & de cette fenfib.lité qui nous rend
fufceptibles de reffentir la réaction des corps étrangers, nous fait exercer une efpèce de commerce
vital avec eux, en recevoir diverfes affections qui
altèrent différemment notre fyftème de vie.

CHAPITRE PREMIER.

*De la réaction mutuelle des mixtes les uns fur les
autres, du phlogiftique qui leur donne cette faculté,
& de la propriété qu'ils ont de fe décompofer mutuellement, pour former de nouveaux compofés.*

212. LEs fubftances terreftres, aqueufes, élémentaires, inertes, purement paffives, ou dumoins, très-peu actives par elles-mêmes, ont,
ainfi que l'air, (104 & fuiv.) befoin d'un principe vivifiant, qui leur communique plus d'activité, leur donne de l'aptitude à la végétation,
& les difpofe à s'organifer en différens mixtes,
en différens corps vivans.

213. Le feu élémentaire, électrique, effen-
tiellement actif, & tellement difpofé à conftituer un tout vivant d'une végétation commune,
qu'il forme de lui-même, autour de la machine
électrique, une efpèce de fphère vivante, capable d'attraction & de répulfion, de propager fon
action par des conducteurs, de fecouer vivement
le corps dans la commotion électrique, d'enflammer les corps inflammables, d'accélérer la végétation des plantes électrifées, de favorifer celle des

animaux, donnant à l'air même son énergie pour la végétation générale, décomposant par une prompte déflagration les corps inflammables, exposés à son action au foyer de verres & des miroirs brûlans, &c. Ce feu, dis-je, combiné aux autres principes élémentaires, prenant alors le nom de phlogistique chez les Chymistes, paroît être le principe vivifiant de tous les mixtes qu'il anime, en faisant participer à ses propriétés sa légereté, sa volatilité, son activité, &c. leurs autres principes, par lesquels il est fixé, corporifié.

214. C'est, sans doute, à raison de ce principe (213), que les mixtes qu'il anime, peuvent exercer quelque réaction les uns sur les autres, observent entr'eux une espèce de correspondance, qui les fait se prêter plus ou moins à leurs affections réciproques, & obéir aux influences de l'air, qui doit au même principe son activité pour la végétation générale.

215 En effet, quand ce principe (213) manque dans un mixte, n'y est pas assez abondant, & trop embarrassé par l'inertie des autres élémens, alors il est très-difficile aux autres mixtes d'exercer aucune action sur celui-là, qui devient inaltérable ; parce que son principe phlogistique ne peut se prêter, obéir à la réaction des mixtes extérieurs, qui le sollicitent à l'altération de ce mixte. La chaux métallique, par exemple, absolument dépouillée de son phlogistique, est indissoluble à tous les menstrues, inaltérable au feu, faute de ce principe phlogistique, qui animé par ces attaques extérieures, faciliteroit sa dissolution aux menstrues, son altération ultérieure au feu.

216. D'un autre côté, la réaction des mixtes, les uns sur les autres, est d'autant plus vive,

d'autant plus violente, qu'ils contiennent plus de phlogiſtique. L'acide nîtreux, le plus phlogiſtique des acides, produit plus de chaleur avec les ſubſtances métalliques, qui contiennent beaucoup de ce principe igné, qu'avec les terres calcaires, qui en ſont fort dépourvues. Cette réaction va juſqu'à l'inflammation, quand on mêle cet acide avec des huiles eſſentielles, qui abondent pareillement en phlogiſtique : inductions aſſez poſitives, que c'eſt au phlogiſtique que les mixtes doivent cette activité, cette eſpèce de végétation, d'énergie chymique, qui les rend capables de réagir les uns ſur les autres.

217. Ce principe combiné dans diverſes proportions, plus ou moins adhérent, embarraſſé par l'inertie des autres élémens, éprouvant, à raiſon de leurs diverſes proportions, différentes modifications de ſon activité vivifiante générique, conſtitue, eſt corporifié avec eux en un mixte ; qui, par cette combinaiſon, cette aggrégation, jouit d'une eſpèce de *végétation particulière*, eſt capable d'exercer une réaction, du moins chymique, ſur les autres mixtes, obſerve une eſpèce de correſpondance avec l'air, réagit ſur lui (64. 65), le fixe à ſon profit, eſt ſuſceptible (184) d'être décompoſé par lui, ramené à la végétation générale, s'il vient à perdre ſon aptitude à ſa végétation particulière, par un dérangement quelconque de cette proportion des principes, de cette aggrégation qui la conſtituoit.

218. C'eſt au phlogiſtique diverſement combiné, que les mixtes doivent leurs couleurs, leurs odeurs, leurs ſaveurs ; c'eſt lui qui leur fait ordinairement exercer ſur nous une réaction, du moins chymique, les met en état de nous émouvoir plus vivement, de nous procurer des ſen-

fations, de caufer diverfes altérations à ñotre fyftême de vie animale, comme le font les aromats,
les liqueurs fpiritueufes, les alkalis-volatils, les
huiles animales éthérées, &c. dans lefquels le
phlogiftique eft plus abondant, plus exalté &
moins embarraffé par l'inertie des autres principes.

219. Ce principe (213) eft plus abondant dans
les végétaux, qui doivent végéter avec plus d'activité, plus d'énergie ; il y eft moins embarraffé
par les autres élémens, les fait participer davantage à fon activité, les vivifie mieux, &
conftitue chez eux, par fon abondance, par une
combinaifon particulière, le principe huileux
phlogiftique, plus abondant (403) encore dans
les animaux, qui jouiffent d'une végétation plus
parfaite, & d'une vie plus variée.

220. C'eft à raifon de ce principe commun
vivifiant, qui par la diverfe proportion & combinaifon des autres élémens, fe trouve différemment (217) modifié, que chaque mixte, jouiffant d'une végétation particulière, *réagit* fur tous
les autres, tâche de fe les affimiler, c'eft-à-dire,
que quand par fa *réaction* il prévaut fur leurs
végétations particulières, il force leurs phlogiftiques conftitutifs de fe prêter à l'efpèce de
végétation qui l'anime, d'altérer en conféquence
la conftitution de ces mixtes étrangers, de les
décompofer, pour former de leurs débris par
une nouvelle combinaifon une fubftance homogène au mixte affimilant, après en avoir expulfé
les principes hétérogènes : ce nouveau compofé,
plus ou moins achevé, eft attiré, abforbé dans le
mixte, ou réuni à fa furface, pour l'augmenter, fournir à fon développement, ou le réparer. C'eft cette *réaction affimilante* des mixtes,

que

que Paracelfe a défigné, quand il a dit que les pierres attiroient, préparoient à leur extérieur ; l'aliment qui devoit les groffir, après en avoir féparé les principes hétérogènes, qu'il regardoit comme les excrémens de cette coction. La faculté qu'a un mixte d'exciter dans un autre des altérations relatives à fa nature, à celles qu'il a fubi lui - même, fe manifefte dans les levains qui précipitent la fermentation des fubftances analogues, auxquelles on les a mêlé.

221. Lorfque la réaction de deux ou plufieurs mixtes eft à peu près également forte de part & d'autre, fi leurs végétations particulières font telles, qu'elles puiffent fe combiner directement en une *moyenne*; alors ces mixtes en fe décompofant mutuellement, prennent une *conftitution moyenne* par leur combinaifon mutuelle, qui variant la proportion de leurs autres principes au phlogiftique, doit le modifier différemment dans le nouveau compofé (217), auquel il donnera une végétation commune & comme *moyenne*, entre celles qui étoient propres aux mixtes avant cette combinaifon, qui fe fait fans doute par les affinités chymiques.

222. Si au contraire les fubftances en réaction n'ont aucune affinité entre elles, & que leurs végétations particulières ne puiffent fe modifier en une moyenne; alors leurs phlogiftiques ne pouvant prendre un *fyftéme moyen* de végétation, & amalgamer ces mixtes entr'eux, ils ne pourront produire un nouveau compofé. Ces mixtes, incapables de conferver leurs végétations particulières, & d'en prendre une moyenne ; en fe décompofant mutuellement par leur réaction réciproque, facilitent leur deftruction à l'air qui, (62. 63) par fon influence, les réduira à leurs

élémens, par des moyens plus ou moins violens de décompofition, tels que l'effervefcence, l'inflammation, &c. par lefquels font féparés, diffipés les principes des mixtes détruits, qui ne pouvoient s'unir : leurs réfidus, devenus comme inerts, par la perte d'une grande partie de leur phlogiftique, rendus plus analogues par l'expulfion de leurs principes trop hétérogènes, prenant même quelque affinité, fe combinent quelquefois enfemble, & font un nouveau mixte. L'efprit de nître enflamme les huiles effentielles, pour laiffer un réfidu réfineux.

223. Certains principes d'un mixte, ayant plus d'affinité avec quelques principes d'un autre mixte, que ceux-ci n'en ont avec les autres principes auxquels ils font unis, les follicitent à s'en féparet, fe les approprient, fe combinent avec eux : ils peuvent même fe féparer de leur première combinaifon, pour entrer avec eux dans une nouvelle ; & fi les principes ainfi abandonnés de part & d'autre, ont entr'eux quelque affinité, ils peuvent fe combiner, former un nouveau compofé. De deux mixtes, mêlés enfemble, fe décompofant mutuellement, il en réfulte fouvent deux autres, fuivant les loix que les Chymiftes appellent *doubles affinités*.

224. L'air athmofphérique, qui, par fon influence, tend toujours à décompofer les mixtes, en les rappellant à la végétation générale (62. 63), doit jouer un grand rôle pendant cette réaction des mixtes (220. & fuiv.) les uns fur les autres. Il attaque avec plus de fuccès la végétation particulière de ces mixtes qui fe décompofent mutuellement, profite de leur choc mutuel pour les décompofer entiérement, & les détruire (222) ; fi, ne prenant bientôt un fyftême moyen de vé-

gétation, s'amalgamant ensemble, ils ne se mettent promptement en état de résister à ses attaques, & même de le fixer par leur réaction, en le forçant de se prêter à la nouvelle végétation moyenne qu'ils affectent.

225. Le concours de l'air doit donc modifier différemment dans les différens mixtes leur réaction mutuelle, suivant qu'il a plus ou moins de prise sur eux, & qu'ils ont plus ou moins de disposition à se combiner. Il en détruiroit même plusieurs, si leur décomposition mutuelle & leur nouvelle combinaison ne se faisoient pas dans des vaisseaux clos, & qu'il eut vers eux un libre accès pour les attaquer avec plus de force.

CHAPITRE II.

Du corps humain : comment il s'entretient vivant, en se détruisant continuellement par la vie même : effets de la disette sur lui. Sentiment de la faim & de la soif : appétit des alimens solides, fluides & du phlogistique.

226. LE phlogistique abondant dans toutes les parties du corps humain, diversement (217) modifié par la différente proportion des autres élémens auxquels il est uni, constitue la végétation particulière de chaque partie, lui donne, par la communication de son activité, une aptitude particulière à la vie; qui y est modifiée par la réaction des parties contigues & des humeurs qui l'arrosent, par l'influence de la végétation générale que le sang y transmet (148) par la circulation, par celle de la végétation animale que les

efprits nerveux-cérébraux y déterminent par leur irradiation, enfin par celle de tout le corps qui réagit médiatement ou immédiatement fur cette partie.

227. Chaque partie, par l'influence de fa vie particulière (709. 710), modifie celle de toutes les autres parties du corps, auquel elle eft intimement liée par la continuité des folides & la contiguité continuellement variable des fluides; par le fyftème commun des vaiffeaux & des nerfs; enfin par fa ftructure organique qui l'adapte au corps, pour lui rendre tel ou tel fervice particulier (653. & fuiv.).

228. Quoiqu'il foit abfolument impoffible de déterminer jufqu'à quel point la diverfe proportion & combinaifon des autres principes avec le phlogiftique vivifiant dans les différentes parties, peut y faire varier la vie commune du corps, comment cette vie commune réfulte de l'union de toutes ces parties vivantes en un feul corps organique, & de la combinaifon, de la confpiration de toutes ces vies particulières pour la même fin d'une vie commune animale : cependant, en raifonnant par analogie, on peut fe convaincre, que la vie peut réfulter dans chaque partie d'une combinaifon particulière de principes, & s'y différentier par la variété de proportion entre les principes conftitutifs; que la vie commune du corps peut dépendre du concours, de la confpiration de toutes ces vies particulières, & varier à proportion que chaque partie, par fa vie particulière, influera plus ou moins & à diverfes époques, fur le fyftème de vie générale du corps.

229. Car enfin 1°. la chymie, en nous démontrant que la combinaifon de différens mixtes

produit des compofés qui ont des propriétés différentes, qui préfentent de nouveaux phénomènes, à raifon de la proportion changée de leurs
autres principes au phlogiftique, & qui paroiffent affecter une nouvelle efpèce de végétation;
ne nous rend-elle pas probable l'exiftence d'une
proportion & d'une combinaifon de principes fufceptibles de former des parties propres à la vie
animale, fur-tout lorfque la ftructure organique
eft jointe à cette conftitution?

230. 2°. L'examen des différens tempéramens
nous prouve évidemment, que la différente proportion des principes conftitutifs du corps, manifefte aux fens, fuffit pour établir des variétés
dans la conftitution, dans le fyftème de vie, &
qu'en changeant cette conftitution par des moyens
médicinaux, qui amènent une autre proportion
entre les élémens conftitutifs du corps, on en
altère le tempérament & le fyftème de vie.

231. 3°. Si les parties du corps peuvent être
émues, éprouver diverfes affections de la part
des fubftances étrangères, fe prêter en quelque
forte à la réaction, à la végétation particulière
de ces fubftances; combien à plus forte raifon,
fe prêteront-elles par fympathie à leurs affections
mutuelles? En un mot, fi tous les êtres paroiffent obferver entr'eux quelque correfpondance,
exercer les uns fur les autres quelqu'influence
réciproque; cette fympathie, cette correfpondance doit être plus forte, plus marquée, mieux
réglée entre les différentes parties du corps qui
paroiffent être, par leur ftructure organique,
dans une mutuelle dépendance les unes des autres, & deftinées à une influence réciproque,
fur-tout fi on les confidere comme différens organes, qui doivent concourir par leurs fonctions

organiques, à la vie animale d'une machine vivante & fenfible, dont la vie eft altérée, plus ou moins léfée, & même détruite, dès que ce concours des fonctions principales de ces organes eft interrompu.

232. 4°. Le trouble enfin plus ou moins fenfible, que chaque partie caufe dans tout le fyftème de vie par fon excès ou fon défaut de réaction, nous indique dans l'état contre nature cette influence des parties fur tout le corps, qu'elles forcent, en quelque forte, de fe prêter à leurs affections. La faculté qu'a le corps de mettre en jeu chaque partie relativement à fes affections, achève de nous démontrer cette correfpondance vitale du tout avec les parties (692. & fuiv.)

233. Notre corps a été conftruit par le Créateur, de manière qu'il doit être comme une éponge imbibée, remplie de fucs nourriciers & récrémentitiels, animalifés jufqu'à un certain degré, auxquels doit être mêlée une certaine quantité de fucs moins animalifés, qui, par le progrès de la coction animale, fe convertiffent en fucs animaux, prennent la place de ceux qui fe font folidifiés pour la nutrition des folides, ont été féparés de la maffe du fang, comme humeurs récrémentitielles, ou bien ont perdu par excès d'animaléité leur aptitude à la vie, & font expulfés du corps comme excrémentitiels (493. & fuiv.).

234. L'aptitude du corps à la vie dépend du mélange de toutes ces humeurs, fur-tout dans la maffe du fang, dans certaines proportions qui les rendent fufceptibles de réagir mutuellement les unes fur les autres, & fur les folides, d'une certaine manière qu'on ne peut définir, de prendre un mouvement commun inteftin de fermentation vitale, par lequel elles fe confument pour

entretenir la vie, à peu près comme la flamme d'une chandelle ne subsiste que par le concours du suif enflammé, & de celui qui, par sa réduction en vapeurs, est disposé à prendre cet état d'inflammation. Ainsi la vie ne se maintient avec la même activité, qu'autant qu'il y a des humeurs parfaitement animalisées, qu'elle corrompt bientôt par excès d'animalisation, & des humeurs moins animalisées, encore crues, qu'elle amène par degrès à cet état d'animaléité qui nous est propre (493).

235. Dès qu'il n'y a plus dans les intestins d'alimens qui fournissent au sang de nouveau chyle & de nouvelles humeurs à animaliser, celles qui lui étoient mêlées & qui conservent encore une certaine crudité, étant de plus en plus animalisées, disparoissent par degrés, & se convertissent en sucs parfaitement animaux (418). Il y a donc bientôt dans le sang une disette de ces sucs demi-animalisés (233), à raison de laquelle la vie est altérée, de même que l'est l'ignition de la flamme de la chandelle (234), dès que le suif cesse d'y renouveller par ses vapeurs, la matière de son aliment.

236. La vie devient, en quelque sorte, moins parfaite, avant même qu'il y ait réellement disette des sucs animalisés, qui l'entretiennent directement par leur consommation. Le principe vital sent qu'elle détruit le corps, les humeurs animales nutritives, sans en préparer, refaire de nouvelles, pour les remplacer aussi-tôt, comme elle le faisoit auparavant. C'est ce sentiment d'*inanition*, d'imperfection dans le système de vie, qui produit bientôt celui de la *faim*.

237. Dans cet état (236), le corps sentant qu'il vit avec désavantage, c'est-à-dire, qu'il corrompt,

par excès d'animalifation, une partie de fes humeurs fans en préparer de nouvelles, & que par conféquent il fe mine, fe détruit, fans fe réparer en même tems ; fentant augmenter par degrès fes imperfections, affoiblir fon aptitude à la vie, il en rallentit l'activité, afin de diminuer cette confommation des humeurs qui l'entretiennent, & de retarder fa ruine.

238. Toutes les fonctions languiffent, la refpiration fe rallentit, le pouls devient foible & plus lent, le corps pareffeux, fe refroidit, eft enclin au repos, au fommeil. Les organes fe refufent à leurs fonctions, principalement les parties qui ont été le plus exercées, & qui, ayant plus befoin d'être refaites par les alimens, fe trouvent plus mal de leur défaut ; elles font pefantes, ineptes à leurs fonctions, refufent de fervir le corps. Celui-ci confumant plus lentement fes humeurs, par cet état de langueur qu'il affecte, en fait moins d'excrémens à rejetter par fes égouts : toutes les fécrétions diminuent ; comme fi le corps redoutoit de dépenfer une partie de lui-même, dont il ne fent plus à fa portée, la matière de rempliffage : bien plus, il attire vivement du dehors, il abforbe (85) tout ce qui peut le réparer.

239. Cependant le feul progrès de la vie, quoique rallenti, corrompt à la longue les humeurs par excès d'animalifation, les rend incapables de nourrir : les folides refufent de les imbiber pour fe refaire : ayant confommé les fucs nourriciers (485) dont ils étoient chargés, devenus plus minces par le défaut de cet enduit lymphatique, ils fe confument intérieurement par leurs ofcillations vitales, qui rejettent de leur tiffure leurs molécules devenues trop terreftres, friables par

excès d'animaléité, & privées de l'eau, du phlogistique huileux, qui leur donnoit de la fléxibilité, de la ténacité, & les unissoit aux autres molécules. Ces solides s'amincissent encore par leur frottement mutuel, se condensent (797. 798) pour résister à leur destruction, & malgré cela, minés de tous côtés par cette séparation de leurs molécules trop animalisées, trop terrestres, ne reprennent point leur solidité naturelle : faute de sucs nourriciers qui remplacent les molécules qu'ils ont perdu, & qui en s'incorporant avec eux, leur rendent leur premiere solidité, leur flexibilité naturelle, en liant mieux entr'elles leurs molécules constitutives & corrigeant leur nature trop terrestre. Le tissu fibreux des solides blanchit par sa condensation, & produit par son amincissement, l'amaigrissement du corps, dont les fluides se dissipent continuellement par les excrétions. Ce tissu est si foible, qu'il ne peut souvent soutenir la réaction du peu d'humeurs qu'il contient encore, & qui le déchirent, s'échappent des vaisseaux (sur-tout sanguins, où cette consomption des solides est proportionnée à l'activité des oscillations), causent des hémorrhagies ou des échymoses & des taches gangréneuses, par leur épanchement dans le tissu cellulaire.

240. C'est principalement dans les voies alimentaires, que ce désordre (239) se fait remarquer : ces organes sympathisant aux besoins du corps, entrant en érection, attirent alors sur eux l'effort de réaction des humeurs, s'affoiblissent davantage par la vivacité de leurs oscillations qui minent de plus en plus les solides : ils sont d'ailleurs attaqués par la réaction, alors exaltée des sucs digestifs, qui les rongent, les excorient, causent de telles souffrances, que les animaux

avalent des corps même incapables de nourrir ; afin de détourner fur eux l'action diffolvante des fucs digeftifs : ce tourment les fait entrer en fureur, les porte à mordre tout ce qui fe préfente à eux, à fe dévorer quelquefois eux-même, dans les plus violens accès de rage.

241. Les humeurs bientôt trop animalifées, n'étant point renouvellées, perdent leur aptitude à la vie, cédent à l'influence de l'air qui provoque leur putréfaction, deviennent excrémentitielles (90), contagieufes pour les autres humeurs, qui ne font point encore trop animales, dont elles précipitent la corruption, gênent la fermentation vitale, & ménacent même de la fupprimer, pour y fubftituer la putréfaction.

242. La nature pour maintenir l'intégrité du corps, conferver fon aptitude à la vie, fe foulève, s'anime contre ces levains putréfactifs (241), & tâche de les expulfer du corps par des fièvres ardentes, accompagnées d'une abondante tranfpiration très-fétide. La vie, par un dernier effort, paroît fe ranimer, les forces du corps s'exalter dans les accès de rage ; jufqu'à ce que le corps, qui par ces mouvemens violens, précipite la corruption du peu d'humeurs propres à la vie, qui lui reftent encore, perde enfin lui-même cette aptitude, & fuccombe par la diffipation de fes efprits, fous le poids, l'inertie de fes élémens terreftres.

243. Aux différentes *imperfections* qu'il éprouve, le corps vivant diftingue parfaitement les principes qui lui manquent, pour avoir été diffipés ou détériorés, par le progrès de la vie. Il les appéte particulièrement, comme étant propres à lui rendre fa conftitution naturelle, fon

aptitude à la vie ; il les reconnoit dans les mixtes où ils abondent.

244. Quand le principe phlogistique lui manque, les sens, faute d'esprits vitaux, sont émousés, les mouvemens chancelans, la foiblesse est extrême, les organes ne peuvent remplir leurs fonctions ; l'estomac ne s'anime point à la coction des alimens ordinaires, dont il ne pressent pas un assez prompte & suffisante réparation des esprits. Tout le corps languit & ressent vivement le besoin de quelque chose qui ranime les esprits, en fournisse beaucoup, & soit facile à préparer : vient-il à sentir ou goûter des aromats, des spiritueux, &c. dans lesquels le phlogistique abonde ; il reconnoit aussitôt l'aliment qui lui convient le mieux, il le savoure vivement, & se ranime pour se l'approprier.

245. Le défaut de principes aqueux cause une certaine roideur dans les solides, un certain épaississement dans les fluides, qui les rendent moins propres à la vie. Le corps ne peut fournir aux différentes sécrétions la quantité de véhicule dont elles ont besoin, ni humecter convenablement les voies alimentaires, aëriennes, la bouche, &c. Ces parties sont affectées d'un sentiment de sécheresse, tandis que tout le corps en éprouve un d'imperfection, qui le tourmente si vivement, qu'il nous fait enrager. Nous appétons & prenons les fluides avec le plus grand plaisir, comme propres à écarter la *soif*, ce sentiment d'imperfection.

246. Lorsqu'au contraire c'est l'aliment terrestre, le principe mucilagineux, qui nous manque est détérioré par excès d'animaléité ; le sentiment d'imperfection indiqué (235 & suiv.) l'accompagne, & le goût ne nous trompe jamais

fur le choix des alimens, propres à nous en
fournir convenablement.

247. Nous avons vu ci-devant, que le befoin
d'air fe fait fentir avec plus de violence, & fe
fatisfait avec encore plus de plaifir.

CHAPITRE III.

De la nature des alimens convenables à l'homme ;
utilité de leur maftication & de leurs différentes
préparations : de leur déglutition, de leur réac-
tion fur le corps : du goût, de l'appétit, & de la
fatiété.

248. L'HOMME fe nourrit des mixtes, qui, à
raifon d'une conftitution analogue à la fienne,
font fufceptibles de fe prêter à la végétation animale, d'y participer & de fe confumer par la vie ;
de même que les corps inflammables font conf-
titués de façon à pouvoir fervir d'aliment à la
flamme. Tous les corps, qui ne peuvent prendre cette modification de la vie animale, qui
nous eft propre, ne peuvent être nutritifs pour
nous.

249. Nous ne trouvons que dans quelques
végétaux & dans quelques animaux cette difpofition (248) à participer à la vie qui nous anime,
& ce n'eft que dans les individus, qui, par
leur conftitution, paroiffent rapprocher ces deux
régnes, c'eft-à-dire, dans lefquels le mucilage
nutritif a à peu-près la même conftitution que
chez nous. Tels font les végétaux farineux, les
légumineux, les fruits, les plantes potagères &
quelques autres ; parmi les animaux, les frugivores & très-peu de carnivores.

250. Ainsi quoique l'homme, au premier aspect, paroisse frugivore & carnivore, il ne l'est cependant pas à la rigueur ; car il ne peut se nourrir des extrêmes de ces deux règnes ; il ne peut vivre d'herbes, dont la constitution mucilagineuse n'approche pas assez de la nature animale ; les animaux carnivores sont au contraire d'une constitution trop animale, pour qu'il puisse s'en accommoder. Dans le règne végétal, les principes alimenteux de l'herbe, du feuillage des arbres, &c. n'ont point encore pris cette combinaison qui les rend capables de participer facilement à la vie de l'homme : dans le règne animal, ces principes alimenteux des animaux carnivores ont passé par cette constitution, & pour s'en être trop éloignés par excès d'animalisation, ils ne sont plus susceptibles d'y revenir.

251. Dans le règne végétal, & surtout dans le règne animal, chaque corps vivant jouit de *cette vie commune*, qui est le résultat de la conspiration vitale (656) de toutes ses parties, & fortifiée par cette conspiration : chacune de ses parties jouit (659) *de la vie particulière*, (qui est le résultat de la combinaison de ses principes, dans certaines proportions, & de sa structure organique), confirmée par la correspondance vitale du reste du corps, & comme dans le sein de la vie commune.

252. Tout le corps en général, chaque partie séparément, après avoir perdu cette aptitude à cette vie commune & particulière, en conserve encore la dernière nuance, que j'appellerois volontiers *vie chymique*, pour la distinguer de la première, & qui est le résultat (217) de la force d'union, de l'aggrégation du phlogistique aux autres élémens ; qui par leur prépondérance,

lui ôtent son activité, son aptitude à la vie animale (672), & forment avec lui un mixte , qui se maintient dans son état d'inertie , d'intégrité ; jusqu'à ce que l'air (185), y substituant par son influence la végétation générale, ou quelques autres mixtes (220), y communiquant celle qui leur est particulière , viennent à le détruire par leur réaction , pour s'en approprier les débris.

253. Tout corps animal vivant résiste à sa décomposition par cette force (252) d'*adhésion physique* des élémens, fortifiée par la vie particulière de chacune de ses parties, exaltée par leur conspiration vitale , par la vie commune de tout le corps. Il devient plus facile à décomposer , par la séparation de ses parties , qui ne peuvent plus alors se prêter un secours mutuel contre les agens extérieurs , & cessent de jouir de cette vie commune , qu'ils tenoient de leur union, en un corps organique. Ces parties ne résistent plus qu'en raison de leur vie particulière (659 & suiv.) , qui subsiste encore quelque tems après leur séparation : une fois qu'elles l'ont perdu , elles n'opposent plus à leur décomposition, que leur force d'aggrégation (252), qui s'affoiblit, devient nulle, à proportion que la putréfaction , ou quelque altération particulière , causée par la réaction d'un mixte étranger , relâche la tissure de ces parties & les décompose.

254. Des moyens méchaniques peuvent démontrer aux yeux ces vérités. Un muscle quelconque du corps se contracte, résiste avec le plus de force à sa distension & sa dilacération : séparé du corps , jouissant encore de sa contractilité vitale , mais n'étant plus soutenu dans ses efforts par l'influence des esprits cérébraux , & la conspiration vitale du reste du corps ; il ne résiste

plus avec la même énergie : il se déchire beaucoup plus facilement, dès qu'il ne jouit plus de ses forces vitales. Cependant il lui reste encore une certaine ténacité, qui diminue à proportion que la putréfaction naissante relâche sa tissure ; jusqu'à ce qu'enfin elle le dissolve (189. 190). Les chairs fraîches des animaux, qui sont dures & coriaces, s'attendrissent avec le tems par la macération, qui est le premier dégré de putréfaction, & deviennent plus faciles à broyer par la mastication.

255. Tout ce qui détruit cette force vive d'adhésion des parties vivantes, & cette force d'aggrégation physique qui leur reste après la mort, rend leur décomposition plus facile aux agens de la digestion. C'est à quoi servent en partie les préparations que les cuisiniers leur font subir. En tuant un animal, ils le réduisent à n'avoir plus que cette force morte d'aggrégation physique, à opposer aux agens de la digestion. Ils l'affoiblissent même en laissant ses chairs s'attendrir par un premier degré de putréfaction, ou bien par la réaction de différens mixtes, de divers assaisonnemens, qui pénétrent l'aliment pour s'y combiner, ou s'en approprier les débris, relâchent sa tissure & facilitent sa décomposition. C'est ainsi que, par la coction, la macération dans l'eau ou autres liqueurs, la combinaison de divers ingrédiens à petites doses, &c. ils attendrissent les alimens, & les rendent de plus facile digestion (305 & suiv.).

256. A l'égard des autres alimens, que l'art du cuisinier ne prépare pas, nous employons la mastication, qui, par le secours des dents, broye ces alimens, en détruit l'organisation, abolit par conséquent leur vie particulière, qui dépen-

doit de cette organisation, débilite beaucoup la chymique (252. 301. 302.), en réduisant l'aliment broyé presque tout en surface, & l'exposant à toute la réaction des sucs digestifs, dans lesquels elle le délaye.

257. Si nous avalions ces corps entiers, sans les avoir broyés par la mastication, ils résisteroient davantage à leur dissolution par les sucs digestifs, & même pourroient se maintenir dans le même état, si jouissant encore de leur végétation particulière, ils étoient capables de la conserver au milieu des sucs digestifs. Bien plus, s'assimilant par leur réaction, le peu d'humeurs digestives dont ils se laisseroient pénétrer, ils pourroient les employer à leur développement & à leur nutrition, sortiroient entiers par l'anus, conservant encore leur végétation particulière ou leur aptitude à cette végétation. Les graines avalées entières par les quadrupédes, germent souvent dans les premieres voies, & sortent par l'anus, capables de produire des plantes. Les vers naissent dans les premières voies, s'y développent, croissent aux dépens du corps, dont ils s'approprient les sucs digestifs & nourriciers chez les sujets foibles & languissans, dont les sucs digestifs n'ont que peu d'énergie pour la dissolution des alimens.

258. Les sucs digestifs, attaquant directement la superficie des corps vivans qu'on a avalés, ont quelquefois assez d'activité pour la dissoudre, malgré la résistance des corps attaqués. Ils peuvent même macérer, dissoudre les parties les moins vivaces, tandis que les autres résisteront avec plus de force à ces attaques, & se maintiendront dans le même état ; s'il est vrai que Sténon ait trouvé dans le ventricule d'un chien marin des poissons,

dont

la superficie étoit excoriée çà & là, & que Cornelius y ait vu des portions de la même anguille encore vivantes, lorsque les autres moins vivaces, ou attaquées plus efficacement par les sucs digestifs, avoient été dissoutes en partie.

259. Les morceaux mêmes d'alimens, qui ne résistent à leur décomposition que par l'adhésion physique de leurs parties, éludent souvent l'action trop foible des sucs digestifs qui n'attaquent que leur superficie, & sortent presque tous entiers par l'anus Quelquefois, chemin faisant, par leur réaction & leur corruption spontanée, ils fatiguent l'estomac & causent des indigestions plus ou moins graves.

260. On voit par-là de quelle importance il est, pour ceux sur-tout qui ont l'estomac foible, de bien broyer leurs alimens avant de les avaler; puisque les vieillards qui, faute de dents, ne peuvent bien mâcher, périssent souvent d'indigestion. D'ailleurs, sans cela, les sucs digestifs ne dissolvent souvent qu'en partie ces alimens mal broyés, & ne peuvent extraire qu'une partie des principes nutritifs qu'ils contiennent : le reste, pris en pure perte, se précipite par l'anus, après avoir surchargé l'estomac par son volume, & tracassé le corps par sa corruption spontanée. Ceux qui mâchent exactement leurs alimens, en consomment moins, digèrent mieux, sont aussi bien nourris que ceux qui avalent leurs bouchées presqu'entières, & qui sont obligés de prendre beaucoup plus d'alimens, pour être suffisamment nourris.

261. Pendant la mastication, la salive humecte, pénètre abondamment, delaye, macère les alimens broyés, forme avec eux une pâte demi-animale, qui, par ce mélange de sucs animaux,

H

devient moins étrangere à la nature humaine, &
que l'eſtomac ſavoure enſuite avec plus de plaiſir.

262. En même tems (261), l'organe du goût
reconnoît, à la première réaction des alimens
imbibés, mis en action par la ſalive, s'ils ſont
ſuſceptibles de ſe prêter à la vie animale. S'ils
contiennent beaucoup de principes alimenteux,
il y trouve une *ſaveur agréable*, dont il ſçait
apprécier les différences, & qui fait trouver
au corps du plaiſir à leur maſtication & à leur
déglutition. Pour ceux qui, ne pouvant participer à ſa vie, ne peuvent le nourrir, il les trouve
inſipides ou d'une *ſaveur déſagréable*, n'éprouve
aucun plaiſir à leur maſtication, qui fatigue les
organes en les exerçant, les bleſſe par la ſéchereſſe de ces alimens, pour leſquels les glandes
ſalivaires, rébutées ſympathiquement, ne prodi-
guent pas la ſalive. Une *ſaveur inſupportable* nous
indique ſouvent les poiſons.

263. L'eſtomac plus difficile à émouvoir, n'eſt
affecté que par une plus vive réaction de l'aliment, provoquée par une digeſtion commencée
(267. 268. 271) : alors il diſtingue les poiſons que
le palais même n'avoit pas reconnu malgré ſon
goût plus délicat, & ſe ſoulève pour les expulſer, ou ſuccomber à leur attaque délétère.

264. Notre corps eſt en effet expoſé à la réaction
de tous les mixtes, qui, mis en action par lui (267),
l'affectent différemment. Ils agiſſent comme *poiſons*, quand ils détruiſent la vie, ou nous cauſent diverſes maladies par le trouble qu'ils excitent dans
toutes les fonctions. Si ces affections étrangères
conviennent pour rétablir, changer en mieux un
ſyſtème de fonctions perverti, pour nous ramener à l'état de ſanté, en nous rendant notre conſtitution naturelle ; alors les mixtes qui nous les

communiquent, ont l'effet de *médicamens*. Ils raniment la vie comme *alimens*, quand ils fournissent au corps les principes alimenteux qui lui manquent, & lui procurent une nouvelle aptitude à la vie.

265. Les poisons nous tuent, en aboliffant la végétation animale de notre principe vivifiant phlogiftique (226), pour en fubftituer une étrangère, qui eft incompatible avec la vie, & par laquelle (221) notre corps s'unit, fe combine avec ces mixtes délétères en une fubftance inepte à la vie, ou eft entraîné comme par un levain pernicieux dans un mouvement commun de corruption : c'eft ce que font les miafmes putrides (197), qui tuent & précipitent la putréfaction du corps.

266. Lorfque, par leur application topique, les poisons pervertiffent la conftitution d'une partie avec laquelle ils s'amalgament ; ils en font par leur combinaifon un nouveau mixte, qui n'eft plus fufceptible de jouir de la vie animale, de fympathifer avec les autres parties du corps, auxquelles il eft abfolument étranger. C'eft ainfi que les cautères détruifent les parties fur lefquelles on les applique ; que les poifons qu'on a pris imprudemment, caufent la gangrene de l'eftomac, &c.

267. La réaction de la plûpart des mixtes étrangers, paroît très-foible, & eft ordinairement comme nulle, jufqu'à ce que le principe vital l'ait excité par fon attaque. En cherchant à fe l'affimiler, le corps vivant provoque l'activité du phlogiftique de ce mixte, qui, réfiftant à raifon de fa végétation particulière (217. 220), réagit fur le corps avec d'autant plus de violence, qu'il en eft attaqué plus vivement.

268. Les cautères potentiels, les véficatoires, &c. n'ont point ou n'ont que peu de prife fur

les cadavres ; c'eſt le corps vivant qui, par ſa réaction, provoque contre lui leur force délétère, & la modifie. Les médicamens, les poiſons n'agiſſent ordinairement qu'après avoir été mis en action par une digeſtion commencée. Ce n'eſt qu'alors que les alimens nous tracaſſent & nous cauſent des indigeſtions, que les émétiques nous font vomir, que les purgatifs purgent, enfin que tous les médicamens opèrent ; & quand le corps trop affoibli, languiſſant, n'eſt pas en état de faire cette première digeſtion, ou néglige de s'en acquitter, alors il ne reſſent que peu, pour ne pas dire nullement, l'effet de ces médicamens. L'opium n'opère quelquefois que douze ou vingt-quatre heures après avoir été pris, les forces vitales, occupées ailleurs, tardant plus ou moins à exciter l'action organique de l'eſtomac, languiſ-ſant & pareſſeux, pour la digeſtion de ce médi-cament.

269. Le principe vital paroît même capable (du moins juſqu'à un certain point), de ména-ger ſon attaque contre les mixtes alimentaires qu'il peut s'approprier, en évitant d'attaquer ceux dont la réaction, ainſi ſuſcitée, pourroit lui nuire. Du moins les alimens qu'on prend avec quelque répugnance, reſtent quelquefois long-tems dans les premières voies ſans ſe digérer, & ſont préci-pités par l'anus ſans avoir été beaucoup altérés ; quoique les alimens qui nous convenoient mieux, & qui étoient mêlés à ceux-ci, aient été parfaite-ment digérés.

270. Dans les fièvres intermittentes, nous voyons ce principe (269) attaquer à pluſieurs repriſes la matière morbifique, faire une eſpèce de trève avec elle par intervalles aſſez périodi-ques, pour ſe repoſer, réparer ſes forces, &

revenir enfuite lui donner un nouvel affaut, dans lequel il s'expofe à effuyer encore, par la réaction de cette matière morbifique (267. 268), tous les accidens du premier accès. La matière morbifique ceffe en quelque forte d'agir, dès qu'elle n'eft plus provoquée par le principe vital, ou du moins agit moins violemment. Le virus hydrophobique caufe par fa réaction un nouvel accès de rage toutes les fois que le corps s'anime pour le combattre.

271. Le phlogiftique de l'aliment, provoqué par l'attaque des fucs digeftifs, réagit avec vigueur contre l'efprit vital qui les anime, tâche de le modifier, de lui communiquer fa végétation particulière (217. 220), le mouvement inteftin qui l'agite. À raifon de cette réaction, l'efprit vital éprouve diverfes altérations qu'il communique au ventricule, à tout le corps. Cette réaction de l'aliment affecte d'autant plus vivement l'efprit vital, que celui-ci a moins d'énergie pour réfifter au trouble, à l'altération que le phlogiftique alimentaire tend à lui communiquer pour le réprimer & le dompter par une attaque violente, efficace. L'eftomac languiffant des perfonnes affoiblies, reffent la vertu médicinale des alimens mêmes, quoiqu'extrêmement foible : il la communique au refte du corps, d'autant plus violente, qu'étant moins en état de réfifter à cette impulfion étrangère, il s'oppofe moins & même fe prête malgré lui à fa propagation ; tandis que dans l'état de fanté, de vigueur, fur-tout chez les perfonnes robuftes, il ne fe laiffe pas émouvoir par l'action des médicamens même les plus efficaces, qu'il digère trop facilement, & dont il annulle promptement tous

réaction sur le corps, en les forçant de se prêter à la vie animale.

272. Remarquons même en passant, que, lorsqu'à raison d'une mauvaise constitution, le corps vivant est moins propre à la vie, non-seulement il appéte ce qui convient pour lui rendre sa constitution naturelle, ou du moins lui en donner une meilleure; mais encore sa sensibilité exaltée est disposée de manière à ressentir plus vivement la réaction bénigne de ce qui vient faire à son égard l'effet de médicament; de même qu'à se révolter contre tout ce qui peut augmenter cette mauvaise constitution (630. 633). Nous ne favourons jamais si bien les alimens & la boisson, que quand nous avons faim ou soif. Nous ne ressentons guères l'effet rafraichissant d'un verre de limonade, que lorsque nous sommes échauffés : le reste du tems nous le prenons sans altération sensible; à moins que n'étant déjà trop refroidis, il vienne nous léser. Pareillement un verre de vin de liqueur ne nous restaure jamais si bien que dans le besoin : nous avons de l'aversion pour lui dans les fièvres ardentes, qu'il ne pourroit qu'augmenter. Les remèdes ont le succès le plus marqué, lorsqu'on les donne à propos; lorsque le corps, qui a besoin de leur effet, est disposé à le ressentir : aussi l'indication à *juvantibus* & *nocentibus* est-elle une des plus importantes à observer dans la pratique.

273. La réaction des alimens sur l'estomac est d'autant plus violente, qu'ils sont en plus grande quantité, & délayés dans moins de sucs digestifs qui ne peuvent les maitriser (271). C'est pourquoi les personnes dont l'estomac est foible, doivent prendre peu d'alimens à la fois, & faire

plufieurs petits repas plutôt qu'un feul trop copieux : autrement les fucs digeftifs ne pouvant fuffire à la digeftion de tant d'alimens pris à la fois, ni foutenir leur réaction, loin de la modifier, de l'amener à la végétation animale, feroient contraints de lui céder, & entraînés par la dégénération fpontanée des alimens, fe corromproient eux-mêmes, & perdroient leur aptitude à la vie. Les perfonnes mêmes les plus robuftes, éprouvent des mal-aifes, des indigeftions, ou du moins une digeftion fort pénible, lorfqu'elles fe font gorgées d'alimens.

274. Les alimens pris en petite quantité, réagiffent avec moins de violence fur le corps ; délayés dans une plus grande quantité de fucs digeftifs, ils perdent cette force de réaction, qu'ils tenoient de leur aggrégation. Les fucs digeftifs plus abondans qui les délayent, les attaquent avec plus d'énergie & par un plus grand nombre de furfaces à la fois ; ils ont par conféquent plus de facilité pour les dompter, & les forcer de fe préter à la fermentation vitale : leur digeftion devient beaucoup plus aifée.

275. Quelque variété dans les alimens qui, par des vertus différentes, des réactions contraires, modifient, détruifent, annullent l'altération que chacun d'eux eut apporté féparément à l'économie animale, au fyftème de vie préfent, peut être très-utile pour délivrer l'eftomac du trouble que lui euffent caufé les qualités trop dominantes de quelque aliment : auffi les Anciens confeilloient-ils de prendre dans les repas copieux des alimens rafraîchiffans & échauffans, tempérans & ftimulans, laxatifs & refferrans, &c. leurs propriétés médicinales fe détruifoient mutuellement, ils devenoient incapables de réagir fur l'ef-

tomac, de tracasser le corps, & cédoient plus facilement à la digestion.

276. La réaction (262. 263) des différens principes alimenteux sur le palais, l'œsophage, l'estomac, & sur les humeurs digestives qui les attaquent, nous cause pendant la mastication & la déglutition une *affection particulière*, qui, par sa complication, corrige les imperfections de la vie animale (235 & suiv.), qui provenoient du défaut d'humeurs crues dans la masse du sang : elle diminue par degrés, fait disparoître enfin ce sentiment d'inanition qui nous tourmentoit ; & nous rendant d'avance notre aptitude à la vie, elle nous ranime, nous procure cette douce sensation de notre existence confirmée & de nos perfections réhabilitées par degrés, ce plaisir que nous ressentons à satisfaire notre appétit, & qui nous porte à boire & manger, jusqu'à ce que nous soyons entièrement refaits par les alimens solides & fluides.

277. Les organes du goût & de la mastication se plaisent à savourer & à broyer les alimens ; ceux de la déglutition à les avaler, les glandes salivaires à les inonder de sucs digestifs, l'estomac les reçoit avec plaisir. Tout nous porte à continuer notre repas, jusqu'à ce qu'un sentiment étranger (278) de *plénitude*, ait totalement effacé ce sentiment d'inanition (236) que le corps éprouvoit.

278. Cette réaction (276) étrangère de l'aliment qui d'abord, par sa complication, modifioit en mieux l'activité vitale qu'un commencement d'inanition corrompoit, devenant d'autant plus forte, que nous avons pris plus d'alimens, est bientôt incommode par sa trop grande influence sur le système de vie, par son hétérogénéité. Au sentiment d'inanition qu'elle a fait

disparoître , elle subſtitue enfin celui du mal-aiſe qu'elle nous cauſe par ſa ſuperfluité. Après nous avoir délivré du tourment de la ſoif ou de la faim , ſatisfait notre appétit , elle nous procure un ſentiment de *ſatieté* , qui nous avertit que nous avons pris aſſez d'alimens , & qui bientôt ſe change en *degoût* pour eux , dès que par leur abondance, un excès de réaction alimenteuſe inutile , ils altèrent trop notre ſyſtème de végétation animale par l'hétérogénéité de la leur , menacent de le pervertir , cauſent quelque imperfection dans notre exiſtence , dont le ſentiment de plus en plus vif , nous rend enfin les alimens deſagréables.

279. Tout le corps , mais principalement les organes (277) qui ſervent à leur première préparation, ſe chargent avec peine d'alimens ſuperflus; les mâchoires fatiguées ſe refuſent à leur maſtication , l'organe du goût ne les ſavoure plus avec le même plaiſir , les glandes ſalivaires ceſſent de prodiguer la ſalive pour eux : moins humectés , ils moleſrent les organes par leur ſéchereſſe ; leur maſtication & leur déglutition deviennent difficiles & déſagréables à des parties fatiguées ; l'eſtomac ſe ſonlève à leur approche , des nauſées les repouſſent de l'œſophage , & le vomiſſement les rejette quelquefois de l'eſtomac.

280. Si par le ſentiment de la faim & de la ſoif , nous reconnoiſſons diſtinctement le beſoin que nous avons des principes alimenteux (235 & ſuiv.) phlogiſtiques , aqueux ou mucilagineux , le goût n'eſt pas moins exact à nous indiquer quelle eſt à peu-près la quantité de chacun de ces principes nutritifs dans l'aliment que nous prenons : l'eſtomac ſçait le rapport dans lequel ils doivent s'y trouver , & l'appétit ne nous trompe jamais ſur la quantité qu'il nous en faut.

281. Chacun de ces principes féparément corrige, par fa réaction, l'imperfection caufée par fon défaut dans l'activité vitale du corps, qui, guidé par le fentiment de *perfection* qu'ils rétabliffent chacun, par leur influence fur le fyftème de vie, reconnoît à peu près la proportion dans laquelle ils doivent fe trouver dans le ventricule, pour lui rendre, par leur combinaifon, la complication de leurs effets, toute fon aptitude & toute fon activité pour la vie.

282. Au fentiment d'imperfection (243...246) qui refte encore dans le fyftème de vie, le corps vivant diftingue le principe alimenteux qui lui manque, & qu'il n'a pas pris en fuffifante quantité. Au fentiment étranger d'imperfection (278), caufée par la réaction trop forte d'un principe trop abondant ou pas affez tempéré par l'union des autres, il reconnoît le principe qui le molefte par fa fuperfluité, il eft porté à appéter les autres principes qui, par leur addition, modifieront celui qui lui eft à charge, enchaîneront fon **excès** de réaction, & la lui rendront plus agréable, enfin formeront avec lui une maffe d'alimens folides ou fluides, qui, par le concours de leurs réactions combinées, feront ceffer cette imperfection, ce fentiment d'inanition qui tourmentoit le corps,

283. En effet, après avoir pris une certaine quantité d'alimens folides, qui, n'étant pas délayés dans une fuffifante quantité de fucs digeftifs, affectent vivement l'eftomac par leur nature terreftre, nous éprouvons un fentiment d'imperfection, de féchereffe, dans les voies alimentaires fur-tout, qui nous fait appéter l'eau, pour rétablir dans le corps une jufte proportion de principes alimenteux, concourant par leurs réactions combinées à ranimer la vie. L'eftomac inondé de

boiſſons, appéte également les alimens ſolides, dont le corps a beſoin pour ſe refaire parfaitement : il ſe ſoulève contre les liquides, en étant raſſaſié, éprouvant un mal-aiſe de leur ſuperfluité ; raſſaſié d'alimens ſolides, il continue d'appéter les fluides qu'il n'a pas pris en ſuffiſante quantité.

284. Bien plus, le corps ayant pris aſſez d'aliment phlogiſtique, en étant raſſaſié, continuant d'appéter les principes aqueux & mucilagineux qui lui manquent encore, refuſe les mèts & les boiſſons qui contiennent trop de phlogiſtique, principe par l'abondance duquel il eſt à la veille d'être embaraſſé. Il appéte au contraire les alimens ſolides & liquides, qui contenant beaucoup des principes qu'il lui faut, ſont propres à tempérer, corriger par leur combinaiſon, & rendre plus analogue à la nature humaine, la réaction des alimens trop phlogiſtiques, dont il eſt chargé.

285. C'eſt ainſi qu'après nous être raſſaſiés de liqueurs ſpiritueuſes, d'aromats, &c. qui abondent en principes phlogiſtiques, ne pouvant en prendre davantage ſans dégoût, tourmentés encore par la ſoif & la faim, nous prenons avec plaiſir des alimens farineux & de l'eau, dans leſquels le principe phlogiſtique eſt peu abondant, ou du moins a très-peu d'activité. Quelque ſoif que nous ayons, le vin & les liqueurs ſpiritueuſes ceſſent de nous être agréables ; l'eau ſimple ou acidulée par le vinaigre, le citron, &c. eſt la ſeule boiſſon que nous appétions, & que nous prennions avec plaiſir, pour délayer, émouſſer la réaction trop vive des liqueurs ſpiritueuſes ſur l'eſtomac.

286. C'eſt par la même raiſon, qu'après avoir mangé des alimens végétaux, qui n'abondent

pas tant en principes phlogiſtiques , que les viandes auxquelles notre eſtomac eſt habitué , nous éprouvons ſouvent en carême un ſentiment d'imperfection , de foiblesse , & que nous prenons volontiers un verre de liqueur ou quelque arcmat qui , par l'abondance de ſon phlogiſtique , efface chez nous le ſentiment d'imperfection , qui réſultoit du défaut de ce principe dans nos alimens.

287. Les alimens , qui abſorbent une grande quantité de ſalive & de ſucs digeſtifs , au-delà de ce que les organes ſécrétoires peuvent en fournir pour le moment , deſſéchent la bouche , l'œſophage & l'eſtomac , attaquent plus à nud ces organes , les moleſtent par leur nature terreſtre , qui n'eſt pas aſſez corrigée par les ſucs digeſtifs , font diſparoître le ſentiment d'inanition , pour y ſubſtituer celui du mal-aiſe que reſſent l'eſtomac de l'attouchement trop rude de ces corps étrangers. L'eſtomac ſentant ce mal-aiſe augmenter à proportion qu'il prend davantage de ces alimens , ceſſe bientôt de les appéter , & même ſe révolte contre eux , ainſi que les organes de la maſtication & de la déglutition. C'eſt ce qui fait que les graines légumineuſes & les farineux raſſaſient promptement ceux qui ne ſont pas habitués à cette eſpèce de nourriture , les dégoutent , & leur cauſent des nauſées , s'ils s'opiniâtrent à manger de ces alimens.

288. Mais ce ſentiment de ſatiété , qui n'eſt que locale , eſt trompeur. La faim revient bientôt ; dès que les ſucs digeſtifs , ayant pénétré , délayé ces alimens & délivré l'eſtomac de la rudeſſe de leur attouchement , n'y trouvent pas la quantité de principes alimenteux requiſe , pour faire ceſſer le ſentiment d'inanition , qui n'étoit qu'obſcurci par la mal-aiſe de l'eſtomac , & qui

devient plus vif, à proportion que celui de cette fauffe fatiété s'évanouit.

289. L'eau, prife en trop grande, quantité affadit pareillement l'eftomac, & trompe la faim du corps par la fatiété de ce vifcère. Mais ayant eté bientôt pénétrée, corrigée par le mêlange d'une affez grande quantité de fucs digeftifs, elle ne molefte plus l'eftomac, & celui ci n'y trouvant pas la quantité de principes phlogiftiques & mucilagineux néceffaire, pour faire ceffer le fentiment d'inanition, il les appéte de nouveau, & la faim renaît.

290. Il en eft de même des liqueurs fpiritueufes, aromatiques, trop phlogiftiques : prifes en trop grande quantité, elles révoltent l'eftomac, le dégoutent, appaifent la faim & la foif pour le moment. Mais ces fentimens reparoiffent, dès que les fucs digeftifs, ayant corrigé en partie l'hétérogénéité de ces liqueurs, l'eftomac en eft moins moleflé, & reffent vivement le befoin des principes mucilagineux & aqueux, pour modérer la trop grande activité de ces principes phlogiftiques qui le tracaffent.

291. La diftenfion méchanique du ventricule par les alimens, (qui defcendent par l'œfophage, à l'aide de la déglutition, après avoir été broyés dans la bouche par la maftication, & réduits en pâte par le mêlange de la falive & du mucus des voies alimentaires, s'amaffent dans cette poche membraneufe, la rempliffent, & la dilatent de plus en plus) caufe à la fin un fentiment de gêne, qui furpaffe tout le plaifir que le corps peut trouver à fatisfaire un refte d'appétit, à la faveur agréable des alimens, une fois que l'eftomac a pris le volume d'alimens, auquel il eft accoutumé, & prête plus difficilement

à sa dilatation ultérieure. Aussi les personnes habituées à ne prendre qu'une petite quantité d'alimens fort nourriffans, ne prennent, à-peu-près, que le même volume d'alimens moins nutritifs.

292. Mais une fois que les sucs digestifs ont digéré ces alimens, & que l'estomac s'en est débarrassé en partie; le corps, ne se trouvant point suffisamment refait par la réaction du peu de principes nutritifs qu'ils contiennent, éprouve encore un nouveau sentiment d'inanition & appéte de nouveaux alimens. Ce n'est qué par degrés que l'estomac, prêtant davantage à sa dilatation, s'habitue à prendre un plus gros volume de ces alimens à la fois, & tout ce qu'il en faut, pour qu'il en retire, par une seule digestion, tous les principes alimenteux dont le corps a besoin.

293. L'estomac au contraire, habitué à prendre un plus gros volume d'alimens peu nourriffans par eux-mêmes, afin de se procurer une suffisante quantité de principes nutritifs, n'étant que peu affecté par la présence d'alimens plus nourriffans sous un plus petit volume, & qui étant moins étrangers à notre constitution, se prêtant plus facilement à la vie animale, le molestent moins par leur hétérogénéité & leur poids, ne s'appercevra pas si bien du moment où il aura pris une suffisante quantité de principes alimenteux pour la réparation du corps. Dirigé par un reste d'appétit, il admettra des alimens superflus, jusqu'à ce que suffisamment rempli, il ne puisse plus prêter à sa distension, ou que la réaction de l'aliment, devenue plus forte par l'augmentation de sa masse (278), lui fasse enfin éprouver ce sentiment de satiété. Les personnes ac-

coutumées à des alimens grossiers, peu riches en principes nutritifs, prennent une quantité énorme d'alimens plus nourrissans, & repétent plusieurs fois dans le jour un pareil repas ; jusqu'à ce que leur estomac, devenu plus vif & plus délicat, sensible à la réaction plus douce des principes alimenteux, n'attende plus sa distension méchanique pour éprouver un sentiment de satiété.

294. Ces personnes (293) sont mal nourries par ces alimens trop nourrissans, de trop facile digestion pour elles. Leur estomac les attaquant avec cette quantité, toute cette énergie des sucs digestifs, qu'il a coutume d'employer contre un plus gros volume d'alimens grossiers, qui résistent plus à leur coction, il digère avec trop de violence ces alimens, trop disposés à se prêter à la vie animale, & les corrompt par un excès de coction ; tandis que les agens digestifs, plus foibles, des personnes habituées à des alimens de facile digestion, laissent se corrompre, par leur dégénération spontanée, des alimens grossiers, difficiles à digérer, & qui résistent trop pour elles à leur coction.

295. Ce n'est que par degrés, & des essais répétés, que les agens de la digestion apprennent à proportionner leur attaque à la résistance de l'aliment ; que l'estomac foible, fortifié par l'exercice, devient capable de digérer des alimens grossiers : ce n'est que par expérience, que le robuste apprend à modérer, proportionner la violence de ses attaques, à la foible résistance d'un aliment de trop facile digestion pour lui. Jusqu'alors corrompant, par un excès de coction, une grande partie de l'aliment, il en prive le corps, qui n'étant pas suffisamment refait par le peu de principes nutritifs, qui lui parviennent,

ni bien réparé par eux, s'affoiblit, éprouve un sentiment d'inanition, qui n'est qu'obscurci par le sentiment de satiété locale (287. 288), produit par ce gros volume d'alimens trop nourrissans, & qui tourmente continuellement le corps avec plus ou moins de violence ; quoique l'estomac se surcharge à plusieurs reprises du même volume de ces alimens, qui ne réparant pas assez le corps, se digèrent presqu'en pure perte, pour ces personnes toujours affamées.

296. Il ne faut donc pas changer de régime à la légère, puisque l'estomac habitué à employer un certain degré de force pour la digestion de son aliment ordinaire, pourroit être trop foible ou trop fort pour celle de tout autre, & le corrompre par excès ou défaut de coction, au lieu de le préparer. Hippocrate a donc eu raison de dire, qu'on pouvoit permettre aux malades, les alimens grossiers auxquels ils étoient accoutumés, & qu'il valoit mieux en diminuer la quantité, que d'en changer la qualité, celle-ci ne pouvant varier sans inconvénient (293 & suiv.) ; au lieu qu'on peut toujours sans risque, proportionner la quantité d'alimens aux forces digestives & aux besoins du corps. D'ailleurs, l'estomac affoibli, seroit peut-être plus vivement affecté, plus tracassé par la réaction d'un aliment, auquel il n'est pas habitué, que par celle de celui, qui lui est familier.

297. L'estomac chargé d'alimens, s'animant pour leur digestion, attirant plus d'humeurs & d'esprits vitaux, fait cesser la vive érection des organes du goût, de la mastication, & de la déglutition ; qui fatigués d'ailleurs par l'exercice, perdent leur aptitude, leur activité pour leurs fonctions organiques. Moins sensible aux saveurs agréables

des

des alimens, l'organe du goût ne les favoure plus avec le même plaifir & la même vivacité. La maftication & la déglutition deviennent plus laborieufes, les glandes falivaires, épuifées, fatiguées, fournifiant moins de fucs digeftifs. L'eftomac, qui, devenu plus fenfible par fon érection, eft affecté plus vivement par la réaction de l'aliment que (263. 267. 268.) les fucs digeftifs continuent de provoquer, d'exalter, éprouve une fatiété plus complette.

298. Cette réaction de l'aliment exaltée (267. 271) par le premier effort de la digeftion, & ce changement (297) dans le fyftème de vie, font que l'appétit paffe bientôt, fans avoir été pleinement raffafié, quand on interrompt fon repas, & qne fi on veut le continuer, quelque tems après, on éprouve (furtout les perfonnes foibles & languiffantes) une efpèce de répugnance de la part des organes de la maftication, du goût & de la déglutition ; qui, faute d'être tenus en action par de nouveaux alimens, avoient permis à l'eftomac (297) de s'approprier la plus grande partie des forces vitales, pour faire là digeftion des alimens qu'il contient. Ils ne fe prêtent qu'avec peine à un nouveau travail. L'eftomac même fe révolte contre de ces nouveaux alimens, qui l'affoibliffent, en rappellant ailleurs une partie des forces vitales ; & qui viennent le troubler dans le travail de la digeftion, qu'il a déjà commencé.

299. La variété des mèts, des affaifonnemens, en flattant l'organe du goût, par la diverfité des fenfations agréables & nouvelles qui fe fuccédent, réveille, entretient dans leur orgafme, les organes de la maftication du goût & de la déglutition, les empêche de céder les forces vitales

au ventricule, s'oppofe à ce que cet organe s'occupe de la coction des alimens, retarde du moins le moment où il doit fe livrer à ce travail organique, procure au corps un fentiment continuel de plaifir plus vif & plus fort que celui de fatiété, de mal-aife, qu'éprouve le ventricule, furchargé d'alimens & moins fenfible. Nous continuons de prendre des alimens fuperflus, jufqu'à ce qu'enfin le ventricule trop furchargé, trop molefté par eux, nous caufe ce fentiment de fatiété (278), une répugnance invincible pour tous les ragoûts, dont la réaction étrangère, ceffant d'être agréable à l'organe du goût, fatigué par la jouiffance & fenfible au mal-aife de l'eftomac, lui devient à la fin infupportable.

300. Si trompés par le goût, nous nous fommes furchargés d'alimens; leur coction eft plus laborieufe. Le plus fur & le meilleur des affaifonnemens, c'eft la faim naturelle, raffafiée par des alimens fans apprêts recherchés & d'ufage habituel, l'appétit ne nous trompant jamais fur la quantité, & le goût fur la qualité, quand ils ne font point flattés ou trompés par l'art du cuifinier.

CHAPITRE IV.

Coction des alimens dans l'eftomac, & le canal inteftinal : formation des fucs alimentaires, & leur féparation des matières fécales. Filtration du chile par les vaiffeaux lactés, & fon paffage dans la fouclaviere gauche.

301. L'ESTOMAC, arrofant de fes fucs gaftriques & muqueux, les alimens, tant folides que

fluides , qu'il contient , déjà altérés (261) par le mêlange de la falive & des autres humeurs de la bouche & de l'œfophage , qui continuent d'y affluer ; les délayant dans une plus grande quantité d'humeurs animales, maîtrife d'autant mieux leur fermentation fpontanée , affoiblit leur réaction étrangère , & modifie leur fyftême particulier de végétation , pour l'approprier à la vie animale. Multipliant fes attaques & fes forces digeftives contre les molécules alimentaires ainfi délayées , il les prive de cette force de réfiftance , qu'elles tenoient de leur union , de leur aggrégation , & même de leur fimple contact , en fe foutenant , par le concours de leur réaction uniforme , contre les fucs digeftifs , à l'attaque defquels elles offroient d'ailleurs moins de furfaces , & par conféquent leur donnoient moins de prife fur elles.

302. Les humeurs digeftives au contraire qui délayent ces alimens, communiquant toutes entre-elles , fe foutiennent mutuellement dans leurs efforts contre ces matières étrangères, les domptent facilement par l'uniformité , l'accord de leurs attaques, contre un plus grand nombre de furfaces & de molécules ; qui fe trouvent affoiblies par leur féparation (301) & réfiftent moins aux attaques des fucs digeftifs : de même que l'or qui , quand il eft en maffe, ne fe laiffe diffoudre que par l'eau régale, devient diffoluble par tous les acides, quand il a été réduit par celle-ci , en plus petites parties.

303. La fermentation, qui, dans les premiers efforts de la digeftion , provenoit d'une réaction à-peu-près égale, & peut-être plus forte des alimens (271) ; qui étoit provoquée par l'air athmofphérique, influant dans le canal alimentaire ;

par laquelle chaque aliment paroiſſoit affecter la
dégénération ſpontanée, qui lui étoit particu‑
lière, ſoit ſpiritueuſe, ſoit acide, ou putride;
fait donc place à une fermentation nouvelle, mo‑
difiée par la fermentation vitale des ſucs digeſ‑
tifs, & qui devient d'autant plus animale, que
ces ſucs vivans, par leur abondance, forcent
davantage les alimens de ſe prêter à l'eſpèce de
végétation animale, qui leur eſt propre.

304. Les alimens différens qu'on a mangés,
exerçant une réaction mutuelle (221), les uns
ſur les autres, travaillant à ſe détruire, à ſe dé‑
compoſer mutuellement, pour prendre une na‑
ture moyenne, par une nouvelle combinaiſon;
facilitent leur décompoſition aux ſucs digeſtifs :
ils enchaînent mutuellement la réaction étran‑
gère, qu'ils euſſent exercé ſéparement ſur l'eſto‑
mac, & s'empêchent de ſuivre, chacun en
particulier, leur dégénération ſpontanée, à la‑
quelle les ſucs digeſtifs auroient eu plus de peine
à réſiſter ſeuls. Auſſi Hippocrate nous apprend‑
il, que de toutes les indigeſtions, celle de pain
eſt la plus dangereuſe; parce que, quand les
ſucs digeſtifs n'ont pas par eux‑mêmes aſſez
d'énergie, pour s'oppoſer à la fermentation que
tous les alimens affectent uniformément & avec
plus de violence; ces alimens ſe corrompent avec
plus d'activité, & moleſtent davantage le corps
par leur réaction étrangère, uniforme, & pro‑
portionnée à leur maſſe.

305. Quand au contraire, on a pris différen‑
tes eſpèces d'alimens; celles qui ſont acides, ſont
corrigées, neutraliſées par les alkalines; les unes
& les autres ſont réduites en ſavons par les huiles,
les huiles en émulſions par la combinaiſon des
mucilages, &c. Cette réaction mutuelle & cette

combinaison les empêchent de suivre leur dégénération spontanée. Les principes spiritueux, dé-
véloppés par la fermentation spiritueuse, sont en-
chaînés par l'acide, & convertis en éther, &
peut être en huile. Les alkalis, produit de la putréfaction, sont neutralisés par les acides, que développe la fermentation acide, & qui bientôt
faisant l'effet d'antiseptiques, arrêtent la dégénération putride des alimens qui tendent à la putréfaction ; tandis que ceux-ci sont un levain sep-
tique, qui, précipitant la fermentation acide,
la modifie, l'approche de la putréfaction, & empêche la dégénération acide des alimens acef-
cens. Les principes spiritueux, acides, alkalis,
développés par la fermentation spontanée des alimens, s'enchaînant mutuellement, épuisant leur
réaction les uns sur les autres, tracassent moins
l'estomac par leur hétérogénéité.

306. La dégénération spontanée de toute la
pâte alimentaire, ne peut donc être qu'en proportion de l'excès d'influence de tel ou tel aliment, qui affecte telle ou telle dégénération. Elle
est, par conséquent, beaucoup plus foible, que
si toute la masse d'alimens eut affecté la même
dégénération (304), sans cette complication de
fermentations différentes.

307. Toute la pâte alimentaire, réagissant sur
elle-même (305), est décomposée par un mouvement de fermentation mixte ; qui empêche la
dégénération spontanée de tous les alimens, &
retarde leur corruption. Les sucs digestifs, pro-
fitant de cette guerre intestine que se font les
alimens, ont moins de peine à les décomposer
& à les disposer à cette dégénération animale, à
laquelle tend le corps vivant, par le progrès de
l'animalisation.

I 3

308. Quelque variété dans les alimens pris à la fois, peut donc faciliter leur digeſtion à l'eſ-tomac, qui eſt moins tracaſſé par leur réaction, (305) ; & nous ne prendrions pas impunément autant d'un ſeul aliment, que nous pouvons pren-dre de pain, de différens ragoûts, liqueurs, &c. ſans autre inconvénient ſenſible, qu'une digeſ-tion un peu plus pénible.

309. L'air, qui s'eſt mêlé aux alimens pen-dant leur maſtication & leur déglutition ; celui de l'athmoſphère, qui continue d'influer ſur eux par le canal alimentaire, y provoquent (88) cette fermentation [304. 305]. Les reſtes d'alimens, qui ſe trouvent dans l'eſtomac, & qui ont ſubi une première digeſtion, ſont un levain très-pro-pre à l'animer, de même que les ſucs digeſtifs par leur réaction vitale. La chaleur animale la favoriſe. Les ſécouſſes que donnent aux ali-mens l'eſtomac & les vaiſſeaux ſanguins par leurs oſcillations, les muſcles abdominaux & le diaphragme dans les mouvemens de la reſpira-tion, peuvent la précipiter ; puiſque M. Hom-berg a vu du vin, agité par les circonvolutions de l'aîle d'un moulin, ſe putréfier en peu de jours. Tous ces agens concourent à faciliter la décom-poſition des alimens, aux ſucs digeſtifs.

310. Les liqueurs, que nous buvons, aident auſſi cette décompoſition, en macérant, diſſol-vant les alimens ſolides ; pourvû que par leur abondance elles n'énervent pas l'activité des ſucs digeſtifs, en les noyant dans un fluide étranger.

311. L'eſtomac agitant, triturant les alimens par ſes oſcillations, les atténue de plus en plus : il diviſe les maſſes d'alimens de même nature, qui, dans leur intérieur, pourroient ſuivre leur dé-génération ſpontanée ; il les diſperſe, les délaye

dans le reste de la pâte alimentaire, & interrompt, en l'éventant ainsi, cette fermentation spontanée qui les corromproit, en leur donnant une constitution trop étrangère à la nôtre, en y développant des propriétés incompatibles avec la nature humaine.

312. En mêlant ainsi les alimens, il (311) aide la combinaison de leurs divers principes, développés par la fermentation (305); variant continuellement le contact des molécules alimentaires, il les empêche de poursuivre leur dégénération spontanée, en continuant le même système de fermentation, qui varie, est différemment modifiée par l'abord & la réaction de nouvelles molécules alimentaires qui s'approchent d'elles pour s'en éloigner presqu'aussitôt; de sorte que leur dégénération spontanée, & même commune avec les autres molécules du voisinage, est continuellement interrompue & réprimée. Cette agitation les empêche de se corrompre, à peu-près comme l'eau courante, par le changement continuel de la position respective de ses molécules, est préservée de la corruption, qui survient dès qu'elle croupit. Ne pouvant suivre aucune espèce de fermentation particulière, continuellement entraînées dans différentes, ces molécules d'alimens se prêtent enfin plus facilement à la fermentation vitale par-tout uniforme des sucs digestifs, qui les attaquent de tous côtés, & sont plus disposées à participer à la vie animale.

313. Les molécules d'alimens, qui suivent la fermentation spiritueuse, acide ou putride, mêlées ensemble (305), se combinant en une substance moyenne, s'empêchent encore plus exactement de suivre leur dégénération spontanée, qui

développeroit chez elles des propriétés trop étrangères à la nature humaine.

314. Les sucs digestifs, formés par le mélange du mucus d'une nature acide, de la salive & du suc gastrique, qui sont d'une nature alkaline, savoneuse, peuvent également par la combinaison de leur principe acide, empêcher la putréfaction des alimens animaux, & corriger par leurs principes alkalins la disposition acide des végétaux, par conséquent, concourir à neutraliser le caractère des alimens, & empêcher leur dégénération spontanée.

315. Formant un levain vital, dirigé par le principe de vie (269), ils précipitent la fermentation dans les molécules d'alimens, qui ne sont pas encore assez décomposées, altérées, & qui ne fermentent pas assez vivement d'elles-mêmes; ils la soutiennent dans celles où elle est assez vive, la modèrent dans celles où elle est trop violente, & la suppriment enfin dans celles qu'elle corromproit par une altération ultérieure, & rendroit ineptes à la fermentation vitale. Aussi voyons-nous que la viande n'achève pas de se putréfier dans le ventricule des animaux carnivores, & que les substances végétales, qui, pendant leur première coction, avoient paru s'aigrir dans l'estomac des frugivores, sont changées dans le duodenum par le mélange de la bile, du suc pancréatique & le progrès de la digestion, en une substance fade, qui fournit un chile dont les principes acides, plus ou moins corrigés, neutralisés par les principes alkalins de la bile & du suc pancréatique, forment un tout douceâtre.

316. Pendant que cette fermentation (303...315) altérée, variée, dirigée par le principe de vie,

fortifiée par toutes ces caufes étrangères, détruit la conftitution des différens mixtes alimentaires, leur fait perdre leurs propriétés, leur aptitude à leur végétation particulière, & les difpofe à une fermentation moyenne & commune; les humeurs digeftives qui les pénétrent & les délayent, tâchent par leur réaction vitale, de fubftituer à la végétation particulière de ces alimens, la vie animale; elles font varier par leur combinaifon (220. 221) la proportion des autres principes au phlogiftique; elles modifient ce principe vivifiant, le difpofent par degrés à la fermentation vitale, dont le but n'eft plus deftructif, comme celui de la fermentation qui dominoit d'abord, mais de former de nouveaux fucs animaux, par une combinaifon particulière des principes alimenteux, féparés par cette décompofition de ceux qui font étrangers ou fuperflus à la conftitution de ces fucs.

317. La pâte alimentaire, mêlée avec des humeurs digeftives vivantes, d'autant plus animalifées, qu'elle pénétre plus avant dans le corps, eft forcée par leur réaction & leur combinaifon, de prendre un caractère plus animal, & de fe prêter davantage à fon animalifation. La falive lui a donné dans la bouche la première trempe d'animaléité; le fuc gaftrique, dans l'eftomac, lui en imprime une feconde; pendant qu'elle defcend par le duodenum, la bile & le fuc pancréatique lui en communique une nouvelle : l'union des fucs lymphatiques (338), dans les vaiffeaux chilifères, en fait prendre une autre au chile avant qu'il parvienne dans les vaiffeaux fanguins.

318. Les humeurs digeftives ainfi fortifiées(317) réagiffent avec plus d'énergie fur la pâte alimentaire, elles en dirigent bientôt toute la fermen-

tation au profit du corps qui les anime ; elles annullent la réaction de cette pâte, forcent son (575) phlogistique de se prêter à l'activité vitale, & de la vivifier symphatiquement : elles lui communiquent un caractère si animal, la font obéir à la fermentation vitale avec tant d'énergie, que les excrémens mêmes, qui n'ont-pu être convertis en sucs nourriciers, & qui font séparés des parties de cette pâte les mieux animalisées, se ressentent (335 & suiv.) de cette animalisation.

319. Le premier but de cette digestion, de cette décomposition, est évidemment de détruire la constitution étrangère, la végétation particulière, & les propriétés du mixte alimentaire, qui résultoient de la combinaison de ses principes dans une certaine proportion & dans un tel ordre d'aggrégation & d'organisation. Les sucs digestifs en viennent à bout, en introduisant, combinant dans ces mixtes ainsi décomposés de nouveaux principes, qui varient leurs proportions au phlogistique constitutif, en en chassant quelques autres, & en formant ainsi de leurs débris, de nouveaux mixtes plus analogues à la nature humaine, par ces combinaisons, qui produisent enfin des sucs nourriciers animaux, dont les sucs digestifs font une grande partie.

320. L'estomac est si exact à cette décomposition des alimens, pour abolir leur nature primitive, & leur donner par de nouvelles combinaisons, une nouvelle constitution plus analogue à la nature humaine, qu'il décompose le lait même, qui au premier coup d'œil paroît un chile tout formé, & devoir être admis tout de suite dans le sang. Les sucs digestifs donnent, par leurs principes alkalins, un caractère savoneux à sa partie butyreuse, délayent, neutra-

lisent en partie sa sérosité avec leur partie aqueuse:
sa partie caséeuse, coagulée d'abord par l'acide
du mucus, macérée par les sucs digestifs, vient
dans le duodenum, trouver les sucs pancréatique & bilieux; qui achevent de la dissoudre par
leurs principes alkalins, donnent à la partie butyreuse, un caractère plus savoneux, & par le
mêlange de l'huile animale de la bile, les ramènent enfin l'une & l'autre à l'état d'émulsion,
de lait combiné avec une grande quantité de sucs
vivans digestifs, fort différent du premier lait,
plus analogue à la nature humaine, & mieux disposé à la vie animale du corps humain, dont le
lait alimentaire n'étoit pas si susceptible.

321. Le vin est encore plus manifestement décomposé, détruit par la digestion : peut-être que
son principe spiritueux, ainsi que l'éthèré, le
phlogistique des aromats, &c. par l'union de
l'acide exalté, est changé en éther & en matière
huileuse, & que son acide est en partie neu-
tralisé par l'union des principes alkalins, des
sucs digestifs & des autres alimens. Quoiqu'il
en soit, après avoir renvoyé des vapeurs d'aigre
& de poussé, qui indiquoient sa fermentation &
sa dégénération putride dans l'estomac, il disparoît entièrement, converti ainsi que les autres
alimens, en une liqueur fade, douceâtre, sur-
tout quand il a parcouru le duodenum.

322. Enfin les propriétés de tous les alimens
disparoissent par cette première coction, plus ou
moins détruites, ou cachées dans de nouvelles combinaisons, qui enchaînent leur réaction,
leur végétation particulière, & les forcent de se
prêter à la fermentation vitale, de participer à
la vie animale.

323. Les sucs digestifs, délayés dans les li-

queurs que nous avons bues, dissolvent, extrayent les principes mucilagineux des alimens atténués, macérés, pour en faire la base des sucs nourriciers. Ce mucilage, dans la plûpart des végétaux, n'est pas combiné avec un assez grand quantité d'huile, pour pouvoir former tout de suite des sucs nourriciers animaux, capables de jouir de la vie animale. Il faut que la digestion y unisse cette portion d'huile manquant, ou bien qu'elle sépare les principes terrestres excédens, qui donnent à ce mucilage une constitution trop terreuse.

324 Delà (323) vient que les gommes & les mucilages, nourrissent moins bien que les farineux & les émulsifs. Les émulsifs contiennent visiblement une huile surabondante à leur mucilage, & qui suffit pour le convertir par son union en sucs nourriciers animaux. Dans les farineux, une élaboration particulière du mucilage y a, suivant M. Macquer, combiné ce surplus d'huile; une partie même de leur mucilage, plus huileux, a été tellement élaborée, qu'après avoir été séparée de l'autre, sous le nom de *matière glutineuse*, elle paroît avoir toutes les propriétés des mucilages animaux.

325. Les farineux contenant une quantité plus ou moins considérable, de ce mucilage glutineux, d'une constitution si analogue aux mucilages animaux, fournissent au corps un aliment capable de participer à la vie, & de se convertir aisément en sa propre substance. Aussi presque tous les animaux frugivores, guidés par le goût, recherchent avidement les graines farineuses, qui leur fournissent un aliment, pour ainsi dire, tout préparé à la vie animale, & les émulsifs, qui leur en fournissent tous les matériaux, rassemblés & faciles à combiner. Dans tous les pays, les hom-

mes s'approprient autant qu'ils peuvent, ces deux espèces de graines, qui flattent le plus leur goût.

326. Nous ne trouvons pas la même saveur dans les mucilages, les gommes & les graines mucilagineuses, qui étant d'une nature mucoso-terreuse, nous paroissent fades, insipides, & qui ne contenant pas assez d'huile pour convertir tout leur mucilage en sucs nourriciers animaux, ne nous procurent pas une pareille sensation de réparation nutritive. Nous en sommes bien moins nourris que par les émulsifs & les farineux; parce qu'ils ne peuvent fournir de sucs nourriciers, qu'en proportion du peu d'huile principe qu'ils contiennent, & qu'une grande partie de leurs principes terrestres, faute d'huile suffisante, étant inepte à la végétation animale, est séparée du mucilage, qui devient ainsi, proportionnellement plus huileux, & susceptible de la vie animale.

327. Ces mucilages (326) réduits en état d'émulsion, par l'addition d'une huile étrangère, peuvent se convertir entièrement en sucs nourriciers, & nourrissent beaucoup mieux. C'est pour cela, sans doute, qu'au rapport de M. Adanson, les Négres du Sénégal délayent dans leur lait, qui abonde en principes butyreux, la gomme arabique, afin de se procurer un aliment plus agréable & plus nourrissant.

328. Les mucilages déjà animalisés des animaux, devenus sucs lymphatiques, albumineux ou solidifiés, ont perdu, par excès d'animaléité, cette constitution huileuse (397. & suiv.), qui les rendoit propres à former les premiers sucs nourriciers animaux : il est nécessaire qu'ils la recouvrent, & ce n'est qu'en reprenant un nouvel état de crudité, par une espèce de décuite, qu'ils peuvent devenir susceptibles d'être assimi-

lés par une nouvelle coction, à la nature de l'homme qui doit s'en nourrir. Les sucs digestifs les macèrent, les dissolvent, & par la combinaison du principe acide du mucus & des alimens végétaux exalté par la fermentation digestive, avec le principe phlogistique qui abonde dans ces mucilages animaux, ils en regénérent la constitution huileuse. Mais il leur est bien plus facile, plus expéditif, d'y unir, combiner une nouvelle huile, qui, altérée par la coction du ventricule, & rancissant, réagira par son principe acide sur ce mucilage d'une nature alkaline, & s'y combinera facilement (500 & suiv.).

329. C'est à quoi sert en partie, la graisse contenue dans le tissu cellulaire des chairs, dont nous nous nourrissons, & qui a l'usage de l'huile non combinée des substances émultives. Aussi trouvons-nous la chair des animaux gras (508) plus savoureuse, plus agréable, plus facile à digérer que celle des animaux maigres, notre palais reconnoissant d'avance dans la première tous les matériaux des sucs nourriciers. Il n'en est pas de même de la chair des animaux maigres, que nous pouvons comparer aux substances simplement mucilagineuses (326); le défaut d'huile les rend insipides & moins agréables.

330. Le jaune d'œuf, qui est une vraie émulsion animale, flatte mieux notre palais que le blanc (398), qui n'est qu'albumineux, pas assez huileux : il se digère facilement ; au lieu que pour la digestion du blanc d'œuf, & sur-tout des chairs maigres, si l'estomac ne contient pas assez de sucs huileux pour y ajouter, il faut qu'il en fasse par la combinaison d'un acide étranger à ces mucilages animaux fort chargés de phlogistique, & qu'il sépare de ces mucilages une partie des principes terres-

tres, pour n'en conferver que la quantité qui peut avec cette huile régénérée, produire des vrais fucs émulfifs.

331. Quant aux autres fluides animaux qui contiennent beaucoup de mucilage ; le mucus (366. 474) qui diffère très - peu du mucilage végétal, & qui dans les frugivores, n'eft peut-être que celui-ci très-peu altéré, auquel il n'y a encore que très-peu de nouvelle huile combinée ; eft comme le mucilage végétal, peu nourriffant, fi par l'union d'une nouvelle huile, il ne prend un caractère émulfif. Le lait eft une véritable émulfion, fuffifamment chargée d'huile, mais que l'eftomac décompofe (320) pour fe l'approprier. Les fucs gélatineux (388), qui font manifeftement fort chargés d'huile déjà combinée au mucilage, font fort nourriffans & de facile digeftion : leurs principes étant encore peu unis entr'eux (387), les fucs digeftifs les féparent facilement, pour les combiner dans les proportions convenables à la nature humaine.

332. Il n'en eft pas ainfi du fang (389) qui, quoique fort huileux & auffi nourriffant qu'il peut l'être, relativement à la quantité de fucs gélatineux & lymphatiques qui lui font mêlés, eft cependant plus difficile à digérer. C'eft une humeur déjà animalifée, difpofée à la vie particulière de l'animal dont on l'a tiré, & dont les principes, plus intimement combinés, mieux unis, réfiftent davantage à leur féparation, néceffaire cependant, pour que la digeftion s'en faffe.

333. Le premier but de la coction animale, eft donc d'incorporer aux mucilages la quantité d'huile néceffaire, pour leur procurer par fa combinaifon, de l'aptitude à la vie animale : celui de la digeftion eft feulement de l'unir à ces mucila-

ges, afin qu'elle se trouve ensuite à portée pour cette combinaison. Le mucilage dissous dans les fluides digestifs & alimentaires, forme par le mélange de cette huile, une véritable émulsion demi-animale, dans laquelle sont également dissous tous les principes salins extractifs des alimens, & qui, modifiée par la combinaison des sucs digestifs, participe à leur aptitude à la vie animale.

334. Ces sucs nourriciers, ainsi (333) ébauchés dans les premières voies, exprimés, séparés par la contraction des intestins, des débris terrestres des alimens, passent sous le nom de *chile* dans les vaisseaux lactés du canal alimentaire, qui, par leur é ection organique, se dirigent vers eux, & les attirent dans leurs cavités dilatées ; pendant que la matière terrestre, fibreuse, non nutritive, condensée, épaissie par cette expression & cette résorption du chile, agitée par les mouvemens péristaltique & anti-péristaltique du canal intestinal, précipitée peu-à-peu par ce mouvement péristaltique, descend vers l'anus, pour s'amasser sur le sphincter dans l'intestin rectum & le colon.

335. Cette matière terrestre excrémentitielle, cessant de participer à la vie animale, à mesure que les principes nutritifs, & les sucs digestifs qui la lui communiquoient par leur mélange, en sont séparés par la résorption des vaisseaux lactés (334), se corrompt bientôt par un mouvement de putréfaction que l'air y fait naître, & la dégénération spontanée de ses parties, dont la constitution étrangère n'a pas été totalement détruite par la digestion. Cependant le caractère animal que les sucs digestifs y ont imprimé, & que les excrémens animaux qui y sont mêlés continuent d'y maintenir, fait que ces excrémens

affectent

affectent à peu-près la même corruption putride, à laquelle tendent toutes les fubftances
animales, dès qu'elles ont perdu leur aptitude à
la vie.

336. Cette efpèce de corruption (335), modifiée par la dégénération fpontanée des débris des
alimens qui en font encore fufceptibles, domine
d'autant plus fenfiblement, que la digeftion a été
plus parfaite ; enforte que les excrémens, par
une efpèce de putréfaction animale particulière,
non-feulement à l'efpèce de l'animal, mais encore
à chaque individu, répandent une odeur qui fuffit
pour faire diftinguer l'efpèce & l'individu auquel
ils appartiennent. Cette odeur, quoique confervant toujours à peu-près le même caractère indi-
viduel animal, varie cependant fuivant l'état de
la fanté, la force des agens de la digeftion & la variété des alimens, qui, après avoir fubi la fermentation animale, confervent encore plus ou moins
de difpofition à leur dégénération fpontanée.

337. Ces excrémens qui commencent à fe corrompre, dès qu'ils ont paffé dans les gros inteftins, moleftant ceux qui les contiennent (334)
par leur acrimonie exaltée de plus en plus, ou
furchargeant le fphincter par leur poids, follicitent le corps à leur expulfion. Le canal inteftinal, par une violente contraction périftaltique,
réitérée à plufieurs reprifes, (aidée par celle du
diaphragme & des mufcles abdominaux, qui ré-
tréciffent l'abdomen & repouffent dans le petit
baffin vers l'anus, ces matières fécales avec le canal inteftinal), expulfe ces excrémens par l'anus,
qui, par le relâchement fympathique de fon
fphincter, prête alors à fa dilatation, à fon ouverture. Dès que les efforts pour cette expulfion

K

ceſſent de la part du canal inteſtinal, & ſur-tout des cloiſons muſculeuſes du bas-ventre ; le ſphincter de l'anus par ſa contraction, bouche ſon ouverture, & ſes releveurs le ramènent dans le petit baſſin, d'où il avoit été repouſſé par les efforts pour la déjection des matières fécales.

338. Le chile extrait (334) des alimens par les vaiſſeaux lactés, porté par eux à travers les glandes du méſentère, dans le réſervoir de Pecquet, & le canal thorachique, ſe mêle, chemin faiſant, avec la lymphe (534) qui revient de toutes les parties du corps par les vaiſſeaux lymphatiques, & qui a été plus ou moins altérée, décuite par le mélange de la graiſſe & des ſucs laiteux des glandes conglobées, & rapprochée de l'état gélatineux ; mais qui, conſervant encore un caractère fort animal, le communique par ſa combinaiſon au chile, avec lequel elle eſt triturée par les oſcillations des vaiſſeaux lymphatiques, corrige ſon caractère aceſcent par ſa nature alkalin, diminue ſon hétérogénéité, & lui donne une conſtitution plus analogue à la nature humaine.

339. Ce chile, tombant (338) goutte à goutte du canal thorachique dans la ſouclavière gauche, délayé dans une grande quantité de ſang, peut moins en altérer la fermentation par ſon hétérogénéité, ſa réaction : il eſt au contraire bientôt contraint de ſe prêter à la végétation animale, étant attaqué de toutes parts par ce fluide déjà animaliſé, qui l'entraîne d'autant plus facilement dans un même mouvement de fermentation vitale, qu'il eſt lui-même (le chile) réduit en plus petites molécules, qui, privées de la force végétative particulière à leur aggrégation, n'oppoſent qu'une foible réſiſtance à leur animaliſation.

340. Car ces molécules du chile, formées par une grande quantité de principes alimenteux combinés aux sucs digestifs, conservent encore une partie des propriétés & de la nature de l'aliment dont elles ont été extraites, quoique plus ou moins modifiées par la combinaison des principes d'alimens d'espèce différente, plus ou moins altérées par la réaction des humeurs animales, que la digestion & une première coction animale y ont combiné.

341. Ces propriétés étrangères de l'aliment, subsistant encore dans ces sucs nourriciers, se manifestent dans le lait, qui est formé par la concentration de ces molécules chileuses, séparées, en quelque sorte, des humeurs animales. Ces molécules ainsi ramassées, reprenant en partie leur ancienne constitution, recouvrent par cette aggrégation, leur force végétative particulière, que le peu d'humeurs animales qui s'y trouve mêlé, est moins en état de modifier : se fortifiant même mutuellement par cette aggrégation dans leurs propriétés particulieres, dans cette réaction qu'elles peuvent exercer au-dehors, elles se font mieux sentir. Aussi le goût, l'odeur, les propriétés médicamenteuses des alimens, se retrouvent plus ou moins sensiblement dans le lait.

342. La coction animale en décomposant ces molécules du chile (371. 372), y introduisant de nouveaux principes, en séparant d'autres, pour leur donner une nouvelle constitution, y combinant des humeurs animales, en forme un composé qui devient de plus en plus animal, à proportion qu'il perd cette constitution étrangère, & en prend une plus analogue à la nôtre, & que le progrès de l'animalisation perfectionne ensuite.

343. Mais fi quelques parties du chile (342), trop difficiles à décompofer, altérer, confervent toujours leur conftitution étrangère, réfiftent & fatiguent inutilement les agens de la coction animale ; alors le principe de vie qui la dirige, prend le parti de les féparer du chyle, & de les expulfer du corps par quelque excrétion.

344. Ces principes étrangers (343), animés par l'attaque des agens de la coction animale, dégagés de leur union avec les autres parties du chile, exaltés par cette féparation, réagiffant plus à nud & avec plus d'énergie dans leur voifinage, fur telle ou telle efpèce d'humeur fécrétoire dans laquelle ils ont été rejettés en certaine quantité, altèrent fa conftitution, la font participer à leurs propriétés, ou du moins la modifient fenfiblement. C'eft ainfi que notre haleine fent l'ail que nous avons mangé ; que les urines fentent la violette, quand on a pris de la térébenthine ; fans doute à raifon du nouveau compofé qui réfulte de l'union des principes odorans de la térébenthine & de l'urine, qui fe modifient mutuellement pour produire cette nouvelle odeur.

345. Les humeurs encore crues, (la graiffe, par exemple, qui (462) n'a fubi que la plus légère coction), confervent en partie leur nature étrangère, & communiquent leurs propriétés, leur goût, leur faveur, leur odeur, &c. aux parties qu'elles rempliffent, d'autant plus fenfiblement, qu'étant plus abondantes, conftituant une plus grande portion du mixte animal, elles y font mieux dominer leurs propriétés, & altèrent davantage fa conftitution. La chair des cochons, nourris de coquillages fur les bords de la mer,

fent l'huile de poiffon, fuivant Vanhelmont ; le lapin fent le chou dont on l'a nourri, les oifeaux qui vivent dans les marais, fentent le marécage, la chair du cochon nourri de glands, a quelque chofe d'acerbe au goût, &c.

346. Mais, fi s'abftenant de nourrir l'animal avec des alimens fi hétérogènes à fa conftitution, on lui en donne pendant quelque tems de meilleurs, & qu'il puiffe animalifer plus facilement, alors les humeurs crues (345), qui fentoient trop l'ancien aliment dont elles provenoient, altérées de plus en plus par le progrès de l'animalifation, perdent leur conftitution étrangère, prennent celle de l'animal qui achève enfin de fe les affimiler, ou font rejettées par les excrétions, lorfqu'elles ne peuvent abfolument s'affimiler à la nature animale ; enforte que, difparoiffant du corps, les qualités qu'elles lui communiquent, s'évanouiffent par degrés, & difparoiffent enfin totalement. La chair des porcs nourris de gland, perd fon goût acerbe, quand on a foin de les engraiffer avec du fon, quelque tems avant de les tuer ; celle de lapins élevés avec le chou, perd ce goût défagréable, fi l'on s'abftient de leur donner ce mauvais aliment quelque tems avant leur mort.

347. En réfléchiffant fur le foin qu'a la nature, de décompofer les mixtes alimentaires, de les combiner avec des humeurs animales, de les difpofer par degrés à l'animaléité, avant de les admettre dans l'intérieur du corps, & fur le foin qu'elle a de tranfmettre goutte à goutte le chile dans les vaiffeaux fanguins ; on ne fera point furpris des effets de la tranfufion, qui introduifoit tout de fuite un mixte étranger dans la maffe du fang, avec toute fon hétérogénéité, abfolument inepte

à la vie animale d'un autre individu, & qui devoit
par sa réaction, l'énergie de sa végétation particulière, troubler la fermentation vitale des humeurs, & bouleverser toute l'économie animale.
Cette transfusion étoit suivie de frissons, de fièvres, de phrénésies, pissemens de sang, inflam-
mations, gangrenes, &c. & d'une prompte mort.

348. Si M. Fouquet a nourri un lapin pendant
plusieurs jours, en injectant plusieurs fois dans la
journée du lait écrêmé, très-aqueux, dans le tissu
cellulaire, par une plaie faite à l'aîne de cet animal ; c'est sans doute que les vaisseaux sanguins &
lymphatiques ne pompoient ce lait que peu-à-peu,
& l'élaboroient à proportion. Néanmois la coction
de cet aliment, d'une constitution très-analogue
au chile, mais qui parvenoit au sang sans aucune
digestion préliminaire, étoit beaucoup plus difficile, & il falloit de violens efforts fébriles pour
la faire.

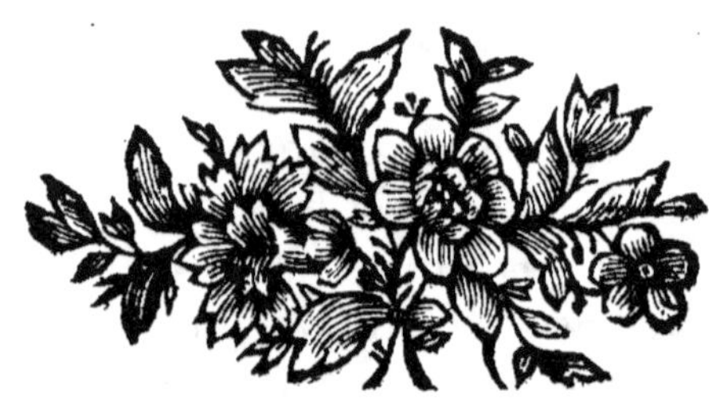

SECTION IV.

De la coction des humeurs & des sécrétions en général.

CHAPITRE PREMIER.

De la sanguification & de la conversion du sang en sucs lymphatiques.

349. LE chile délayé (339) dans le sang , plus leger que lui, est rejetté à l'extérieur de la colonne de ce fluide qui circule , & dont les globules rouges tiennent le milieu. Il est atténué contre ces globules , qui circulent avec plus de vîtesse , par les oscillations des vaisseaux. Cette agitation continuelle favorise (309) le mouvement intestin qui doit l'altérer.

350. A l'extérieur de cette colonne de sang , le chile est trituré avec les sucs lymphatiques , que leur forme filamenteuse rend moins propres à la circulation , & qui sont rejettés de l'axe du vaisseau contre les parois. Il est encore mêlé avec les autres humeurs récrémentitielles & excrémentitielles , qui étant spécifiquement plus légères ou moins propres à la circulation , s'éloignent de l'axe du vaisseau , & s'approchent de ses parois.

351. Mais son mêlange , sa combinaison avec la lymphe est la plus importante. L'union de ce mucilage animal & péchant quelquefois par excès d'animaléité , donne à l'émulsion du chile une

K 4

conſtitution plus mucilagineuſe , un caractère plus animal.

352. C’eſt ſans doute à la combinaiſon imparfaite de cette lymphe [351], qui ſe fait d’abord dans les vaiſſeaux lymphatiques & ſanguins, plutôt qu’à l’animaliſation du mucilage chileux , qu’il faut attribuer les propriétés glutineuſes de la partie caſéeuſe du lait, qui ſeroient les mêmes que celles de la lymphe , ſi elles n’étoient pas modifiées par la combinaiſon du mucilage alimentaire , & ſi ces ſucs lymphatiques combinés au chile, n’étoient pas altérés plus ou moins par ſon acide.

353. Le lait formé du mucilage & de l’huile alimentaires , combinés avec des huiles & des mucilages animaux , participe de l’une & de l’autre nature. Il retient plus ou moins de la ſaveur & des propriétés des alimens ; étant demi-animal , diſpoſé à la vie , il participe aux affections du corps. Hofmann a obſervé que le lait d’une nourrice en colère avoit cauſé des convulſions à ſon enfant ; le virus vérolique , rachitique , ſcrophuleux , &c. ſe communiquent par l’alaitement. On voit cependant des femmes attaquées de maladies graves alaiter impunément leurs enfans ; ſans doute qu’alors les virus morbifique n’eſt pas ſi contagieux , & exige une conſtitution du corps favorable à ſon action , qui peut ne pas ſe trouver pour le moment dans l’enfant alaité.

354. La lymphe unie au chile [351], fait à ſon égard l’effet d’un ferment animal , corrompu par excès d’animaléité : elle en précipite la fermentation vitale , en lui communiquant l’eſpèce de végétation animale , par laquelle elle ſe conſume pour l’entretien de la vie.

355. L’eſprit vital du ſang , dans lequel le chile

est délayé [339], oblige encore plus efficacement par sa réaction [575] le phlogistique alimentaire, de se prêter à la fermentation animale, de participer à la vie, & de concourir à l'animalisation du chile avec lui, de même que le phlogistique de la flamme, qui est dans l'état d'ignition, provoque cet état de déflagration dans le phlogistique des corps inflammables. Cette fermentation vitale est animée par l'influence de l'air (224) demi fixé par le poumon, dont le chile mêlé au sang vient d'abord se charger dans les vaisseaux pulmonaires (1), & fortifiée par les oscillations des vaisseaux (349), & par la chaleur animale que le principe de vie excite pour faire la coction de son aliment.

356. La nature décompose d'abord le mucilage & l'huile alimentaires, afin d'en séparer par l'action répulsive du phlogistique intermédiaire animé, dirigé par elle, les principes hétérogènes ou superflus à la constitution des sucs nourriciers animaux, ou même qui, en modifiant différemment ce phlogistique par leur combinaison, l'empêchent de se prêter parfaitement à la vie animale. Par l'attraction sympathique qu'elle détermine à son gré entre les différens principes de ses humeurs, elle fait pénétrer dans le mucilage alimentaire, ceux qui lui sont nécessaires, pour le transformer en sucs nourriciers animaux, tels que l'huile, l'eau, les principes phlogistiques, alkalins-fixes ou volatils, &c.

357. Les principes surnuméraires dans certaines molécules du chile ainsi rejettés [356], sont admis dans celles où ils manquent, ou s'ils sont absolument superflus & même nuisibles à la constitution présente de nos humeurs, gênent ou troublent l'économie animale, ils sont expulsés du

corps par différentes excrétions, de même que tous les principes non nutritifs, qui diffous dans le chile, fe font introduits avec lui dans le fang : comme les principes falins, terreftres, &c. ineptes à la vie animale, & qui par leur fubtilité, ont pu s'infinuer dans les vaiffeaux.

358. L'*animalifation* du lait, premier produit du chile, confifte principalement dans l'altération particulière qu'éprouvent, pendant leur combinaifon mutuelle par la coction animale, fon mucilage & fon huile, ou fes parties caféeufe & butyreufe, qui conftituent les fucs nourriciers. Confidérons d'abord quel eft en général l'effet de l'animalifation fur chacun de ces mixtes & le réfultat de leur combinaifon. Nous examinerons enfuite plus particulièrement dans la fection fuivante, les différentes efpèces d'humeurs, formées par la combinaifon des principes phlogiftiques, aqueux, huileux & muqueux, combinés dans diverfes proportions & plus ou moins animalifés.

359. La première altération qu'éprouvent les huiles par la coction animale, c'eft l'exaltation de leur principe acide, qui eft ébranlé dans fon union avec les autres principes, difpofé à s'en dégager, & à faire fentir fon action au dehors ; enforte que les fucs huileux ranciffent d'autant plus facilement qu'ils font plus près de l'état graiffeux : le beurre rancit plus vîte que l'huile, & la graiffe plutôt que le beurre.

360. Le progrès ultérieur de l'animalifation détruit infenfiblement l'acide exalté [259] de la graiffe, le diffipe fous la forme de différens gas acides méphitiques, le convertit en terre, le fait difparoître en partie du nombre des autres principes conftitutifs de l'huile ; qui deviennent à

proportion furabondans dans ce mixte, & modifient par leur réaction les propriétés fenfibles de l'acide qui refte. Ce refte d'acide embarraffé dans une plus grande quantité de terre & furchargé proportionnellement de phlogiftique, acquiert un caractère alkalin, & fait de la graiffe, un compofé favoneux, très-peu différent de la bile, & qui peut facilement fe convertir en cette humeur récrémentitielle.

361. L'animalifation pouffée plus loin, détruit infenfiblement la plus grande partie de cet acide [360] reftant encore dans l'huile, exalte le phlogiftique & le fait furabonder. Celui-ci étant d'une nature fpiritueufe, très-active, animé d'ailleurs par la vie animale à laquelle il participe, fait dominer à la longue fes propriétés dans le réfidu graiffeux; le modifie, l'atténue, le raréfie, le fait participer à fa legèreté, le volatilife enfin.

362. Auffi l'huile qu'on retire des folides animaux, [celle de Dippel, par exemple], & qui eft parfaitement animalifée, eft extrêmement fubtile, pénétrante, volatile, éthérée, & d'une nature alkaline-volatile, prefque toute phlogiftique, au lieu que la graiffe & le beurre, comme les huiles végétales, ne donnent que de l'acide à l'analyfe chymique. La bile, humeur demi animalifée, fournit bien de l'alkali-volatil, mais beaucoup plus de principes alkalins fixes & de la nature de la bafe alkaline du fel marin, & même du fel marin avec d'autres fels de la nature du fucre fuivant M. Cadet, dans lefquels par conféquent il fe trouve encore de l'acide, tandis que l'huile vraiment animale, à raifon d'une animalifation parfaite, ne contient pas un feul atôme d'acide, ni même d'alkali fixe; tous fes

principes falins ayant été volatilifés & convertis en alkalis volatils.

363. L'huile animale, celle de Dippel, par exemple, eft auffi la plus fpiritueufe, la plus volatile, s'altère d'elle-même en très-peu de tems à l'air libre par la diffipation de fes principes fpiritueux, s'épaiffit en fe chargeant du gas acide méphitique de l'air, & paroît perdre toutes fes propriétés. La graiffe au contraire beaucoup plus pefante, peu altérée par l'animalifation, s'altère beaucoup plus lentement à l'air libre, & ne fe volatilife qu'à un degré de chaleur capable de la décompofer. L'animalifation volatilife, augmente par degrés la legèreté fpécifique des huiles d'une manière fi fenfible, que les huiles animales furnagent dans l'huile d'olives, ainfi que Gumilla le rapporte de l'huile de tortue dans fon hiftoire de l'Orénoque.

364. Enfin, l'extrême animalifation anéantit tout l'acide de l'huile animale, détruit fa nature alkaline-volatile, la réduit en quelque forte à fes principes phlogiftiques, la change en une matière éthèrée, phlogiftique, qui n'ayant plus d'union avec le principe aqueux & terreftre, faute de l'intermède acide qui l'y uniffoit, s'en fépare & s'évapore du corps.

365. C'eft ainfi que (364) fe détruit, par excès d'animalifation, la conftitution huileufe de l'huile animale, dans les folides mêmes dont elle étoit devenue principe conftituant; que les humeurs & les folides altérés par le progrès de l'animalifation, ayant perdu leur conftitution huileufe-phlogiftique, font, par la diffipation de ce phlogiftique réduits à leurs principes terreftres, rendus comme cretacés & mafqués par un acide

ou sel phosphorique vitrescible, peut être le dernier produit de cette huile détruite par l'animalisation excessive qu'elle a subi. C'est ainsi que l'huile se consume dans le corps vivant, par la vie même, quand la nature l'y laisse atteindre son dernier degré d'anéantissement, ne l'ayant pas expulsé auparavant par quelque excrétion.

366. La première coction animale exalte pareillement le principe acide du mucilage chileux ; qui, par sa réaction sur les autres principes, les dispose à l'acescence, & fait sentir ainsi dégagé, son action au dehors, d'autant plus promptement qu'il a été plus exalté par la coction animale. Le mucus animal s'aigrit plus vite que le mucilage végétal délayé dans l'eau ; le bouillon formé par un mucilage plus animalisé (476), s'aigrit plutôt que le mucus.

367. L'acide de ces mucilages animaux exalté par la coction animale, altéré par un premier degré d'alkalisation, qui commence à lui être imprimé par cette coction, ou communiqué par la combinaison d'humeurs animales d'une nature alkaline, excite foiblement cette fermentation acide, que ces mucilages éprouvent beaucoup plutôt & avec beaucoup moins de chaleur que le mucilage végétal : ils font d'autant plus disposés à la putréfaction, que leur animalisation est plus avancée. Le *mucus* se putréfie plutôt que le mucilage végétal, qui conserve plus long-tems son acidité, développée par un premier degré de fermentation ; il ne se putréfie pas si vîte que le bouillon, qui ayant subi un plus grand degré de coction animale, une plus grande altération de son principe acide, en est plus disposé à l'alkalescence, à la putréfaction des sucs animaux.

368. Mais ce qu'il y a de plus admirable ,

c'eft l'art avec lequel cette première coction, en détruifant la nature acide du mucilage & de l'huile chileux, les combine enfemble, pour en former des fucs nourriciers animaux. Dans les émulfions pharmaceutiques, l'adhérence de l'huile au mucilage eft fi foible, que la feule décoction fuffit pour les décompofer. Dans l'émulfion animale du chile, & furtout dans le lait, cette adhérence eft fortifiée par l'intermède des principes alkalins, fixes ou volatils des humeurs animales & même des alimens, qui donnant à l'huile un caractère favoneux, facilitent fon union au mucilage, dont ils neutralifent en partie l'acide. Cette union, cette adhérence devient d'autant plus intime & d'autant plus forte, que le progrès de l'animalifation alkalife davantage les humeurs nutritives. Auffi la partie butyreufe ne fe fépare guères du lait, que quand il vient à fe décompofer par fon acefcence.

369. La coction animale achève infenfiblement la combinaifon de la partie butyreufe & caféeufe du lait, exalte, altère, alkalife par degrés fon principe acide, qui, par le progrès de l'animalifation, dégénére enfin en alkali-volatil. La partie butyreufe rancit donc par degrés, prend un caractère bilieux, & forme avec la partie caféeufe, également difpofée à l'alkalefcence par l'animalifation, un compofé favoneux animal.

370. Le lait rancit, par l'exaltation de fes principes falins, qui s'alkalifent & faturent fon acide, devient falé, amer (à caufe de fa partie butyreufe (360) qui acquiert une conftitution bilieufe par l'animalifation), prend par vetufté dans le corps de la nourrice un goût urineux, une odeur comme ammoniacale, infupportable à l'enfant qu'elle alaite, perd fon apparence d'émulfion, jaunit,

devient plus fluide, & dégénére en sérosité *gé-latineuse* du sang. Heister a éprouvé que le lait jaunit en bouillant avec des alkalis.

371. Cette plus grande fluidité (370) que le lait acquiert par le premier progrès de l'animalisation, facilite la combinaison intime de l'huile & du mucilage alimentaires : ce mucilage est alors extrê-mement rarefié ; l'huile le pénètre & s'incorpore intimement avec lui. Le mucilage & l'huile ame-nés à l'état savoneux, se dissolvent dans le véhi-cule aqueux du sang, pendant que la nature dé-termine le phlogistique de ce mucilage à rejet-ter (356) les principes hétérogènes, qu'elle pres-sent capables d'empêcher par leur combinaison, l'aliment de se prêter parfaitement à l'activité vi-tale, de même que le feu par sa réaction dissipe, expulse d'abord par la fumée, l'eau superflue du bois & les autres principes qui ne se prêtent pas assez à l'inflammation, & par cette dessication, le rend plus inflammable. La nature au contraire attire dans le mucilage les principes nécessaires pour le perfectionner, & qui, par leur combi-naison, en font un mixte plus analogue à la nature humaine, & mieux disposé à la vie animale.

372. Ce n'est en effet que cette parfaite dé-composition (371) du mucilage alimentaire, pour en former, par la combinaison de principes étran-gers, tirés des autres alimens ou des humeurs déjà animalisées, un nouveau composé plus animal ; qui abolit absolument la nature hétérogène de l'ali-ment, en détruit sans retour la végétation par-ticulière, & le rend susceptible de la vie ani-male, de se tranformer en notre propre substance, & de se convertir ensuite en sucs nourriciers de nos différentes parties.

373. Cependant quand la constitution de quel-

ques principes alimentaires eſt moins étrangère ou même analogue à celle de quelques uns de nos ſucs nourriciers , & qu'elle eſt d'ailleurs difficile à changer ; la nature paroît la négliger , & employer aſſez indifféremment ces principes , facilement modifiés & diſpoſés à la vie animale par la combinaiſon des autres principes ; elle en fait les ſucs nourriciers animaux auxquels ils ſont le plus analogues. Le principe colorant de la garence entre dans la compoſition des ſucs oſſeux , le fer (390) vient dans les pâles couleurs animer & colorer le ſang , &c.

374. La nature ſait donc attirer dans les ſucs alimentaires les principes qui, par leur union, leur donneront une conſtitution plus propre à la vie animale , & qu'elle ne pourroit produire que par un excès de travail , de coction animale. C'eſt par la combinaiſon de la lymphe la plus alkaliſée par un excès d'animaliſation, & même des principes alkalins que l'animaliſation a trop développés , & qui, ſans cet emploi, ſeroient excrémentitiels , qu'elle corrige la nature trop crue, trop acide de l'aliment , tandis que par cette combinaiſon, elle renouvelle & régénère ces vieilles humeurs (534).

375. Nous voyons journellement que l'abus des alimens trop acides , trop rafraîchiſſans , cauſe des fièvres & rend leurs exacerbations plus violentes par ſa continuation, à cauſe des efforts extraordinaires que le corps eſt obligé de faire pour les animaliſer, les alkaliſer, leur donner enfin une conſtitution propre à la vie animale : & même le corps incapable de ſe les aſſimiler, ſuccombe, ſe laiſſe maîtriſer par leur réaction, s'engourdit , ſe refroidit , languit , perdant par degrés plus ou moins de ſon aptitude à la vie ;

qui

qui eſt altérée, modifiée par la réaction de ces principes étrangers (379).

376. Dans ce cas (375) pour ſoulager le corps, l'exempter de ces violens efforts fébriles qu'il eſt obligé de faire, pour le ranimer & lui rendre ſon aptitude à la vie ; il ne faut qu'employer des médicamens d'une autre nature, qui par leur combinaiſon corrigent la conſtitution trop acide des humeurs, les diſpoſent à ſe prêter plus facilement à l'alkaliſation, à la coction animale, & les rendent plus propres à la vie.

377. Pour faire ceſſer cette chaleur fébrile qui nous moleſte en carême, à cauſe du régime végétal aceſcent, il ne faut que revenir à l'uſage des viandes alkaleſcentes, qui nous rendent bientôt notre première conſtitution & notre vigueur. L'inſtinct qui nous ſert toujours bien, nous les fait appéter alors, comme ce qui nous convient le mieux, & leur première réaction ſur l'eſtomac (272) tendant à corriger, modifier celle des humeurs trop crues ſur le corps, nous reſtaure, avant même que par leur combinaiſon, elles aient amélioré la conſtitution de nos fluides.

378. Quand les humeurs animales péchent au contraire par excès d'animaléité, la nature fait également employer la crudité des alimens (374), & leur nature acide, pour régénérer ces humeurs par cette combinaiſon.

379. Ces principes étrangers modifient par leur réaction, le ſyſtême de vie animale, & par leur combinaiſon, produiſent une conſtitution, une manière d'être des humeurs plus ou moins propre à la vie, qui eſt plus ou moins altérée, troublée par eux, lorſqu'abondant dans le corps, ils dominent trop ſur ſes autres principes conſtitutifs. Les acides pris en trop grande quantité,

L

nous engourdiſſent, en empêchant par leur vertu antiſeptique, la fermentation vitale des fluides, & en diminuant la chaleur animale qui la favoriſe. Les alkalis au contraire, en précipitant, par leur vertu ſeptique, l'alkaliſation des humeurs, leur animaliſation, nous animent trop vivement. Les ſpiritueux, les aromats, &c. raréfient, volatiliſent les fluides, & les diſpoſent à ſe diſſiper plus abondamment par la tranſpiration. La ſeule chaleur des boiſſons augmentant l'activité du phlogiſtique animal, lui fait opérer le même effet, que s'il abondoit dans le corps, raréfie, diſpoſe à la tranſpiration une plus grande quantité d'humeurs. Les médicamens ſpécifiques, introduits dans le corps, corrigent la conſtitution morbifique de ſes fluides, qui dépend ſouvent du mêlange d'un virus hétérogène : le mercure enchaîne, détruit le virus vénérien, le ſoufre le pſorique, &c.

380. La fièvre eſt un travail extraordinaire plus ou moins violent, troublant plus ou moins toute l'économie animale, auquel le corps vivant eſt obligé de ſe livrer, pour dompter des matières hétérogènes, qui réſiſtent trop à leur coction & moleſtent le corps par leur hétérogénéité. Auſſi ſurvient-elle ordinairement à la ſuite des indigeſtions, d'une digeſtion laborieuſe ; lorſque la première coction des alimens par les agens de la digeſtion, ayant été difficile, imparfaite, il reſte plus à faire aux vaiſſeaux ſanguins, les organes de la ſeconde coction.

381. Le friſſon, le tremblement précédent l'action (661) de ces vaiſſeaux, qui attirent (678) les forces vitales du corps, pour ſe livrer plus efficacement à ce travail difficile de la ſeconde coction. Par ces efforts fébriles (380) le corps vivant s'aſſimile les ſubſtances hétérogènes qui ſont

susceptibles d'être assimilées, sépare toutes les autres des principes nutritifs de la masse du sang, & les dispose à être expulsées du corps par diverses excrétions, ou déposées sur quelque partie pour le bien-être du reste du corps. Le pouls plus fréquent & plus fort indique la violence des oscillations des vaisseaux, qui atténuent la matière morbifique. La chaleur extraordinaire manifeste la violence de la coction. Le frisson qui survient à la fin de l'accès, annonce les matières disposées à quelque excrétion critique, qui va se faire, & dont l'abondance soulage le corps, en le délivrant de la matière morbifique ainsi préparée. Les humeurs dépurées, mieux élaborées, reprennent leur aptitude à la vie animale, toutes les fonctions se rétablissent, & le corps récouvre la santé.

382. La matière morbifique ayant été déposée sur quelque partie, par une dépuration critique du sang (381), la partie qui s'en trouve ainsi surchargée; molestée par elle, en entreprend seule la coction : elle provoque sympathiquement le frisson (661), pour s'approprier une plus grande partie des forces vitales, entre en érection, se raréfie, attire plus de sang dans ses vaisseaux & dans son tissu spongieux par les pores dilatés de ses vaisseaux, afin d'y attaquer plus efficacement la matière morbifique qui s'y est épanchée, à l'aide de ce fluide, le principal (417. 418) agent de la coction animale. Les oscillations redoublées de ses solides atténuent la matière morbifique, précipitent sa décomposition, favorisent sa coction, aidée par la plus forte chaleur de la partie. Cette matière morbifique, élaborée par ces efforts fébriles locaux, est assimilée aux humeurs animales, ou disposée à diverses

excrétions, & reprife dans la maffe du fang pour être expulfée par différens couloirs, ou s'évapore de la partie qui la contient : alors il y a réfolution de l'inflammation.

383. Quand elle eft de trop difficile coction & trop pefante pour s'évaporer de la partie qui la contient, lorfqu'elle ne pourroit d'ailleurs rentrer dans les vaiffeaux fans inconvénient, & qu'elle ne réagit pas avec beaucoup d'énergie fur le corps vivant; la nature l'enveloppe avec les fucs lymphatiques, dont elle enduit les folides de cette partie, & qu'elle folidifie enfuite, afin de fixer, emprifonner dans cette partie la matière morbifique, & d'annuller fa force délétère : l'inflammation, dans ce cas, fe termine par le fquirrhe.

384. Cette terminaifon eft plus heureufe & plus commune dans l'inflammation éréfipélateufe, que dans la phlegmoneufe. D'abord la nature étend, difperfe dans les vaiffeaux & le tiffu cutanés voifins, la matière morbifique dépofée fur quelque partie, en achève la coction, & ne pouvant fouvent la diffiper par la tranfpiration de la partie, elle la rejette fous l'épiderme, l'agglutine, l'emprifonne fous cette membrane, à l'aide des fucs lymphatiques qui viennent fe folidifier à fa furface intérieure, & terminer l'éréfipèle par induration. Diffolvant (467) enfuite les fibrilles qui uniffent l'épiderme à la peau, elle détache, fépare du corps fous la forme d'écailles, cette membrane ainfi altérée, en régénérant en même tems une autre à fa place.

385. La matière morbifique réagiffant avec trop de violence, pour que la partie puiffe y réfifter, la changeant en un mixte inepte à la vie animale (266), en caufe la gangrene & la corruption. Le corps n'a d'autre reffource que de

féparer par l'inflammation & la fuppuration des parties attenantes, celle qui eft gangrenée, & qui lui nuiroit par fa corruption contagieufe.

386. La partie enflammée, attaquant plus efficacement par des efforts redoublés la matière morbifique qu'elle n'a pu réfoudre, la convertit en pus (487) avec les humeurs & les folides qu'elle a altérés, la rejette dans le tiffu cellulaire, des vaiffeaux fanguins, où elle ne peut féjourner, ni rentrer même après cette coction, fans de grands inconvéniens, comme le prouve journellement cette réforption malheureufe du pus. La partie ayant achevé la coction de la matière morbifique, fon érection diminue, fes vaiffeaux repompent le fang (382) du tiffu cellulaire, où il n'eft plus néceffaire, & par leur contraction tonique le renvoient ailleurs en grande partie, enforte qu'il ne refte bientôt plus que le pus dans ce tiffu. Cette matière critique engorge prefque feule le tiffu cellulaire, d'où la partie tâche de l'exprimer (454) à l'extérieur du corps, ou dans les cavités qui préfentent des voies de décharge au dehors : elle le fait exfuder par les pores cutanés de fon tiffu, & même diffolvant (487) en partie ce tiffu du dedans au dehors, elle creufe le foyer de l'abfcès & un canal de décharge au pus, dont elle prétend fe débarraffer, & l'exprime par cette plaie qu'elle cicatrife enfuite (790).

387. La nature toute occupée (356. 371. 372) de la féparation des principes hétérogènes de l'aliment & de la combinaifon des autres dans une telle proportion qu'il en réfulte des fucs nourriciers propres à la vie animale, a extrêmement rèlâché & maintient alors très-foiblement l'union de ces principes conftitutifs des fucs nourriciers. Il n'eft donc pas étonnant que dans ces périodes

de décompofition & de nouvelles combinaifons, les fucs gélatineux aient fi peu de confiftance, fe décompofent facilement, & fe détruifent par une ébullition un peu continuée, qui n'altéreroit pas le mucilage & le mucus, & même qui ne feroit que coaguler le blanc-d'œuf. « Gelatinæ » teneriores, dit M. Theuvenel, (*a*), fi diù pro- » tractæ ebullitioni committuntur, in priftinam » fpeciem gelatinofam ampliùs abire nequeunt, » fenfimque in terream materiem præcipitem dari » deprehenditur ». On fçait que, pour faire de bons bouillons, fort chargés de fucs gélatineux, il ne faut pas faire bouillir trop vivement la viande; finon les fucs gélatineux font détruits par l'ébulli- tion, les bouillons contractent une certaine acri- monie, & font moins nourriffans.

388. La coction animale ayant enfin aboli (371. 372) la nature étrangère du mucilage alimentaire, l'ayant difpofé à la vie animale par la combinai- fon d'une nouvelle huile (323. 368), lui ayant donné une conftitution plus analogue à la nature humaine, en ayant fait des fucs gélatineux, qu'on peut regarder comme les premiers fucs nourriciers animaux, le principe vital s'empreffe d'en rapprocher les élémens conftitutifs par l'ex- preffion de l'eau interpofée; il condenfe ce mu- cilage gélatineux, pour lui donner plus de confif- tance, & par cette condenfation, il en diminue la tranfparence, & renforce la couleur, plus foible auparavant, dans cette gelée raréfiée & délayée dans une plus grande quantité d'eau.

389. La férofité gélatineufe forme donc infen-

____

(*a*) Tentamen Medico-Chemicum Monspelii propu- gnatum anno 1770, de corpore nutritivo & nutrititione, pag. 90.

fiblement des globules plus denfes, qui ont plus de confiftance, rougiffent par degrés, & deviennent des globules *de fang* vraiment gélatineux, qu'on peut diffoudre & féparer du fang coagulé, par quelques lavages dans l'eau chaude, qu'on peut extraire par conféquent de la partie lymphatique, qui, par la chaleur, s'eft folidifiée en une efpèce de tiffu cellulaire blanchâtre & tranfparent.

390. Peut-être auffi qu'une portion de fer introduite, combinée par cette première coction animale à la férofité gélatineufe, fert à la rougir, & à perfectionner le fang : car on retire une plus grande quantité de fer, des globules rouges que des autres parties du fang, & Menghini a obfervé que, dans les pâles couleurs, ce métal employé comme remède, s'étoit introduit dans le fang en grande quantité, pour le colorer convenablement. Peut-être que la combinaifon du principe ferrugineux contribue à la parfaite conftitution du fang, lui donne toute fon aptitude à fa vie particulière comme *fang*, & le met en état de rendre au corps tous les fervices qu'il lui rend.

391. Mais dès que le fang paffe à l'état lymphatique, ce principe ferrugineux ceffe d'être néceffaire. Il difparoît du moins en grande partie des fucs lymphatiques, foit qu'il ait été converti en terre par le progrès de l'animalifation, ou féparé du fang qui fe convertit en fucs lymphatiques ; d'où l'on peut conclure que fon ufage dans le corps n'eft que momentané, & relatif aux fucs animaux qui font dans l'état fanguin. Peut-être que fon ufage eft alors d'animer l'efprit vital du fang à la coction des humeurs, ftimulus, dont les fucs lymphatiques n'ont pas

besoin. Du moins l'effet des préparations martiales est-il d'échauffer, de fortifier le corps, & de favoriser la génération du sang dans les pâles couleurs.

392. Mais il paroît d'ailleurs démontré par d'autres expériences chymiques, que l'alkalisation du mucilage alimentaire, & son union avec une plus grande quantité d'huile & sur-tout de phlogistique, suffisent pour le colorer, en lui donnant une certaine constitution savoneuse gélatineuse-lymphatique. Suivant Boerrhaave, l'alkali fixe mêlé au lait, le fait rougir : l'esprit de vin qui abonde en principes phlogistiques, lui donne la même couleur, suivant Duvernoy : le nitre, sel neutre, qui est pareillement fort phlogistique, augmente la rougeur du sang qui pâlit au contraire par le mélange des acides, qui le ramènent à l'état gélatineux, en lui donnant une constitution plus acide & plus huileuse.

393. Les sucs gélatineux rougissent pareillement par le mélange des alkalis ; le sang devient plus rouge, quoiqu'ils le coagulent, pourvu qu'on ne lui en mêle que peu (402). L'acide vitriolique mêlé à la lymphe, ou à la partie lymphatique du sang, la fait rougir, en la ramenant à l'état gélatineux, & lui donne un caractère sanguin, en corrigeant son excès d'animalisation & d'alkalisation: inductions assez certaines qu'il est un état moyen d'animaléité, alkalin-savoneux du mucilage alimentaire gélatineux, dans lequel il a une constitution rouge-sanguine, qui se développe dans le lait par le progrès de l'animalisation, & que celle-ci poussée plus loin détruit.

394. Les globules rouges du sang, par la forme sphérique qu'ils affectent, par leur condensation après l'union (388) intime du mucilage & de

l'huile alimentaires, (qui, par leur combinaison mutuelle, peuvent acquerir d'une plus grande pesanteur spécifique, comme cela arrive à plusieurs alliages de métaux), enfin peut-être par l'incorporation du principe ferrugineux (390), devenus plus pesans, capables de se charger & de conserver plus de mouvement, & plus propres à la circulation, se portent à l'intérieur de la colonne de sang qui circule.

395. A mesure que la partie caséeuse du lait se convertit en sucs gélatineux par la combinaison de la partie butyreuse, & par le progrès de l'animalisation qui les alkalise, ces sucs nourriciers paroissent prendre des propriétés moyennes entre celles du mucilage & de l'huile qui les composent. Les sucs gélatineux, qui n'ont encore subi que le premier degré d'animalisation, sont dissolubles dans l'eau chaude ou tiéde, comme les mucilages, les gommes & même le mucus animal, mucilage (474) alimentaire presque crud, qui n'a admis que peu de nouvelle huile dans sa substance; ils ne se dissolvent pas si facilement dans l'eau froide, à raison de leur huile qui leur ôte en partie cette propriété du mucilage & du mucus : ils se fondent comme les graisses, par la chaleur qui dessécheroit & brûleroit les mucilages & le mucus animal : de même que les huiles, ils affectent la forme sphérique, aulieu de la filamenteuse propre aux sucs mucilagineux, & sur-tout aux lymphatiques : ils ont enfin la fluidité des huiles & non la viscosité naturelle des sucs mucilagineux; propriétés qui manifestent aux sens la constitution plus huileuse des sucs gélatineux.

396. Si ces sucs (395) n'ont pas tant d'aptitude à l'inflammation que les huiles, c'est qu'ils contiennent plus d'eau. La partie rouge du sang

qui eſt cette même gélée condenſée moins aqueuſe, étant concentrée par ſa ſéparation des autres parties du ſang, devient inflammable ſuivant M. Lorri.

397. L'animaliſation ultérieure des ſucs gélatineux & du ſang, détruiſant en partie leur conſtitution huileuſe par l'alkaliſation, la volatiliſation, enfin la deſtruction (361 & ſuiv.) du principe acide; les propriétés mucilagineuſes paroiſſent dominer dans ces ſucs proportionnellement à l'altération de leur huile. Ils perdent par le progrès de cette coction, la propriété (qu'ils tenoient de leur huile principe), de ſe fondre par la chaleur. Ils ſe deſſéchent par ce moyen, comme les mucilages, & qui plus eſt, ſe coagulent même dans l'eau chaude; l'huile intimement combinée au mucilage, quoique extrêmement altérée & plus ou moins détruite par l'animaliſation, le faiſant encore participer à ſon indiſſolubilité par l'eau, en échange de ce que par ſon union, il lui a ôté ſa fuſibilité par la chaleur.

398. C'eſt ainſi (397) que par le progrès de l'animaliſation, les ſucs gélatineux paſſent à l'état *lymphatique*. Le blanc d'œuf, qui n'eſt autre choſe que ces ſucs gélatineux, devenus lymphatiques, concentrés & ſéparés de l'eau qui dans le ſang, leur ſert de véhicule, & qui délayé avec de l'eau, y paroît diſſous, ne l'eſt cependant pas, & a perdu toutes les propriétés gélatineuſes : car il forme avec l'eau par l'ébullition, un corps plus ou moins ſolide, ou ſe coagulant ſe précipite au fond du liquide, avec lequel il n'étoit qu'imparfaitement uni.

399. Les ſucs lymphatiques, en conſervant en grande partie cette indiſſolubilité des huiles par l'eau, deviennent capables de former par leur épaiſſiſſement & leur *ſolidification*, des ſolides plus

en état de réfifter à l'action diffolvante des humeurs, qui ont beaucoup moins de prife fur eux,
& font mieux contenues dans leurs réfervoirs.

400. Les fucs lymphatiques (397), recou-
vrant les propriétés mucilagineufes à proportion
que l'huile détruite paroît perdre des fiennes, perdent cette fluidité des huiles, reprennent la vifcofité du mucilage, quittent la forme fphérique des
fucs huileux (395) & deviennent filamenteux
comme les fucs mucilagineux. L'huile altérée ceffant d'être pour ces fucs un principe colorant, ils
reprennent la tranfparence du mucilage. Dans
les vaiffeaux des animaux de fang froid, les globules rouges du fang difparoiffent prefque fous
nos yeux, & deviennent plus rares, lorfqu'en faifant jeûner ces animaux, empêchant le renouvellement de leurs humeurs, on laiffe prefque
tout leur fang dégénérer par le progrès de l'animalifation en fucs lymphatiques.

401. Les globules rouges du fang, perdant ainfi
(400) par le progrès de l'animalifation, leur
forme fphérique & leur fluidité, devenant plus
vifqueux, font écrafés contre les autres globules,
deviennent filamenteux, & étant moins propres
à circuler, devenus plus legers que les autres globules du fang, par la volatilifation commencée de
leurs principes, & peut être par la féparation (391)
des principes ferrugineux qui ne font pas néceffaires à la conftitution des fucs nourriciers, ils
font rejettés de l'axe du vaiffeau vers fes parois,
par les autres globules qui confervent leur forme fphérique.

402. Que le feul progrès de l'animalifation, en
alkalifant davantage, volatifant en quelque forte
les fucs gélatineux & les globules rouges du fang,
détruifant leur nature huileufe, les convertiffe en

fucs lymphatiques ; les Chymiftes paroiffent le démontrer, en coagulant, donnant au fang une vifcofité & une tranfparence lymphatiques, en le faifant pâlir par le mélange des alkalis, fur-tout volatils (393), qui l'alkalifent par leur union, le font participer à leur volatilité, & font dumoins imparfaitement l'effet de la coction animale à fon égard. Au contraire, les acides mêlés aux fucs lymphatiques, les convertiffent en une efpèce de fang, en leur redonnant la conftitution plus acide & plus huileufe des fucs gélatineux.

403. Par l'exaltation, l'alkalifation, la volatilifation & la deftruction du principe acide de l'huile & du mucilage alimentaires, combinés & convertis en fucs nourriciers, gélatineux - lymphatiques par la coction animale, la nature procure dans ces fucs nourriciers animaux, une furabondance de phlogiftique, dégagé des liens que l'acide mettoit à fon activité, & animé par l'efprit vital ; qui par fon influence, fait participer à la vie animale, ce principe très actif de lui-même, par lequel les fucs nourriciers lymphatiques font comme fpiritualifés, vivifiés & difpofés à la vie des folides (486) après leur folidification.

404. C'eft fans doute à la combinaifon de cette nouvelle huile, qui procure au mucilage végétal alimentaire une conftitution plus huileufe-phlogiftique, que les humeurs animales & les folides doivent leur aptitude à la vie, de même que les corps riches en principes phlogiftiques, peuvent feuls fervir d'aliment à la flamme : & il y a une certaine proportion des principes mucilagineux & huileux altérés jufqu'à un certain degré après leur combinaifon, par le progrès de la coction animale, qui peut former un compofé fufceptible de la vie animale, quoiqu'il foit impof-

fible de déterminer la combinaifon & les modifications néceffaires à la production d'un tel compofé.

405. En effet, fi l'huile, ainfi que le mucilage,
eft un principe particulier aux végétaux & aux
animaux, qui ne fe trouve dans aucun mixte du
régne minéral; il eft naturel de penfer qu'elle
doit être néceffaire à la végétation & à la vie,
y contribuer beaucoup; que fon phlogiftique y
eft combiné, modifié par les autres principes de
la manière la plus propre à la végétation & à
la vie; que ce phlogiftique vivifiant qu'elle apporte avec elle dans la compofition des corps,
doit être plus abondant dans ceux des animaux
qui jouiffent d'une végétation plus active, d'une
vie plus parfaite & plus variée que les végétaux;
que par conféquent, les animaux ont befoin qu'il
entre dans la compofition de leurs fucs nourriciers, une plus grande quantité d'huile, & qu'elle
y laiffe plus de phlogiftique, pour mieux vivifier les autres principes conftitutifs, qui, par
l'abondance de celui-là, font fi fpiritualifés, fi volatilifés à l'aide de l'animalifation, que les corps
animaux donnent à l'analyfe chymique, beaucoup
d'alkalis volatils, fort actifs, très-pénétrans & très-
phlogiftiqués; tandis que les végétaux fourniffent
à peine quelques alkalis volatils, & tout au plus
des alkalis fixes.

406. Nous voyons d'ailleurs que les animaux
carnivores, chez qui le mucilage déjà chargé de
ce phlogiftique vivifiant par une première animalifation de l'animal qu'ils ont dévoré, en eft
furchargé par une feconde coction animale, par
laquelle ils fe l'approprient, & qui y incorpore
une nouvelle quantité d'huile (328): nous voyons,
dis-je, que ces animaux ont plus d'activité, de
force, de férocité, d'animaléité, de vie en quelque

forte, des humeurs plus albumineuſes, plus fétides, plus phlogiſtiquées, & d'une nature plus
alkaline-volatile que les animaux frugivores; dont
le mucilage nutritif moins phlogiſtiqué par la combinaiſon de moins d'huile, conſerve plus de ſa
fixité après ſon alkaliſation par le progrès de la
coction animale, & ſe trouve moins volatiliſé par
le peu de phlogiſtique qui y adhère. Les hommes mêmes qui ſe nourriſſent de viande, ont plus
de force & de vigueur que ceux qui vivent de végétaux : inductions aſſez ſures, que c'eſt au phlogiſtique huileux, combiné à ſes autres principes,
que le corps doit ſon énergie, ſon aptitude à la
vie animale.

407. Un autre avantage de cette combinaiſon
du phlogiſtique huileux avec le mucilage animal,
c'eſt peut être de diſpoſer par degrés les ſucs nourriciers, deſtinés à réparer les ſolides, à une plus
forte ſolidification (399); d'autant plus qu'il ne
faut que l'addition ou peut être la ſeule réaction
du feu élémentaire pour coaguler le blanc d'œuf,
& même le ſang tiré des vaiſſeaux, ſe coagule de
lui-même, d'autant plutôt & plus fortement qu'il
eſt plus albumineux : en général, les ſolides des
animaux carnivores, formés par des ſucs nourriciers plus phlogiſtiqués, ſont plus denſes & plus
durs que ceux des animaux frugivores.

408. Les ſucs nourriciers une fois parvenus à
l'état lymphatique (401), dégénérent en ſucs
excrémentitiels par le progrès ultérieur de l'animaliſation, qui conſume & détruit leur nature huileuſe phlogiſtique, les alkaliſe trop, les réduit
enfin à leurs principes terreſtres, rendus comme
crétacés & ineptes à la vie (494).

CHAPITRE II.

De la préparation des différentes humeurs, & de leur sécrétion en général.

409. P ENDANT que l'animalifation des fucs nourriciers s'achève & fe pouffe à l'excès, la nature compofe (356. 371) les différentes humeurs du corps, nutritives, recrémentitielles & excrémentitielles, de leurs principes développés par la coction animale, féparés des autres humeurs, combinés enfemble dans les proportions convenables, & fubiffant le degré d'animalifation néceffaire à l'efpèce d'humeur qu'ils doivent conftituer.

410. Chaque organe deftiné à recevoir, féparer du fang telle ou telle efpèce d'humeur, nutritive, recrémentitielle ou excrémentitielle, paroît, par fon influence, par fa réaction fympathique fur le fyftême fanguifère, déterminer celui-ci à lui préparer cette efpèce d'humeur ; & le fyftême fanguifère ainfi follicité par toutes les parties, travaille en même tems pour toutes, & prépare toutes les efpèces d'humeurs, proportionnellement à la demande de chaque partie, & à la quantité de principes (414) propres à former telle ou telle humeur, dont il eft fourni.

411. Tout ce qui peut exciter l'érection de quelque partie, & augmenter fon influence fur le refte du corps, provoque une plus abondante production & fécrétion de l'humeur particulière à cette partie, aux dépens de toutes les autres humeurs, dont la génération & la fécrétion diminuent proportionnellement à l'abon-

dance de celle-là , comme fi prefque tout le fang fe convertiffoit en cette feule efpèce d'humeur , & devenoit moins propre à la production de toutes les autres , dont la génération n'eft pas follicitée fi vivement par la réaction des parties auxquelles elles appartiennent.

412. L'attouchement reitéré des parties génitales provoque la génération de la femence & accélère la puberté , en excitant prématurément l'action organique de ces parties ; qui forcent le fang de leur préparer la. matière de leur nutrition , l'attirent & fe développent plus vivement. Bien plus ces parties mifes en jeu trop fouvent , font transformer en femence prefque tous les fucs nourriciers , & privent les autres parties de leur aliment. D'où vient le marafme , l'atrophie , la confomption de tout le corps ; tandis que les parties génitales , la verge fur-tout , groffiffent énormément par un excès de nutrition. Les membres qui font irrités , exercés , animés par l'art , fe nourriffent également mieux , en provoquant par leur réaction fur le corps , une plus abondante génération & fécrétion de leurs fucs nourriciers.

413. Au contraire tout ce qui affoiblit ou empêche l'érection , l'influence , la réaction fympathique d'une partie fur le corps , fait diminuer la fécrétion & l'élaboration de l'humeur propre à cette partie. L'excès de continence eft caufe que les parties génitales , qui ne font point mifes en action , s'engourdiffent , ont moins d'aptitude à leurs fonctions organiques , & moins d'influence fur le refte du corps : il fe fait à peine quelque préparation & fécrétion de l'humeur féminale.

414. L'abondance des principes propres à former telle ou telle efpèce d'humeur principalement

ment

ment, peut, par fa réaction fur le corps & fon influence fur l'organe le plus analogue à l'efpèce d'humeur que ces principes peuvent former, provoquer l'érection de cette partie, & déterminer le fyftème fanguifère à élaborer plus abondamment, & à rejetter (419. 420) vers cette partie l'efpèce d'humeur qui lui eft propre. Du moins voyons-nous le vin qui abonde en principes fpiritueux, fe porter à la tête dans les vaiffeaux cérébraux, qui font le laboratoire & le réfervoir des efprits animaux. Le lait répercuté de la matrice dans le fang après l'accouchement, regorge vers les mammelles, qui en font les filtres naturels. Les Anciens avoient obfervé que dans les fujets bilieux, dont le foie étoit, felon eux, d'une conftitution fort chaude, une trop vive animalifation convertiffoit en bile (463) toutes les huiles qu'ils prenoient, & qu'en conféquence, ils devoient éviter les alimens gras & huileux, pour n'être pas furchargés de bile.

415. L'élaboration particulière de chaque humeur confifte dans la féparation de fes principes conftitutifs de toutes les autres parties des fucs nourriciers, dans leur union & combinaifon mutuelle dans de juftes proportions, enfin dans leur coction convenable, au degré requis d'animaléité. Cette élaboration commence dans toutes les parties du fyftème fanguifère, fe perfectionne (419) dans les vaiffeaux arrofans la partie à qui convient & qui provoque la génération de cette efpèce d'humeur, enfin s'achève dans les couloirs mêmes ou dans les réfervoirs de ces fucs particuliers; où par le mélange des fucs déjà affimilés, par la réaction & la modification de vie propre à cette partie, il fe fait une féparation plus exacte des principes hétérogènes à la conf-

titution de la nouvelle humeur, une expulsion du liquide superflu qui lui a servi de véhicule, & une concentration vitale des principes vraiment constitutifs de cette humeur, qui s'attirent mutuellement pour former un fluide homogène.

416. Ces principes ainsi dépurés (415), concentrés, subissent tous ensemble le degré de coction animale qui doit les perfectionner. Dans la vésicule du fiel, la bile épaissie, concentrée, acquiert dans un degré éminent les propriétés savoneuses : les principes séminaux s'exaltent dans leurs vésicules, l'urine dans la vessie, le suc alimentaire de chaque partie s'assimile à elle dans son tissu, &c.

417. Mais c'est toujours dans le système sanguifère, qu'on peut regarder comme le principal laboratoire des humeurs, que se fait en grande partie leur élaboration, & que leur animalisation se pousse avec le plus de violence & de rapidité. Chaque partie, par son assimilation particulière, perfectionne ensuite, achève facilement cette préparation de l'humeur qui lui est propre; ensorte que le système sanguifère (avec les organes de la digestion) peut être regardé comme le véritable & le principal agent de l'animalisation des humeurs.

418. En effet, le chile qui, quelque tems après le repas, se distinguoit dans le sang, est animalisé dans peu d'heures, & disparoit bientôt, ayant été converti en sérosité gélatineuse (370), en sang (389), & ayant fourni matière à différentes sécrétions (409). Il y a dans le sang des sucs albumineux-lymphatiques (397), qui sont des humeurs parfaitement animalisées. Quand leur sécrétion est supprimée, l'urine & la bile, avec un caractère évidemment formé, & qu'elles ne

doivent qu'à l'élaboration des vaisseaux sanguins, infectent tout le corps de leur saveur, odeur & couleur, s'amassent même quelquefois par transudation en quantité sensible dans les cavités du corps, dans le tissu de quelques parties, ou regorgent par des couloirs qui leur sont étrangers : inductions certaines que c'est dans les vaisseaux sanguins que se fait avec le plus d'énergie le fort de la coction des humeurs.

419. Les vaisseaux les plus près de la partie qui provoque la génération de telle ou telle espèce d'humeur, étant le plus vivement sollicités par la réaction de cette partie, en raison de leur voisinage, sont aussi ceux qui élaborent le plus vivement cette humeur, & le sang y rejette (414. 420) tous les matériaux propres à la constituer. C'est pour les contenir, que les vaisseaux arrosans une partie qui, d'ordinaire, sollicite une abondante génération de son humeur particulière, se dilatent singuliérement, & redoublent d'efforts pour faire cette préparation. M. Bordeu a vu une fièvre capitale à la suite d'une boisson copieuse de vin, dont les principes spiritueux se portoient à la tête, le laboratoire & le réservoir des esprits vitaux ; qu'alors les carotides extrêmement gonflées, battoient plus vivement que les autres artères, avec chaleur, douleur, en un mot, tous les signes du travail fébrile extraordinaire auquel cette partie se livroit. Méad a observé que les artères de la tête étoient plus grosses dans les yvrognes, que dans les gens sobres, & que celles des parties génitales étoient bien plus considérables dans les libertins, que chez ceux qui n'usent point des plaisirs de l'amour, dans qui ces vaisseaux au contraire se rétrécissent & s'oblitèrent avec les organes de la génération.

M 2

420. Chaque espèce d'humeur qui se produit (409) dans le sang, prend en même tems une espèce d'affinité avec la partie qui en a sollicité la génération & qui l'attire ; elle devient à proportion qu'elle se perfectionne, hétérogène à la masse du sang. Celui-ci pour s'en débarrasser, la rejette par un mouvement vital intestin *dépuratoire*, vers la partie qui l'attire ; de même que l'huile mêlée à l'eau, & ne pouvant s'y unir, est chassée de la substance de celle-ci, & se réunit en plus gros globules ; de même que la fermentation spiritueuse pour faire du moût un liquide homogène, rejette par le bondon des tonneaux les substances hétérogènes & le gas méphitique qu'elle a développé ; comme le vin pour se conserver dans sa pureté, rejette le long des parois des vaisseaux qui le contiennent, le tartre que le progrès de la fermentation produit, & qui, par son mélange, altéreroit sa constitution.

421. Cette *réjection* des humeurs vers la partie qui en a provoqué la génération, se fait suivant les loix de la circulation. L'humeur préparée est rejettée directement du cœur & des principaux vaisseaux artériels dans ceux qui vont à la partie qui l'attire, par ce mouvement vital intestin dépuratoire du sang (420), autant que le mouvement circulaire qui emporte le sang du tronc artériel dans tous les rameaux collatéraux, peut le permettre. Les anastomoses qui se trouvent entre les artères & les veines de chaque partie, servent à détourner des artères les humeurs étrangères, que la circulation apporte à la partie qui ne les attire pas, & qui tiennent inutilement place parmi celle qui est propre à cette partie, tandis que, par d'autres anastomoses, les molécules de cette humeur qui ont été empor-

tées dans les veines par le mouvement circulaire du sang, peuvent être renvoyées vers les artères par ce mouvement inteſtin dépuratoire du sang (420), & être rapportées à cette partie par l'action organique (22) de ces vaiſſeaux de communication entre ſes veines & ſes artères.

422. L'humeur propre à chaque partie, ſe ramaſſe ainſi (421) en grande quantité dans ſon voiſinage, tandis que toutes les autres retournent au cœur par la circulation. Le ſang des carotides, comme plus chargé de principes ſpiritueux, eſt ſpécifiquement plus leger que celui des autres vaiſſeaux, ſuivant les expériences de Sauvages. Celui de la veine-porte ſe reſſent, dit-on, de l'amertume de la bile qu'il contient, celui des artères rénales a un goût urineux, &c.

423. Les pores des vaiſſeaux, artèriels ſur-tout, ſervent à tranſmettre dans le tiſſu cellulaire des parties qu'ils arroſent, ou dans des canaux *ſécrétoires* & des *réſervoirs* particuliers, l'humeur propre à ces différentes parties, & qui tend (420) à ſe ſéparer de la maſſe du ſang. Ces pores, nommés ordinairement *couloirs*, jouiſſant d'un ſentiment particulier, ſavourent, ſe dilatent pour admettre, abſorber l'eſpèce d'humeur que chaque partie attire des vaiſſeaux ſanguins, & que la circulation leur amène ; ils ſe contractent au contraire, & par une eſpèce de tremblement convulſif, repouſſent de leur voiſinage toute autre eſpèce d'humeur étrangère à cette partie, & qui leur déplaît.

424. Les canaux ſécrétoires dilatés & contractés ſucceſſivement depuis ces couloirs (423) juſqu'au réſervoir commun, portent des rameaux dans les troncs, & ramaſſent dans ſon réſervoir l'humeur *ſécrétoire* à meſure qu'elle eſt ſéparée

du fang. Par une dilatation & une contraction dirigée en fens contraire, c'eft-à-dire, du réfervoir vers les vaiffeaux fanguins, ils peuvent rejetter dans ces vaiffeaux l'humeur qu'ils avoient féparé du fang : ce qui n'a lieu que dans l'état contre nature.

425. Le plus fouvent dans ce cas (424) le couloir contracté, ou ne rempliffant pas fes fonctions organiques, ceffe de féparer l'efpèce d'humeur, à la fécrétion de laquelle il eft deftiné. Il peut fe faire même dans cet état contre nature ,que la partie qui provoque la génération de telle ou telle humeur, n'en follicite pas la fécrétion, & ne l'attire pas ; bien plus, elle peut répercuter dans la maffe du fang la quantité de cette humeur, qui s'eft accumulée dans fon voifinage, & que le mouvement circulaire du fang emporte vers le cœur, auffi-tôt qu'elle n'eft plus retenue par cette *attraction fecrétoire* (421) de fon filtre naturel.

426. Cette humeur (425) demeurant dans la maffe du fang, en altère la conftitution, caufe divers inconvéniens par fon hétérogénéité, jufqu'à ce qu'enfin fon couloir veuille bien en faire la fécrétion, ou que le fang qui en eft furchargé, changeant l'ordre de fes mouvemens dépuratoires pour s'en débarraffer, la rejette vers un autre couloir, qui fympathifant au befoin du corps, fe prêtant à cette dépuration extraordinaire du fang, en fépare cette humeur étrangère, quelque défagréable que lui foit fon paffage. La bile, par exemple, retenue dans la maffe du fang, caufe de la jauniffe, tranfude dans le tiffu des parties, fous l'épiderme, regorge par les canaux falivaires, &c. toutes les fois que le foie ceffe d'en faire la fécrétion.

427. On diftingue ordinairement trois genres d'humeurs différens, produits par le progrès de l'animalifation, & qui fe féparent du fang : les humeurs *nutritives*, qui tranfudent dans le tiffu des parties pour leur nutrition; les *récrémentitielles*, qui s'amaffent dans certains réfervoirs pour différens befoins de la vie, à l'ufage de certaines fonctions ou de certaines parties; enfin les *excrémentitielles*, qui étant d'elles-mêmes ineptes à la vie, ou l'étant devenues par excès d'animaléité, ou bien furchargeant le corps par leur fuperfluité, font expulfées par diverfes excrétions.

Occupons-nous d'abord des moyens que le corps emploie pour fe débarraffer des humeurs excrémentitielles, & obtenir la dépuration du fang.

CHAPITRE III.

Dépuration du fang par la tranfpiration & les urines.

428. LE corps fe débarraffe par la tranfpiration, de tout ce que le progrès de l'animalifation peut volatilifer fuffifamment, ou qui de fa nature eft affez volatil, pour s'évaporer à l'aide de la chaleur animale. Il précipite au contraire par les urines tout ce qui n'eft pas fufceptible de volatilifation, ou qu'il ne peut affez volatilifer. Plus le corps a de vigueur; mieux il animalife, atténue, raréfie par fa chaleur, plus il volatilife de ces principes excrémentitiels. Alors la dépuration du fang par la tranfpiration eft la plus abondante; il précipite au contraire plus facilement par les urines, les excrémens qu'il ne peut

difpofer à cette évaporation, par une coction convenable. Auffi Sanctorius a obfervé que les gens
vigoureux tranfpiroient beaucoup, urinoient peu;
& que les urines devenoient plus abondantes,
lorfque les agens de la coction animale étoient
foibles : le ventre relâché, quand l'eftomac n'avoit
pu fuffire à la digeftion.

429. Les urines entraînent hors du corps les
principes falins, terreftres, hétérogènes, non
nutritifs, qui, fous le véhicule du chile, fe font
introduits dans le corps, & qui fentent encore plus
ou moins l'aliment dont ils ont été extraits (344).
Le chile même, le mucus, les fucs gélatineux,
lymphatiques, nutritifs & récrémentitiels, qui
furchargent le corps par leur abondance, fortent
auffi par cette voie. L'eau fuperflue s'évacue par
les mêmes couloirs, quand le corps n'a pas affez
de vigueur pour la raréfier (428), la volatilifer
& l'expulfer par la tranfpiration. Enfin les principes terreftres & alkalis-fixes, qui font le réfidu des
humeurs détruites par le progrès de l'animalifation, ces humeurs trop animalifées (461.473.550),
les principes alkalis-volatils fixés par leur union
à ces matières ou aux principes falins des alimens,
fe féparent par les mêmes voies.

430. Les reins féparent par leurs couloirs cette
humeur (429) excrémentitielle, du fang que les
artères rénales leur apportent; ils la conduifent
par leurs canaux fécrétoires dans les baffinets,
d'où elle coule par les uretères dans la veffie
qui s'en remplit. Celle-ci, après en avoir repompé
la partie aqueufe la plus pure, concentré les
principes excrémentitiels, (qui, par le progrès
de l'animalifation, ou plutôt de la corruption animale, ayant exalté leur caractère alkalin, leur
acrimonie urineufe, la moleftent;) ne pouvant

bientôt plus foutenir leur contact , relâche fon
fphincter pour livrer paffage à cette humeur excrémentitielle , fe contracte pour l'expulfer par le
canal de l'uréthre, & s'en débarraffe , aidée d'abord
par la contraction fimultanée des mufcles abdominaux & du diaphragme, qui la compriment
avec les vifcères du bas ventre.

431. Les principes aqueux réduits en vapeurs ,
les principes volatils des alimens & alkalis-volatils des humeurs produits par le progrès de l'animalifation, s'évaporent par la tranfpiration : enfin,
le phlogiftique , la matière éthérée (586. 587.)
qui, par le progrès de la vie , s'eft féparée des autres
principes qui la fixoient , la modifioient en efprits
vitaux , & lui donnoient de l'aptitude à la vie
animale ; ayant perdu cette aptitude par cette décompofition , devenue excrémentitielle , fe diffipe
par la tranfpiration , & fait produire à la peau
des phénomènes électriques.

432. Trois efpèces différentes de pores *exhalans* fervent à cette tranfpiration (431) des excrémens volatils. 1°. Les artères cutanées expulfent
par leurs pores directement dans l'athmofphère
une partie de ces humeurs. 2°. Les artères pulmonaires & autres des voies aëriennes exhalent
par des pores particuliers ces vapeurs excrémentitielles dans les bronches, la trachée , le larinx ,
le gofier , & les foffes nafales , où elles font dif-
foutes , délayées dans l'air infpiré , & rejettées
avec lui par l'expiration. 3°. Enfin , les couloirs
des vaiffeaux du canal inteftinal , des conduits
de l'urine, de la veffie & de l'utèrus , verfent dans
ces cavités une partie de ces excrémens , qui
ne font peut-être pas affez volatils , pour s'évaporer du corps. Cette évacuation n'eft pas fi prompte

que les deux autres : après cette exsudation, il faut que ces vapeurs réduites en eaux, sortent de ces cavités.

433. Ces trois espèces d'évacuations (432) & celle qui se fait par les urines (430), ont entre-elles la plus grande correspondance, & se suppléent mutuellement, afin de débarrasser le corps de ses excrémens, sans l'épuiser par des évacuations superflues, qui n'arrivent que dans l'état contre nature. Quand il y a quelque obstacle à la transpiration, l'urine devient plus abondante & plus aqueuse : elle est au contraire en moindre quantité, plus terrestre; lorsque la transpiration, enlevant la plus grande partie des excrémens du corps, il ne reste à précipiter par les urines, que les principes alkalis-fixes & terrestres, auxquels le corps ne peut fournir que peu de véhicule aqueux, sans s'épuiser. L'urine est plus abondante en hiver que la transpiration, en été celle-ci surpasse l'autre.

434. La transpiration cutanée & la pulmonaire se suppléent mutuellement. En hiver, la transpiration cutanée diminuant à cause du froid qui resserre la peau, & empêche son action, la transpiration pulmonaire, favorisée par la chaleur des voies aëriennes & par l'expiration, devient plus abondante & même sensible aux yeux sous la forme de vapeurs, qui disparoissent en été, lorsque cette transpiration pulmonaire diminue, devient plus rare, plus subtile, à proportion que la cutanée augmente. M. Chaptal a vu cette transpiration pulmonaire si abondante, qu'elle molestoit le poumon & causoit la dyspnée, qu'il guérit en rétablissant la transpiration cutanée, à l'aide des frictions & des bains chauds, di-

minuant ainfi proportionnellement la pulmonaire (*a*).

435. L'humeur de la tranfpiration cutanée fupprimée, a encore plus de difpofition à fe jetter
fur les pores exhalans des voies alimentaires : delà
ces débords de pituite, ces diarrhées qu'éprouvent les perfonnes foibles, quand le tems fe refroidit. Hyppocrate a prononcé : *Densâ cute la-
xam fieri alvum ; laxâ cute denfari alvum,* lorfque
la tranfpiration inteftinale diminuoit, devenoit
comme nulle, à raifon de l'abondance de la cutanée.

436. La tranfpiration cutanée, ne pouvant fe
faire par certaines parties de la peau, devient plus
abondante par celles qui font libres, & vers lefquelles l'humeur de la tranfpiration chaffée du
corps, paroît regorger. En hyver, fi l'on refte
nud quelque tems, une efpèce de fueur coule
des aiffelles, qui font moins expofées au froid &
naturellement plus chaudes, tranfpirent plus facilement, & paroiffent fuppléer en partie au défaut de la tranfpiration cutanée, fupprimée par
le froid.

437. Certaines parties de la peau deviennent
quelquefois une efpèce d'égout, par lequel le
fang fe dépure fpécialement : on ne peut fupprimer la tranfpiration fétide de ces parties, fans
de grands inconvéniens ; elle fe fait ordinairement par les pieds, les aînes, les aiffelles, &c.

(*a*) Sauvages, Nofolog. Méthod. claf. 5. ord. 2.
Difpnœa plethorica.

SECTION V.

De l'élaboration des différentes humeurs du corps, de leur sécrétion & de leur usage.

438. ON peut diſtinguer dans le corps quatre genres d'humeurs différens, qui, après différens degrès de coction, forment différentes eſpèces d'humeurs, récrémentitielles ou nutritives. Ce ſontles humeurs *aqueuſes*, les *huileuſes*, les *mucilagineuſes* ou *muqueuſes*, & les *phlogiſtiques* ou *ſpiritueuſes* : non qu'elles ſoient chacune exactement pures & exemptes de mélange, mais parce que leur principe conſtitutif, aqueux, huileux, mucilagineux ou phlogiſtique, étant combiné en plus grande quantité dans certaines humeurs ; il y fait dominer ſes propriétés plus ou moins modifiées par la combinaiſon des autres principes en diverſes proportions, & paroît conſtituer plus ſpécialement teile ou telle humeur. Suivons les différentes opérations de la nature, par leſquelles elle s'approprie ces différentes eſpèces d'humeurs, pendant la coction animale, ſans pouvoir cependant les empêcher de ſe corrompre à la longue par excès d'animaléité, & de devenir ineptes à la vie & excrémentitielles, quelque ſoin qu'elle ait de les réparer. Examinons en même tems l'uſage de chacune de ces humeurs.

PARTIE PREMIÈRE

DE LA CINQUIÈME SECTION.

De l'eau alimentaire, & de la préparation, des sécrétions & usages des différentes humeurs aqueuses.

439. DE l'eau alimentaire séparée de tous les principes étrangers, qui en faisoient du vin ou toute autre liqueur par leur combinaison, la nature se forme une sérosité qu'elle s'assimile, s'approprie, modifie, dispose à la vie animale par l'union, la combinaison de principes animaux, tels qu'une petite quantité de sucs gélatineux, de fluide nerveux, & de principes salins ammoniacaux produits par l'animalisation, combinés avec cette eau dans diverses proportions, & plus ou moins animalisés, afin de constituer les différentes espèces d'humeurs aqueuses.

440. C'est ainsi qu'est produite cette eau qui sert de véhicule au sang & aux autres humeurs. L'humeur lacrymale (442) paroît à peu près de même nature. L'humeur aqueuse de l'œil (441) en diffère, parce qu'elle contient moins de principes salins. Il en est de même de la vapeur qui transude dans le tissu cellulaire (444). La vapeur (443) qui exsude dans les principales cavités du corps, est d'une nature un peu plus alkaline, sur-tout celle qui humecte l'abdomen. Une sérosité fort alkaline paroît également s'amasser (445) dans le tissu spongieux de la rate.

441. L'humeur aqueuse de l'œil, qui exsude par les pores des petites artères voisines dans les

chambres antérieure & postérieure de l'œil, sert à remplir ces cavités, à humecter l'œil intérieurement, & à lui conserver antérieurement sa forme sphérique utile pour la vision.

442. L'humeur lacrymale, séparée par les couloirs de la glande lacrymale, du sang des artères qui viennent se perdre dans cette glande, sert à humecter, laver, nettoyer antérieurement la partie extérieure du globe de l'œil & l'intérieur des paupières, & à conserver la flexibilité de ces parties, & la transparence de la cornée. Le clignottement des paupieres étend cette humeur sur ces parties qu'elle doit lubréfier, en exprime, amasse insensiblement le superflu vers l'angle intérieur de l'œil. Les points lacrymaux repompent cette humeur, que le sac & le conduit lacrymal rejettent dans les narines. Quand la sécrétion des larmes est trop abondante, & que les points lacrymaux ne suffisent pas pour leur résorption, ou ne la font pas du tout, le surplus des larmes qui remplit les paupières, regorge sur les joues, & cause le larmoyement.

443. La vapeur, qui exsude dans les principales cavités du corps par les pores des artères voisines, sert à humecter, lubréfier, entretenir la flexibilité des surfaces des viscères, modére leur frottement mutuel, ou contre les parois de ces cavités, les fait glisser plus facilement les uns sur les autres, & facilite par conséquent leurs mouvemens : il en est ainsi de celle qui remplit le péricarde, qui est de même nature, & qui se filtre de la même manière.

444. La vapeur cellulaire, qui se répand dans le tissu des parties par les pores des artères, humecte, lubréfie, entretient la flexibilité de toutes

les fibres, & fert du moins en partie de véhicule à la lymphe, qui revient au cœur par les
vaiffeaux lymphatiques (531).

445. Ce tiffu fpongieux du corps, dans lequel exfude cette vapeur aqueufe qui s'y mêle à
la graiffe & à la lymphe, peut être confidéré
comme une éponge, dont toutes les cavités cel-
lulaires communiquent plus ou moins facilement
entr'elles, & remplie de ces humeurs, fur-tout
de l'eau cellulaire, beaucoup plus fluide, qui péfe
davantage fur les parties intérieures, & qui y re-
tomberoit par fon propre poids, les tuméfieroit, fi
les lames de ce tiffu fpongieux d'autant plus denfes, plus difficiles à dilater, & contractées toniquement avec d'autant plus de force, qu'elles
font plus inférieures, ne réfiftoient pas (34) à leur
diftenfion, & à la dilatation des cellules, en s'op-
pofant efficacement à la chûte de ces humeurs,
& ne les tenoient pas dans une diftribution convenable par tout le corps, par leur contractilité
tonique, l'effort qu'elles font pour fe refferrer.

446. C'eft ce qui arrive quelquefois aux con-
valefcens, dont les folides affoiblis par la maladie, ne peuvent employer cet excès de contractilité tonique, requis dans les parties inférieures du corps, pour foutenir le poids des humeurs.
Ils font fujets à la bouffiffure du côté des parties fur lefquelles ils repofent. S'ils fe tiennent
debout, il leur furvient des œdêmes aux pieds,
qui fe diffipent en fe couchant. Le tiffu cellulaire des pieds, ceffant alors d'être forcé par la
gravitation des humeurs, peut fe contracter avec
affez d'énergie, pour repouffer celles qui le furchargent & les diftribuer dans les autres parties
du corps. Ces inconvéniens font plus fenfibles
dans la leucophlegmatie ; lorfque le tiffu cel-

lulaire furchargé d'humeurs aqueufes, peut encore moins en foutenir le poids.

447. Un défaut de contractilité tonique dans quelques parties, y facilite l'amas de ces humeurs, qui y font exprimées, repouffées du refte du tiffu cellulaire contracté avec plus de force. Delà, ces œdêmes, qui fe guériffent en fortifiant les parties foibles. Un rélâchement total de ce tiffu favorife l'amas morbifique de cette ferofité dans tout le corps, & concourt à produire la leucophlegmatie.

448. Au contraire, l'excès morbifique de contractilité tonique de quelque partie lui fait exprimer, rejetter fur les autres parties la portion d'humeurs qui devroit l'humecter, la remplir, & lui donner plus de volume. C'eft ce qui arrive aux membres atrophiés, qui fe defféchent, fe condenfent & fe rapetiffent. Dans l'afcite & l'hydropifie de poitrine, tandis que le tiffu cellulaire du tronc permet par fon relâchement la congeftion morbifique de ces humeurs aqueufes, & leur exfudation dans les principales cavités du corps par les pores dilatés des membranes qui les revêtent ; une contraction fpafmodique des extremités, fur-tout fupèrieures, les prive de leur portion d'humeurs, & en furcharge le tronc : la peau refferrée, s'oppofe pareillement à l'évaporation des humeurs qui rempliffent le tiffu cellulaire ; ce n'eft qu'à la longue que les extrémités & l'extérieur du corps fe relâchent, & prêtent à la congeftion de ces eaux, qui produifent enfin la leucophlegmatie.

449. Il paroît, dans ces congeftions morbifiques d'eaux, dans le tiffu fpongieux ou dans les principales cavités du corps, que le fyftême fanguifère n'ayant pas la force (428) d'animalifer

les

les humeurs, & de diffiper par la tranfpiration le fuperflu de ces humeurs mal cuites qui le furchargent, & qui altèrent la conftitution du fang, ayant perdu l'habitude de les précipiter par les urines, ou ne trouvant pas les reins difpofés à leur donner paffage, il les rejette mal-à-propos dans le tiffu cellulaire, ou dans les principales cavités du corps, pour s'en débarraffer, & produit ainfi la leucophlegmatie & les différentes efpèces d'hydropifies.

450. Auffi la cure de l'hydropifie confifte à réveiller l'action des organes fécrétoires de l'urine par des diurétiques, à provoquer l'exfudation des humeurs dans le canal inteftinal par des purgatifs, à exciter la tranfpiration & même la fueur par des fudorifiques : moyens qui contribuent tous à tirer au dehors ces humeurs excrémentitielles qui furchargent le corps, & à diftraire le fyftême fanguifère de ces mouvemens dépuratoires mal dirigés (449) ; tandis que d'un autre côté, on travaille à ranimer les agens de la coction animale, & à fortifier les parties contre ces inondations, par des médicamens toniques & ftimulans, employés tant intérieurement qu'extérieurement. Il eft auffi quelquefois utile, fur-tout au commencement de ces maladies, de relâcher par des topiques émolliens les parties, qui par leur conftriction (448) fpafmodique, repouffent fur celles qui font foibles leur portion d'humeur, les furchargent & les forcent de céder à ces inondations morbifiques. Lieberkuhn fe fervoit des bains de pieds, pour attirer fur les cuiffes, l'eau qui furchargeoit les poumons, avant d'employer les remédes fortifians.

451. L'humeur qui a été rejettée par les pores des artères dans les chambres de l'œil, dans les cavités ou dans le tiffu cellulaire du corps, en eft

repompée proportionnellement par les pores abforbans des veines , & par les vaiffeaux lymphatiques. Sinon, l'abondance de ces humeurs que
les artères continuent d'extravafer , engorge le
tiffu cellulaire , dilate les cavités du corps, caufe
la leucophlegmatie , l'exophtalmie , l'afcite , l'hydropifie de poitrine , du péricarde , &c.

452. Ces pores (451) *inhalans* des veines , &
ceux du tiffu cellulaire , abforbent encore dans
le canal alimentaire , les voies aëriennes , l'utérus , le vagin , la veffie , en un mot , dans tous
les canaux & refervoirs fécrétoires , les humeurs
aqueufes que ces cavités peuvent contenir. Les
pores des veines cutanées & du tiffu fpongieux
de la peau , abforbent également l'humidité de
l'athmofphère & les principes diffous dans cette
humidité (85).

453. Cette *réforption* (452) du corps diminue
ou du moins ceffe d'être fenfible , lorfqu'étant furchargé d'alimens , il a befoin de beaucoup diffiper par la tranfpiration & par les urines : elle eft
plus abondante & plus manifefte , lorfqu'étant à
jeun , il attire vivement tout ce qui peut le réparer (85). Ce qui feroit préfumer que les pores des
artères & des veines , tous ceux du tiffu cellulaire , feroient alternativement abforbans & exhalans , fuivant que les befoins du corps l'exige-
roient. D'après les obfervations de M. de Haen ,
on peut croire que dans certaines hydropifies ,
il y a une conftitution morbifique , une difpofition particulière du corps à abforber toute l'humidité de l'athmofphère , & à s'en furcharger ,
au point que le malade enfle , fe remplit d'eau
qu'il n'a point bue , ou du moins qu'en partie.

454. Outre fa conftriction & fa raréfaction toniques (445 & fuiv.) , le tiffu cellulaire jouit en-

core d'une conftriction & d'une raréfaction actives & alternatives, d'une ofcillation organique,
qui dirigée fucceffivement dans un certain fens,
détermine le mouvement des humeurs cellulai-
res, d'une partie fur l'autre. Quoique cette efpèce
d'action du tiffu cellulaire, beaucoup moins vive
que celle des vaiffeaux fanguins, foit imperceptible, elle manifefte cependant à la longue par des
effets fa réalité. C'eft elle qui tranfporte le pus
d'une partie fur l'autre, & qui l'évacue par un abfcès
ouvert : elle pouffe les corps étrangers à travers ce tiffu dans différens fens. Enfin, il paroît que c'eft elle qui fait toutes les métaftafes
qui ont lieu dans le tiffu cellulaire, fans trouble fenfible de l'économie animale. Lorfqu'il y
a délitefcence, c'eft-à-dire, quand le pus (ou
tout autre matière morbifique) repris du tiffu
cellulaire par les vaiffeaux fanguins, rentre dans
le lit de la circulation générale (22), il trouble par fon hétérogénéité, toute l'économie animale, caufe des fièvres violentes, & tue bientôt, s'il n'eft pas évacué par quelque excrétion.

455. La nature rejette par l'artère cœliaque
dans la fplénique la férofité, qui, par le progrès
de l'animalifation, eft devenue plus alkaline, &
s'eft chargée de plus de principes alkalis-volatils.
Ces principes alkalis-volatils s'amaffent, fe concentrent dans les vaiffeaux fpléniques, dont le fang,
à raifon de l'abondance de cette férofité, devient
plus fluide, plus aqueux, d'un rouge terne, &
donne tous les indices d'une nature plus alkaline : il verdit davantage le fyrop violat, & les
alkalis fixes verfés deffus, en dégagent plus d'alkalis volatils.

456. La conftitution alkaline-volatile de cette
(455) férofité, s'exalte (415) encore par fon fé-

jour dans la rate, & la met en état de fournir plus de principes alkalins à la partie huileuse de la bile, que les veines méſaraïques amènent dans la veine-porte, & à laquelle elle vient ſe mêler par la ſplénique (464. 465).

457. Lorſque l'eſtomac eſt vuide d'alimens, la rate, en ſe raréfiant par ſon érection, attire & amaſſe une plus grande quantité de cette ſéroſité. Comme alors, il n'eſt pas néceſſaire qu'il ſe produiſe beaucoup de bile, le ſang, par ſon mouvement inteſtin dépuratoire (420), rejette dans le tiſſu ſpongieux de la rate raréfiée, une grande partie de cette ſéroſité ſurchargée de principes alkalins, & l'y met en réſerve. L'autre partie de cette ſéroſité eſt emportée par la circulation dans la veine porte, y produit la bile qui va ſe ſéparer dans le foie, & s'amaſſer dans la véſicule du fiel (467. 468).

458. La nature profite utilement du tems que le canal alimentaire eſt vuide d'alimens, pour amaſſer dans la rate la partie alkaline de la bile; vû qu'alors les humeurs à la veille de pécher par excès d'animaléité, fourniſſent une plus grande quantité de principes alkalins, qui nuiroient par un plus long ſéjour dans la maſſe du ſang. Et comme il ne ſe fait preſqu'aucune ſécrétion des ſucs gaſtrique & pancréatique, cette ſéroſité alkaline peut ſe porter plus abondamment par les artères cœliaque & ſplénique dans la rate. Au contraire, pendant que le canal alimentaire fait la digeſtion des alimens qu'il contient, l'artère cœliaque, obligée de charier une plus grande quantité de ſucs gaſtrique & pancréatique, ne peut livrer paſſage qu'à une petite quantité de cette ſéroſité alkaline, inſuffiſante pour produire toute la bile requiſe alors pour la digeſtion.

459. Il feroit d'ailleurs très-difficile que la féparation de trois humeurs différentes fe fît exactement dans un vaiffeau auffi court que l'artère cœliaque, & il y auroit à craindre que ces trois humeurs confondues, entraînées indifféremment par la circulation vers des couloirs différens, s'altéraffent & fe corrompiffent par leur mélange. Par cette précaution (458) qu'elle a eue, de ramaffer dans la rate cette férofité alkaline, la Nature fe trouvant alors difpenfée de la préparation de la partie alkaline de la bile, elle n'envoie guères par la cœliaque que les matériaux des fucs gaftrique & pancréatique, qui font d'une nature plus analogue, & dont la féparation imparfaite entraine moins d'inconvéniens.

460. Le ventricule rempli d'alimens, comprime la rate, en exprime par la veine fplénique la férofité alkaline requife, pour former dans l'inftant toute la bile néceffaire. Cette férofité vient dans la veine-porte (465) donner par fon union un caractère plus alkalin & plus favoneux à la bile, la rend plus active & moins aqueufe, qu'elle ne l'eut été fans cette concentration (457) préliminaire des principes alkalins dans la rate. C'eft donc avec avec raifon qu'on appelle ce vifcère le *vicaire du foie*, puifqu'il prépare, concentre, amaffe la férofité alkaline, qui doit perfectionner la bile par fon mélange, & en accélérer la production.

461. Le fuperflu de cette férofité alkaline, que la rate ne peut & ne doit pas recevoir, furchargeant le corps, devenue excrémentitielle par excès d'animaléité, fert de véhicule aux différens excrémens du corps, & eft expulfée avec eux par les urines, ou diffipée par la tranfpiration (428 & fuiv.).

SECONDE PARTIE

DE LA CINQUIÈME SECTION.

De l'huile alimentaire : préparation, sécrétion &
usages des humeurs huileuses animales.

462. UNE partie de l'huile alimentaire contenue dans le chile, se combine (368 & suiv.)
avec sa partie mucilagineuse, pour la convertir
en sucs nourriciers animaux. L'autre partie qui
se trouve excédente à cette composition des sucs
nourriciers, légèrement altérée par la coction animale qui en exalte l'acide, la dispose à rancir,
& la convertit en graisse (359); est déposée dans
le tissu cellulaire pour divers usages, & mise en
réserve pour le besoin (503 & suiv.)

463. Cette graisse altérée par le progrès ultérieur de l'animalisation, rancit & s'alkalise par
degrés (360), d'autant plus promptement & en
quantité d'autant plus grande, que le foie par une
plus vive réaction sur le systême sanguifère, force
celui-ci de lui préparer plus promptement une
plus grande quantité de son humeur sécrétoire
(410. 411). Les alimens gras & huileux, loin
d'engraisser, se convertissent promptement en
bile, suivant la remarque des Anciens, dans les
tempéramens chauds & bilieux, qui animalisent
les huiles trop rapidement (414).

464. Les sucs huileux, disposés par le progrès de l'animalisation qui les alkalise, à prendre le caractère savoneux (463), sont rejettés
par le mouvement intestin dépuratoire du sang
(420) dans les artères mésentériques, y devien-

nent plus propres à former la bile (415), circulent dans les veines méſaraïques, & s'y amaſſent
en grande quantité, augmentée ſans doute par
la partie de la graiſſe des replis membraneux du
méſentère, de l'épiploon, du méſocolon, du
méſorectum, &c. qui ſe corrompt par vétuſté, s'alkaliſe, & qui eſt repriſe du tiſſu cellulaire par les
veines méſaraïques, rameaux de la veine-porte,
dans leſquels le ſang eſt plus huileux que dans
tous les autres vaiſſeaux du corps.

465. Les principes alkalins, fixes ou volatils,
que le ſang ſplénique (457. 460) vient mêler à
cette huile alkaliſée (464) du moins en partie,
achèvent par leur combinaiſon d'en faire un ſavon
animal, dont l'acrimonie alkaline eſt continuellement exaltée par le progrès de l'animaliſation,
dans la veine-porte, dans les rameaux de cette
veine qui ſe diſtribuent dans le foie, & dans les
vaiſſeaux ſécrétoires de ce viſcère.

466. Ces derniers vaiſſeaux [465] ſéparent du
ſang les molécules bilieuſes, & les conduiſent hors
du foie, dans le canal hépatique & le cholidoque, où elles s'accumulent dans les intervalles
de la digeſtion ; lorſque l'écoulement des ſucs
bilieux étant moins néceſſaire, ce conduit excré-
teur, par la conſtriction de ſon embouchure dans
le duodenum, les retient du moins en partie dans
ſa cavité, & favoriſe leur congeſtion. La bile ſe
perfectionne dans le canal cholidoque, par le
mêlange du ſuc pancréatique, qui la délaye, &
lui donne un caractère plus ſavoneux [478].

467. La véſicule du fiel entrant en érection,
& ſe dilatant autant que l'eſtomac & le canal
inteſtinal vuides d'alimens le lui permettent, attire
les molécules bilieuſes les plus animaliſées & les
mieux formées, c'eſt-à-dire, provoque ſympa-

thiquement un mouvement inteſtin de dépuration [420] dans la bile hépatique ; qui lui rejette ces molécules & précipite dans le cholidoque vers le duodenum la férofité qui leur ſervoit de véhicule , & les molécules bilieuſes qui conſervent encore quelque crudité , auxquelles l'embouchure de ce conduit livre paſſage dans le duodenum , ſe contractant au contraire pour retenir , repouſſer vers le canal cyſtique , les molécules de la bile qui ſont les mieux élaborées.

468. Inſenſiblement la véſicule du fiel ſe remplit de cette bile la mieux préparée, que le canal cyſtique reçoit du cholidoque , & qu'il lui apporte par une dilatation & une contraction alternatives , continuées ſucceſſivement du canal cholidoque juſqu'à la véſicule , qui ſe dilate pour recevoir , amaſſer cette humeur. Une fois qu'elle en eſt auſſi remplie qu'elle peut l'être ; le canal cholidoque , qui ne laiſſe paſſer dans les inteſtins, que la bile la plus aqueuſe & la plus crue , concentre dans ſa cavité la bile la mieux animaliſée ; qui continue de s'accumuler ainſi dans le canal hépatique , les canaux ſécrétoires , & peut être dans les vaiſſeaux ſanguins du foie , à proportion que l'eſtomac & les inteſtins vuides d'alimens permettent la raréfaction de ce viſcère , & la dilatation des réſervoirs de la bile.

469. La réſorption que font les parois de ces réſervoirs (468), de la partie la plus aqueuſe de la bile , favoriſe l'amas d'une plus grande quantité de bile plus active dans ſes réſervoirs , où le progrès de l'animaliſation qui continue de l'alkaliſer , en exalte encore les propriétés ſavonneuſes , ſur-tout dans la véſicule , où la concentration & la collection de la bile la mieux élaborée ſe fait avec plus d'exactitude. Cette bile

s'amassant la première , a plus de tems pour se perfectionner , que celle des conduits choli-doque & hépatique , qui s'accumule plus tard dans ces canaux.

470. La bile ayant ainsi (468) rempli ses réser-voirs qui ne peuvent plus en admettre davantage, regorge dans le duodenum , excite (240) par sa réaction, par son acrimoine, le sentiment de la faim & ces coliques violentes , qui nous tour-mentent quelquefois à la suite d'un jeûne trop long-tems continué. Elle est encore exprimée dans le canal intestinal par l'estomac , qui excité par le sentiment de la faim , entre en érection & s'apprête pour la digestion , ou pour recevoir les alimens précipités par l'œsophage pendant la dé-glutition , & qui par sa réaction comprime le foie , la vésicule & les canaux sécrétoires de la bile.

471. Une autre partie de l'huile (464) ani-malisée , devenue alkaline-volatile à différens de-grés , forme les diverses espèces d'humeurs séba-cées , dont l'extérieur du corps est vernissé, telles que l'humeur cérumineuse des oreilles , la cire des yeux , l'humeur sébacée des aînes , &c. qui toutes ne paroissent différer que par un peu plus ou un peu moins d'animaléité & de variété dans la proportion des principes , sur-tout ter-restres , qui s'y trouvent combinés , & qui ren-dent ces humeurs sébacées , la cire des yeux par exemple, plus ou moins friables.

472. Ces humeurs sébacées , réjettées à l'exté-rieur du corps , y sont filtrées par de petites glandes de la peau , qui les attirent par les pores des artères contigues , & les repandent à l'exté-rieur du corps , qu'elles doivent lubréfier , cha-cune dans son voisinage.

473. Le surplus d'huile animale alkalisée , qui

ne sert pas à la composition de la bile (464) ou des humeurs sébacées (471), est altéré de plus en plus par le progrès de l'animalisation, se détruit (364. 365), devient excrémentitiel, & est expulsé du corps par la transpiration, qui enlève tout ce qu'il contient de volatil, ses principes phlogistiques, aqueux, alkalis-volatils, & par les urines, qui emportent son résidu terrestre, crétacé, alkalin.

TROISIÈME PARTIE

DE LA CINQUIÈME SECTION.

Du mucilage alimentaire.

CHAPITRE PREMIER.

Préparation, sécrétion, usages des sucs muqueux, gélatineux, lymphatiques & nutritifs des différentes parties ; de leur corruption par le progrès de l'animalisation, & des moyens que la nature emploie, pour conserver plus long-tems ces sucs dans leur aptitude à nourrir.

474. LE mucilage alimentaire du chile, à peine altéré (366) dans les vaisseaux sanguins par une première animalisation, qui exalte son acide & qui ne lui a combiné que très-peu de nouvelle huile, retenant encore toutes les propriétés mucilagineuses, dissous dans une plus ou moins grande quantité de sérosité, forme le mucus animal, qui sert à lubréfier les voies alimentaires, aëriennes, urinaires, tous les canaux & réservoirs

sécrétoires, ceux de la semence dans l'homme, le conduit du vagin, la cavité de l'utérus & des trompes dans la femme.

475. Des glandes particulières connues sous le nom de *cryptes*, ou *follicules muqueux*, séparent de la masse du sang ce mucus, dont elles ont provoqué (410) la génération, le recoivent de de leurs vaisseaux sanguins par les pores de communication, & après l'avoir concentré, épaissi par la résorption de son véhicule aqueux, elles le répandent sur les parois voisins des cavités, dans lesquelles elles communiquent, proportionnellement au besoin qu'ont ces parties, d'être lubréfiées par cet enduit muqueux.

476. Ce mucus devenu plus huileux, converti en sucs gélatineux (370) par le progrès ultérieur de l'animalisation, & contenant beaucoup d'eau, ne paroît pas former par sa congestion dans le corps, d'autre humeur que la *vitrée* de l'œil, qui même pourroit bien n'être qu'une humeur aqueuse, & qui est déposée dans le tissu cellulaire intérieur de cet organe par les pores des artères qui arrosent ce tissu. Le reste des sucs gélatineux demeure dans le sang, pour s'y changer bientôt en sucs lymphatiques. Ce n'est que dans l'état contre nature, que ce suc gélatineux, incapable de servir à la nutrition, & qui n'est pas encore assez élaboré pour se convertir en substance animale, s'accumule dans le tissu de quelque partie.

477. Ce suc (476) après avoir passé par l'état sanguin (388. 389), parvenant au lymphatique (401), retenant beaucoup de son véhicule aqueux, constitue les sucs savoneux, salivaire, gastrique & pancréatique, qui ne différent que par quelques degrés d'animaléité, du plus au moins ; le

suc pancréatique étant décidemment plus lymphatique, plus alkalin, un peu plus salé que la salive qui est insipide, & le suc gastrique paroissant d'une nature moyenne entre ces deux humeurs digestives.

478. Différens organes sécrétoires sont chargés de séparer ces humeurs (477) de la masse du sang. Les glandes salivaires font la sécrétion de la salive ; l'estomac, par des petites glandes particulières, fait celle du suc gastrique, & le pancréas, celle du suc pancréatique, qu'il envoie par son canal excrétoire dans le cholidoque, où il sert à délayer la bile & à lui donner un caractère plus savoneux par son principe alkalin (466).

479. Les sucs mucilagineux (477) devenus parfaitement lymphatiques (401) & concentrés par l'expression de leur eau, prenant une consistance albumineuse, forment la synovie des articulations, dans les cavités desquelles cette humeur est filtrée par les glandes de Clopton Havers, afin de lubréfier les parties des os qui doivent glisser les unes sur les autres, d'entretenir la fléxibilité des capsules & des ligamens articulaires, & de faciliter le jeu des articulations.

480. Ces mêmes sucs lymphatiques (479) séparés du sang par les couloirs de la prostate, forment le suc prostatique, qui sert de véhicule & d'enveloppe à la semence de l'homme.

481. L'humeur séminale paroît elle-même formée de la lymphe la plus subtile, la plus animale & la plus volatile, unie à une grande quantité d'huile pareillement fort animalisée, fort volatile, éthérée & surchargée de fluide nerveux.

482. Les sucs lymphatiques, plus ou moins animalisés, & ayant leurs principes constitutifs combinés dans diverses proportions, servent à

former les différens fucs nourriciers, que le fang rejette enfuite vers les parties, qui par leur réaction (410), ont follicité une telle élaboration de la lymphe nutritive. De la lymphe devenue la plus terreftre par le progrès de l'animalifation, fe forme le fuc offeux : de celle qui par l'union d'une plus grande quantité d'huile très-animalifée, a pris une conftitution plus alkaline-volatile, plus éthérée, plus huileufe-ammoniacale, provient le fuc nutritif des cheveux & des poils. Celle qui n'a encore acquis par la coction animale que le premier degré de l'état lymphatique, qui contient plus d'eau, & qui eft moins terreftre & difpofée à une plus foible folidification, fert à compofer le fuc nutritif des parties prefque pulpeufes du corps, qui ont le moins de confiftance. Pour les autres parties molles, elles attirent une lymphe nutritive d'autant plus animale, plus terreftre & difpofée à une folidification d'autant plus forte, qu'elles doivent avoir plus de confiftance, une folidité plus analogue à celle des os, qu'à celle des parties pulpeufes.

483. Que le plus ou moins d'animaléité de la lymphe nutritive puiffe caufer cette différence dans la conftitution des folides qu'elle forme par fa folidification, & fuffife pour produire les différens fucs nourriciers; l'obfervation le prouve : en ce que dans les enfans, dont les humeurs moins animalifées font plus près de l'état gélatineux, tous les folides ont moins de confiftance que dans les hommes faits, dont les humeurs mieux élaborées ont un caractère plus lymphatique. Ce n'eft même qu'à proportion que les forces du corps s'exaltent par fon développement, & produifent des humeurs plus animales, que le corps prend de la confiftance & devient ca-

pable de bien élaborer, différentier parfaitement les fucs nutritifs de fes diverfes parties (782 & fuiv.). Dans les animaux qu'on engraiffe, en les furchargeant d'humeurs crues, qu'ils ne peuvent animalifer parfaitement, les folides fe relâchent, s'attendriffent, perdent de leur folidité, à proportion que leurs fucs nourriciers perdent de leur animaléité, & deviennent plus gélatineux [508].

484. Ces fucs nourriciers (482) rejettés par le fang vers les parties auxquelles ils font appropriés, fe perfectionnent, fe concentrent de plus en plus en plus, tranfudent dans le tiffu de ces parties par les pores exhalans des vaiffeaux qui s'y diftribuent : ils y font encore perfectionnés par l'influence fympathique, par l'élaboration particulière de ces parties [415. 416], & y acquièrent le degré d'animaléité, convenable à la nature humaine dans ces différentes parties.

485. Les molécules de ces fucs nutritifs les mieux élaborées, les mieux affimilées, & fpécifiées pour la nutrition de ces parties, adhérent aux fibrilles qui les attirent fympathiquement pour fe refaire : elles les enduifent de toutes parts, les pénétrent, & s'y convertiffent en une fubftance homogène, par l'influx des efprits vitaux, qui [584] viennent s'unir à elles, les vivifier, & les *folidifier*, à-peu-près comme le blanc d'œuf fe coagule dans l'eau chaude, & même dans les liqueurs fpiritueufes, qui lui fourniffent cet excès de phlogiftique, par la réaction duquel il eft en quelque forte folidifié.

486. Cet efprit vital [484] en folidifiant les fucs nutritifs, leur donne enfin par fa combinaifon la conftitution vitale (585) des folides qu'ils réparent, & les rend fufceptibles de jouir d'une vie commune avec eux : fortifiant l'union des prin-

cipes conſtitutifs de ces ſolides avec ceux des ſucs nutritifs qui les ont pénétré, & s'y ſont ſolidifiés (485), il en fait une même ſubſtance ſolide, capable de réſiſter à l'action diſſolvante des fluides.

487. Lorſqu'au contraire la nature veut diſſoudre quelque partie ſolide, elle détermine l'eſprit vital phlogiſtique [584] de cette partie à repouſſer, ſéparer les autres élémens conſtitutifs. Elle relâche, raréfie la tiſſure de cette partie, & la diſpoſe à ſe laiſſer pénétrer par les fluides. Elle augmente en même tems, dirige la réaction diſſolvante des humeurs contre ces ſolides qu'elle prétend diſſoudre ; elle les amollit par la pénétration de ces humeurs dans leur ſubſtance, & les fait tomber en colliquation par la diſgrégation totale de leurs molécules conſtitutives & leur décompoſition abſolue. C'eſt ainſi que ſe diſſolvent les parties du corps, ſoit que la nature le faſſe pour un bien, comme quand elle ſépare par la ſuppuration (385. 386) des parties attenantes, un membre gangréné, ou un corps étranger, qui incommode les parties voiſines dans leurs fonctions organiques, & qui pourroit leur nuire par ſa corruption ſpontanée ; ſoit qu'elle y ſoit forcée par l'acrimoine d'un diſſolvant, qui par ſa réaction (265) ſur les ſolides, force leur principe vivifiant phlogiſtique de les diſſoudre, comme le font les virus cancéreux, vérolique, &c. qui rongent les parties & les réduiſent en ſanie.

488. Chaque partie étant formée & remplie des ſucs nourriciers qu'elle s'eſt approprié, ſpécifié par une élaboration particulière (485), ſon analyſe chymique nous démontreroit la conſtitution qui lui eſt propre & les principales différences qui caractériſent & diſtinguent ſes ſucs nourriciers de tous les autres ; ſi on pouvoit la net-

toyer exactement de tous les fluides étrangers, dont elle est chargée, & qui y circulent pendant la vie. Cette féparation étant impoffible, nous fommes contraints de nous en tenir aux apparences, qui ne laiffent pas néanmoins de nous donner quelques lumières à ce fujet, pourvû qu'on n'oublie pas que les parties d'un tiffu plus lâche contiennent plus d'humeurs étrangères, que celles d'un tiffu ferré, dont les folides forment par eux-mêmes une plus grande partie.

489. Le fuc offeux paroît être le plus terreftre de tous les fucs nutritifs. Les os contiennent au de-là de la moitié de leur poids, de terre : cette moitié fe retrouve après la féparation entière de tous leurs fucs gélatineux, & de leurs parties encore fufceptibles de reprendre cet état gélatineux dans la machine de Papin, & leur partie gélatineufe ainfi extraite, contient encore beaucoup de terre. Cette gelée donne peu d'huile à l'analyfe chymique, un peu de fel alkali-volatil, & fon réfidu terreftre contient quelque fel alkali fixe.

490. Les cheveux qui ne paroiffent pas devoir être fort chargés d'humeurs étrangères, fourniffent à l'analyfe chymique $\frac{1}{2}$ de leurs poids en efprit alkalin, $\frac{1}{8}$ de fel alkali-volatil, $\frac{1}{4}$ d'huile animale & un peu plus d'$\frac{1}{4}$ de terre, dans laquelle on trouve un peu d'alkali-fixe ; ainfi le fuc nutritif des cheveux paroît fort huileux, & fort terreftre, quoiqu'il le foit moins que celui des os (489), & beaucoup plus chargé de principes alkalis-volatils.

491. Les parties molles, nourries (482) d'un fuc plus aqueux & moins lymphatique, & d'une tiffure plus lâche, donnent à leur analyfe plus d'huile & d'eau que les os, moins de principes alkalins & d'huile animale que les cheveux. Suivant

vant Spielmann „le cerveau donne $\frac{5}{6}$ de son poids, de flegme, $\frac{1}{64}$ d'esprit alkalin, $\frac{5}{7}$ d'huile empireumatique, $\frac{1}{192}$ de sel alkali-volatil, & le résidu terrestre est à peine $\frac{3}{14}$, contenant encore quelque sel alkali-fixe.

492 Nous avons rapporté l'analyse de ces parties, parce qu'elles paroissent contenir moins de matières étrangères, & que par conséquent leur analyse nous donne une idée assez juste de la différence de leur constitution. On pourroit peut-être y ajouter sans un grand inconvénient, celle des muscles, dont la partie charnue, donne au-delà de $\frac{7}{8}$ d'eau, près d'$\frac{1}{10}$ de sel alkali-volatil, d'$\frac{1}{15}$ d'huile & d'$\frac{1}{14}$ de terre. Le suc nourricier des chairs paroît donc plus albumineux, plus terrestre, moins huileux que celui du cerveau; & plus aqueux, plus huileux & moins albumineux que celui du tendon, qui ne donne pas $\frac{4}{7}$ d'eau, $\frac{1}{10}$ d'huile seulement, $\frac{1}{14}$ de sel alkali volatil, & plus d'$\frac{1}{10}$ de terre. Ce peu d'exemples suffira pour nous donner une idée de la différente constitution des parties & de leurs sucs nourriciers. Il n'est pas besoin d'avertir que ces analyses varient suivant la différente constitution, les différens âges &c. des sujets.

493. Les sucs nourriciers lymphatiques (484) assimilés à chaque partie, dans le tissu de laquelle les artères les ont déposés, devenus propres à réparer, refaire les solides & à nourrir, ne conservent pas long-tems ces propriétés. S'animalisant de plus en plus par la vie même (494), ils perdent bientôt cette constitution animale nutritive, ce degré d'*animaléité* propre à l'homme, & qui varie dans les différens sujets, & dans les différentes parties du corps (482 & suiv.), suivant la différence des âges (483. 552. 781. & suiv.), &

des fexes (559), & fuivant les différentes circonftances de la vie (563. 569. 570, 508). Ils deviennent trop albumineux, trop alkalins, trop animaux pour l'homme; quoiqu'ils n'aient peut-être
pas encore acquis le degré d'animaléité convenable aux animaux carnivores, qui (406) paroiffent d'une nature plus animale que nous. Péchant
par excès d'animaléité, moins propres à la vie
humaine, ces fucs lymphatiques cédent à l'influence de l'air qui provoque leur putréfaction
(90. 91.) : ils précipitent (354) l'animalifation &
la corruption des autres humeurs, & les prive-
roient de leur aptitude à la vie (241. 242.), s'ils
fe trouvoient en quantité dans le corps, &
n'étoient pas expulfés par les excrétions (*a*), ou
renouvellés par les alimens, à mefure qu'ils fe
détériorent; enforte que le peu de ces humeurs,
qui achève de fe corrompre & de fe détruire dans
le corps, ne peut avoir que très-peu d'influence
fur lui.

494. Ainfi que l'inflammation diffipe les prin-

(*a*) C'eft delà, fans doute, que proviennent ces urines
furchargées de fucs albumineux trop terreftres, qui caufent
la gravelle, le calcul, & qui produifent la goutte en fe
jettant fur les articulations, dans les fujets bilieux qui animalifent trop rapidement leurs humeurs, & qui éprouvent du foulagement, en fe mettant à l'ufage du lait &
d'un régime végétal acefcent, propre à corriger la conftitution trop animale de leurs humeurs. Ils fe trouvent au
contraire plus mal de l'ufage des ftimulans, des échauffans, de tout ce qui précipite l'animalifation des humeurs,
comme le vin, les liqueurs fpiritueufes, la bonne chère,
&c. Les enfans rendent pareillement avec leurs urines beaucoup de fucs lymphatiques, qui font, fans doute, trop
animalifés pour eux, & qui ne peuvent les nourrir convenablement.

cipes les plus volatils des corps enflammés, l'eau, le phlogiſtique, les principes alkalis-volatils, &c. qu'elle a développés; de même la vie pour ſe maintenir, doit néceſſairement conſumer, détruire la conſtitution vitale, nutritive du mucilage animal, ſoit fluide ou ſolidifié, en diſſiper les principes aqueux, ſpiritueux, alkalis volatils, &c. que l'animaliſation produit, abolir la conſtitution huileuſe-phlogiſtique des humeurs nutritives; & après les avoir fait paſſer de la nature aceſcente du mucilage végétal à l'alkaline volatile du mucilage animal, elle les réduit à leurs principes terreſtres, rendus comme crétacés par l'excès de coction animale qu'ils ont ſubi, maſqués par l'union d'un acide ou d'un ſel phoſphorique, vitreſcible, trop peſant pour s'évaporer, & devenus abſolument ineptes à la vie; qui ne peut ſubſiſter que par cette conſomption continuelle de la propre ſubſtance animale du corps, dont les alimens doivent lui renouveller la matière : à peu-près comme la flamme ne ſe conſerve que par la deſtruction du corps enflammé, & a beſoin d'être entretenue par un nouvel aliment, qui remplace celui qu'elle a conſumé.

495. C'eſt ainſi (494) que ſe détruiſent à la longue les ſucs nourriciers animaux; que les ſolides ſe conſument, ſe deſſéchent, perdent leur aptitude à la vie animale, qui ceſſeroit bientôt, ſi les humeurs n'étoient pas continuellement renouvellées & les ſolides réparés par de nouveaux matériaux que les alimens fourniſſent, & que le corps vivant s'approprie par la même animaliſation qui corrompt les humeurs déjà animaliſées; ſi le corps enfin ne trouvoit pas le moyen de réparer ſes pertes, & de recouvrer

son aptitude à la vie, par ces mêmes mouve-mens vitaux qui la détruisent.

496. La corruption des humeurs déjà anima-lisées, par excès d'animaléité, arrive très-promp-tement dans les vaisseaux sanguins, dans lesquels cette animalisation se fait avec la plus grande ra-pidité (417. 418) : elle seroit à la vérité plus lente dans le tissu cellulaire, qui n'a que peu d'effors à faire, pour achever de s'assimiler les sucs nour-riciers, que le sang lui rejette à mesure qu'il les prépare : elle arriveroit cependant nécessaire-ment par la continuation de la vie (493. 494) qui détériore ces humeurs, & ne subsiste que par cette destruction

497. Pour modérer les ravages de la vie même, arrêter du moins en partie la corruption & la destruction des humeurs animales ; la nature n'a d'autre ressource que de les renouveller, de les ramener à un état moins animal, de les décuire en quelque sorte par l'union de sucs moins ani-malisés & cruds ; qui par leur combinaison leur communiquent une partie de leur crudité, cor-rigent l'excès de leur animaléité, leur rendent cette constitution huileuse-phlogistique, que l'ani-malisation a détruit, pour y substituer une cons-titution trop terrestre. Elle les ramène ainsi de l'état lymphatique au gélatineux, les dispose à reprendre par le progrès de l'animalisation (qui, sans cette décuite, les auroit détruit), leur cons-titution lymphatique nutritive, & les conserve ainsi plus long-tems dans leur aptitude à la vie & à nourrir.

498. Pour parvenir à ce but (497), la nature a deux moyens : c'est de renouveller toute la masse des humeurs avec les alimens, qui par leur

combinaison la décuifent , la ramènent à un moindre degré d'animaléité , en même tems que ceux-ci perdent , par cette union , une partie de leur crudité , & forment avec des humeurs , qui par leur vétufté , étoient fur le point de devenir ineptes à la vie , un compofé beaucoup plus propre à l'entretenir , & pendant plus long-tems , avant de fe corrompre & de perdre cette aptitude.

499. Comme ces alimens [493] ne fe trouvent pas toujours à portée , pour renouveller à tems les humeurs animales ; la nature amaffe dans les tems d'abondance un fuperflu de nourriture , le corps s'en furcharge pour le befoin , & l'emploie à l'occafion , pour renouveller fes humeurs à la veille de pécher par vétufté , par excès d'animaléité. C'eft à quoi fervent la graiffe & le fuc laiteux des glandes conglobées , avec le fyftème organique des vaiffeaux lymphatiques & chiliferes.

CHAPITRE II.

Ufage de la graiffe pour la reproduction des fucs nourriciers.

500. LA lymphe devenue trop terreftre , trop alkaline par excès d'animaléité [493. 494] , ayant perdu par la deftruction prefque totale de fon acide fa conftitution huileufe-phlogiftique , à la veille d'être privée entièrement de fon aptitude à la vie , n'a pour ainfi dire befoin que d'un acide , qui , par fa combinaifon avec le phlogiftique huileux dont elle eft encore abondam-

ment pourvue, lui rende sa constitution huileuse phlogistique, corrige sa nature trop alkaline, la neutralise en partie, la dispose à reprendre l'état gélatineux, & la rende pénétrable & dissoluble au principe aqueux, qui par sa combinaison, la rend plus fluide & achève de la ramener à l'état de sérosité gélatineuse (370).

501. Que la seule addition du principe aqueux, & la restitution de l'acide détruit par le progrès de l'animalisation, & manquant dans la lymphe, soient suffisantes pour reproduire les sucs gélatineux ; M. Thouvenel l'a démontré : en faisant, par le conseil de M. Barthez, une espèce de gelée animale avec du blanc d'œuf, qu'il délayoit & dissolvoit dans de l'eau tiéde légérement acidulée avec du vinaigre, & en régénérant ensuite le blanc d'œuf au moyen de l'alkali fixe, qu'il mêloit avec cette gelée artificielle, & qui lui rendoit sa constitution plus alkaline-lymphatique, en en retirant l'acide, ou du moins, en le neutralisant ; écoutons-le lui-même.

502. » Itaque acetum destillatum, *dit-il*, (*a*) » quod in primo tentamine concentratum nimis » fueram expertus, paululùm aquâ dilutum ad- » hibui ; in illo albumen juvante quâdam agitatione » dissolutum & deinde cum aquâ remixtum, calori » aquæ semi-bullientis gradu non minori com- » missum fuit. Progressâ quâdam evaporatione » massam pellucidam, tremulam, parùm cohæ- » rentem, uno verbo, veram gelatinam obtinui, » quæ non solùm externas gelatinarum proprie- » tates referebat, verùm essentiali harum carac-

---

(*a*) Tentamen Medico-Chymicum de corpore nutritivo & nutritione Monspelii propugnatum, anno 1770, pag. 6.

» tere quo nimirùm, ab albuminosâ materie diffe-
» runt , scilicet perfectâ absque ullâ concretione
» in aquâ bullienti solubilitate prædita reperie-
» batur..... ut magis magisque albuminis in gela-
» tinam mutationem adjecto acido fieri pateret,
» cum gelatinâ prioris experimenti salalkali fixum
» immiscui: elapso quodam temporis spatio mixtu-
» ram tantillùm aquâ dilutam igni exposui & id
» quod suspicatus fueram accidit ; gelatina cum
» albuminosâ naturâ coeundi virtutem recupera-
» vit ».

503. La graisse , qui outre son acide (*a*), peut

(*a*) « Il y a lieu de croire , dit M. Macquer, *Diction-*
» *naire de Chymie , article* G R A I S S E , qu'un des grands
» usages de la graisse est de recevoir dans sa composition,
» d'amortir & d'adoucir une grande partie des acides, pro-
» venans des alimens, & qui sont de trop pour la compo-
» sition du suc nourricier, dont l'animal a besoin, ou dont
» la nature n'a pu se débarrasser autrement. Ce qu'il y a
» de certain, c'est que plus les animaux sains prennent &
» digérent d'alimens surabondans à leur nutrition & à leur
» reproduction , & plus deviennent gras. Quoique la
» graisse soit fort éloignée du caractère des substances vrai-
» ment animales, qu'elle paroisse même fort peu disposée
» à se changer en suc nourricier ; car elle est en général dif-
» ficile à digérer, & il y a bien des gens dans l'estomac
» desqueles elle rancit de même que le beurre, & à qui
» elle donne des aigreurs considérables , il paroît cepen-
» dant, que dans certains cas, elle sert à la nutrition & à
» la réparation du corps ». Suivant cette idée, non-seulement la graisse contribueroit de sa propre substance à la
reproduction des sucs nourriciers (503....510), mais encore
elle serviroit à retenir, amasser, conserver dans le corps des
principes acides, qui, séparés de la masse des humeurs,
& ainsi embarrassés dans la substance de la graisse , ne peuvent altérer beaucoup (508) la constitution des solides &
des fluides, & qui se retrouvent au besoin pour ramener
par leur combinaison les sucs lymphatiques à l'état géla-

encore par fa combinaifon, fournir à la lymphe le phlogiftique & la portion d'huile que le progrès de l'animalifation a détruit ou diffipé, la ramenera bien plus fûrement à l'état gélatineux, & pourra même exécuter cette *réduction* fur une lymphe plus animalifée, plus terreftre, plus épuifée d'efprits, de principes huileux-phlogiftiques, à laquelle la feule addition de l'acide [502] ne fuffiroit pas; principalement fi le principe acide de cette graiffe, exalté par la rancidité, la met en état de réagir plus vivement fur la lymphe, pour cette combinaifon.

504. En effet, du fain-doux, dépuré par plufieurs fufions & lotions dans l'eau bouillante, de tout ce qu'il pouvoit contenir de matières gélatineufes & lymphatiques, gardé jufqu'à ce qu'il eut contracté une forte odeur de rance, mêlé avec moitié fon poids de blanc d'œuf, tenu en digeftion au foleil, ou à une douce chaleur pendant quelques heures, délayé avec de l'eau tiéde, & quelque tems après, foumis à l'ébullition, m'a fouvent donné un très-mauvais bouillon d'un goût rance; au fond duquel s'étoit précipitée une très-petite quantité de blanc d'œuf coagulé, & fur lequel furnageoit une partie de la graiffe employée : ce bouillon devenoit plus vifqueux par la réfrigération : en faifant évaporer à une douce chaleur une partie de fon eau, j'obtenois quelquefois par une nouvelle réfrigération, une véritable gelée, qui avoit peu de confiftance, fufible

---

tineux; au lieu que fi le corps n'avoit pu enchaîner ainfi ces acides, il lui eût fallu les expulfer par diverfes excrétions, ou bien il eût été expofé aux inconvéniens de la cacochymie acide, par la réaction de ces acides furabondans, qui euffent trop altéré fa conftitution.

par la chaleur, & légérement congélable par le
froid, & qui donnoit un précipité blanc, quand
elle étoit délayée dans de l'eau bouillante, un
peu alkalifée par le mélange de quelques grains
d'alkali-fixe ou volatil.

505. La lymphe tirée des vaisseaux lymphatiques de la cuisse d'un gros chien, mêlée avec
cette même graisse (504), & soumise aux mêmes
épreuves, a pareillement cessé de se coaguler
par la chaleur, étoit devenue rougeâtre & comme
gélatineuse, après la séparation de la graisse sur-
nageante ; elle devenoit plus visqueuse par la réfrigération. Mais y il en avoit trop peu pour que
je pus la réduire en gelée par l'évaporation.
Une autre partie de cette même lymphe, exposée
seule à l'ébullition, laissoit précipiter des flocons
de lymphe coagulée : j'ai conclu de ces expériences (504. 505) que la graisse, ou tout au moins
son acide exalté, pouvoit par sa combinaison ramener la lymphe à l'état gélatineux.

506. Cette réduction (505) doit s'opérer encore mieux & d'une manière analogue dans le
tissu cellulaire, où le principe acide de la graisse,
qui rancit par vétusté, exalté par le progrès de
de l'animalisation (359), animé par la chaleur
animale & la vie, diffous par l'eau cellulaire,
pénétre facilement la lymphe trop animalisée ; à
laquelle cette même eau sert de véhicule, & qui
étant elle-même trop alkaline, attire puissamment
la graisse dont elle a besoin pour se refaire, se
renouveller & se conserver dans son aptitude à
la vie, qu'elle est à la veille de perdre par excès
d'animaleité ; elle reprend par son union avec cette
graisse, l'état savoneux & gélatineux.

507. Les oscillations vitales des solides, qui
agitent & mêlent dans le tissu cellulaire toutes ces

humeurs (506), favorifent leur combinaifon qui s'achève facilement, pour peu que le principe de vie, qui anime tout le corps, s'y prête, difpofe ces différentes humeurs, aqueufes, lymphatiques & graiffeufes, à fe combiner, & les dirige dans cette combinaifon.

508. C'eft la réaction de cet acide graiffeux (506) fur la lymphe, qui produit ces fucs gélatineux, qu'on trouve mêlés avec la graiffe dans le tiffu cellulaire. Cet acide ramène à l'état gélatineux d'autant plus de lymphe, qu'il y a plus de graiffe dans le corps : pénétrant les folides, il en relâche la tiffure, il les amollit & les attendrit, en leur ôtant par fa combinaifon quelques degrés d'animaléité (483), & les faifant réparer par des fucs nutritifs (a) moins lymphatiques, moins éloignés de l'état gélatineux. C'eft par fon action fur le corps, que la chair des animaux maigres s'attendrit & devient plus fucculente & plus favoureufe, à proportion qu'ils engraiffent (329). Elle le devient encore plus, lorfqu'une plus grande quantité d'acide fe dégage de la graiffe, & altère davantage la conftitution du corps; & c'eft ce qui fait qu'on mange de fi bons bœufs à Paris. Ces animaux viennent des provinces, furchargés de graiffe. L'exercice auquel ils ne font point accoutumés, les échauffe, détruit une partie de leur graiffe, la fait rancir en plus grande quantité, en exalte l'acide, qui pénétre, attendrit les chairs.

(a) Les glandes conglobés (533) qui doivent amaffer d'autant plus de fucs laiteux, qu'on furcharge l'animal de chile par l'abondance des alimens, & ces alimens encore cruds (483) par leur mélange & leur réaction, contribuent auffi à cette décuite du mucilage animal, tant fluide que folidifié.

& leur donne une faveur, que n'ont pas les bœufs tués dans les provinces. Quoiqu'ils foient plus gras, leurs chairs font plus dures & moins fucculentes, parce que l'oifiveté dans laquelle ils vivent, ne peut altérer leur graiffe, ni difpofer fon acide à réagir fur les folides & fur les fluides avec autant d'activité.

509. La graiffe ainfi dépurée (503. 506) par la lymphe de fes particules ranciffantes, trop animalifées, qui lui donneroient une acrimonie nuifible aux folides qu'elle doit lubréfier; renouvelle, regénère plufieurs fois les fucs nourriciers animaux, en les ramenant par fon addition de l'état lymphatique au gélatineux. Elle les retient plus long-tems dans leur conftitution huileufe - phiogiftique, dans leur aptitude à la vie, dont fous ce point de vue, elle peut être regardée comme l'aliment, c'eft-à-dire, qu'elle ne nourrit pas comme matière prochaine & directe de la nutrition, ce qui, fuivant Junker, n'appartient qu'aux fucs mucilagineux, lymphatiques; mais en tant qu'elle renouvelle, refait les fucs nourriciers, & malgré leur vétufté, leur conferve leur aptitude à la vie & à nourrir.

510. C'eft à la faveur de cette graiffe (509), que les perfonnes graffes foutiennent plus facilement & de plus longues abftinences que les maigres; qui étant ordinairement plus vives, animalifent plus rapidemment leurs fucs nourriciers, & qui ayant moins de graiffe pour les renouveller, ne peuvent les entretenir fi long-tems dans leur aptitude à la vie. C'eft par la même raifon que les ferpens, les léfards, les grenouilles, les marmottes, les ours & autres animaux, qui s'engourdiffent aux approches de l'hyver, & s'endorment furchargés de graiffe, ou du moins, n'ont en-

fuite que de très-petits intervalles de veille, se réveillent très-maigres au printems, leur graisse ayant été employée pendant ce long sommeil comme léthargique de l'hyver à renouveller, entretenir les fucs nourriciers, & à réparer le peu de pertes, que font alors ces animaux par une action vitale très-prochaine par sa langueur de l'inertie mortelle. Bien plus, Fabrice de Hilden a observé que dans des personnes mortes de faim, la moële même des os avoit été consumée, la nature ayant employé jufqu'au dernier moment de la vie, toutes les reffources qu'elle pouvoit avoir en fucs huileux, pour la prolonger.

CHAPITRE III.

Ufage du fuc laiteux des glandes conglobées & des vaiffeaux lymphatiques.

511. SI la lymphe nutritive [484] déjà animalifée, reprife du tiffu cellulaire par les veines, retomboit auffi-tôt dans les vaiffeaux fanguins, (où fe fait avec le plus d'énergie [496. 417. 418] le fort de la coction animale), entraînée par la rapidité de l'animalifation qui s'y fait des fucs nourriciers, elle feroit bientôt trop animalifée, corrompue & détruite, fans pouvoir être défendue, confervée par la graiffe [506] qui n'auroit pas eu le tems de fe combiner avec elle, & de la décuire fuffifamment.

512. Pour obvier à cet inconvénient [511], des veines particulières, connues fous le nom de *vaiffeaux lymphatiques*, font chargées de repomper la lymphe du tiffu cellulaire, de la conduire

par des réservoirs de fucs moins animalifés, que contiennent les glandes conglobées & les vaif-feaux chilifères, & qui par leur mêlange, leur combinaifon, lui communiquent une partie de leur crudité, la rapprochent davantage de l'état gélatineux, la mettent en état de pouvoir fubir impunément de la part du fyftême fanguifère une nouvelle coction, dont elle a même befoin pour reprendre les propriétés lymphatiques nutritives, & par conféquent, la font perfifter plus long-tems dans fon aptitude à la vie & à nourrir.

513. Dans tout ce trajet (512) & même dans le tiffu cellulaire, avant d'être parvenue dans les vaiffeaux lymphatiques, la lymphe triturée directement avec la graiffe, fe combine (506) mieux avec elle, fe rapproche de l'état gélatineux & fe difpofe à le reprendre dans les glandes conglo-bées & dans les vaiffeaux chilifères.

514. Rappellons-nous d'abord la ftructure de ces vaiffeaux lymphatiques & de ces glandes con-globées, chargés de tamifer la lymphe animale & de la décuire en quelque forte, par le mêlange & la combinaifon d'humeurs moins animalifées & encore crues, avant de l'expofer à une nouvelle coction de la part du fyftême fanguifère; analyfons les humeurs qui fe mêlent avec cette lymphe pendant fon retour au cœur par ces vaiffeaux particuliers: nous développerons enfuite l'utilité de cet appareil.

§. I.

Structure des glandes conglobées & des vaiffeaux
lymphatiques & chilifères.

515. Les glandes conglobées font des corps olivaires plus ou moins gros, d'un rouge pâle

dans les enfans, plus vif dans les adultes, bleuâtres cependant le long des bronches, spongieux intérieurement & recouverts d'une enveloppe assez épaisse, comme membraneuse. Une infinité des petits vaisseaux sanguins rampent à leur surface, pénétrent dans leur tissu spongieux, y versent par des pores particuliers les sucs nutritifs de ces glandes, & le suc laiteux (528), dont leurs cellules sont remplies.

516. Ces glandes plus ou moins ramassées ou dispersées, sont distribuées dans le corps autour des principaux vaisseaux, tout le long de l'épine antérieurement, depuis l'occiput jusqu'au sacrum: quelques-unes même se répandent dans le petit bassin : elles sont dispersées dans les replis du péritoine, qui soutiennent le canal intestinal, dans le mésentère sur-tout, se glissent dans la poitrine entre les deux sacs de la plévre, qui enveloppent les poumons, autour du péricarde & entre les deux lames du médiastin : elles s'étendent avec les vaisseaux cruraux jusqu'au jarret, suivant la direction des vaisseaux des extrémités supérieures jusqu'au pli du bras : des aisselles, quelques-unes descendent le long du grand pectoral jusqu'aux mammelles, qui paroissent elles-mêmes un amas de glandes conglobées (553) ; d'autres se repandent sous la clavicule & sur l'omoplate sous le muscle trapèze ; quelques-unes s'écartent postérieurement sur l'occiput, d'autres antérieurement sous l'arcade zygomatique & sur les joues.

517. Ces glandes sont d'autant plus petites, qu'elles s'éloignent davantage de l'épine vers les extrémités du corps, & du dedans au dehors : toutes unies, liées ensemble par les vaisseaux lymphatiques qui les traversent, elles ne sont avec

eux qu'un seul système organique, distribué par tout le corps.

518. Les vaisseaux lymphatiques tirent principalement leur origine d'une infinité de petits vaisseaux, répandus dans le tissu cellulaire de toutes les parties, & dont la réunion produit de plus gros vaisseaux. Ces vaisseaux paroissent dirigés de tout l'extérieur du corps à l'intérieur, & des extrémités vers le tronc; ils suivent assez régulièrement la distribution des vaisseaux sanguins, dont ils marchent parallèles, principalement des gros, le long desquels ils s'étendent jusqu'au réservoir de Pecquet & au canal thorachique.

519. Grossis dans leur route par nombre de plus petits qui viennent s'y réunir, & s'unissant en de plus gros troncs, ces vaisseaux (518) pénétrent, traversent toutes les glandes conglobées qui se trouvent sur leur passage, les lient toutes ensemble, étant eux-mêmes liés entr'eux par plusieurs vaisseaux de communication qu'ils s'envoient réciproquement.

520. Auparavant de pénétrer dans une glande conglobée, qui se trouve sur leur passage, ils (518) se divisent & subdivisent en de plus petits vaisseaux ; quelque fois ils ne souffrent cette division que dans l'intérieur des glandes : rarement ils en traversent une ou plusieurs de suite sans se diviser ; ou bien après s'être divisés, ils se réunissent en des troncs, qui sans se diviser, traversent pareillement plusieurs glandes, mais le plus souvent, se divisent en plusieurs rameaux dans l'intérieur de ces glandes.

521. Les vaisseaux lymphatiques *afférens*, qui pénétrent dans une glande conglobée sans s'être divisés, ou bien par leurs ramifications, se di-

visent, & subdivisent encore en de plus petits rameaux, qui s'éparpillent dans l'intérieur de la glande, & dont une partie reste flottante comme interrompue, béante dans les cellules de cette glande : l'autre partie plus considérable se réunit en plusieurs petits troncs, qui par leur réunion, forment des vaisseaux lymphatiques d'un autre genre, *déférens* ; lesquels sortent de la glande après avoir été grossis par la jonction de plusieurs petits vaisseaux, qui tirent leur origine du tissu cellulaire de la glande.

522. Ces vaisseaux lymphatiques, dirigés de cette glande vers le canal thorachique ou le réservoir de Pecquet, se prolongent séparément, ou réunis en quelques vaisseaux principaux, & même en un seul, qui va traverser une ou plusieurs autres glandes plus proches du réservoir de Pecquet ou du canal thorachique, que celle dont il sort, & qui sont sur son passage : en traversant ces glandes, ces vaisseaux éprouvent encore les mêmes divisions & réunions (320. 321).

523. Devenant de plus en plus considérables par le nombre des collatéraux qui viennent s'y réunir de tous côtés, ils vont eux-mêmes (ces vaisseaux) se perdre en de plus gros, qui par ces réunions réitérées, grossissent encore en s'approchant du canal thorachique, ou du réservoir de Pecquet, dans lesquels se rendent tous les vaisseaux lymphatiques, de quelque partie du corps qu'ils reviennent.

524. Les vaisseaux lactés qui pompent les sucs alimentaires du canal intestinal, paroissent être d'autres ramifications des vaisseaux lymphatiques du mésentère & des autres replis du péritoine, qui soutiennent le canal intestinal. Ceux - ci, auxquels s'unissent encore d'autres petits vaisseaux
lymphatiques

lymphatiques de ces replis membraneux & du tissu des intestins, & qui traversent les glandes conglobées des environs, celles du mésentère sur-tout, sont *chilifères*, quand les vaisseaux lactés leur fournissent assez de chile pour blanchir la lymphe qu'ils contiennent, & *lymphatiques*, lorsque le chile cesse de se mêler avec la lymphe, qu'ils rapportent du tissu des parties.

525. Les membranes de ces vaisseaux extrêmement minces & transparentes, laissent voir les liqueurs qui les remplissent. C'est pourquoi, les chilifères blanchissent, quand ils contiennent du chile (524). Leur intérieur est garni de valvules sigmoïdes, qui par leur face concave, répondent au réservoir de Pecquet ou au canal thorachique, & par la convexe aux vaisseaux lymphatiques des extrémités (518).

526. Ces valvules (525) favorisant le cours de la lymphe vers le canal thorachique, & formant autant d'obstacles à sa retrogradation, indiquent évidemment que les vaisseaux lymphatiques sont une espèce de veines, destinées à ramener, au moyen du réservoir de Pecquet, du canal thorachique & de la soûclavière gauche, des extrémités vers le cœur, la lymphe qu'elles ont repompé du tissu cellulaire. Bartholin leur a confirmé cet usage, en démontrant qu'un vaisseau lymphatique quelconque étant lié, sa partie qui répond au canal thorachique, s'affaissoit, & l'autre au contraire se gonfloit par la congestion de la lymphe que la ligature y retient.

527. Les vaisseaux lymphatiques & chilifères ont cependant cela de commun avec les artères, qu'ils jouissent d'une diastole & d'une sistole sensibles peut-être plus fortes que celles des artères; puisque les chilifères expriment dans un clin d'œil tout le

chile qu'ils contiennent, & disparoissent en se vui-
dant & reprenant leur première transparence. Suivant Haller, les vaisseaux lymphatiques les plus
apparens par leur grosseur, se contractent visiblement quand on les touche avec l'huile de vitriol:
& ils avoient besoin de toute cette force de
contraction, d'oscillation, pour pouvoir eux seuls
charier la lymphe vers le cœur.

528. On peut rapporter au genre des glandes
conglobées le thymus, la thyroïde & les capsules atrabilaires des reins, quoique leur forme
extérieure soit fort différente. En effet, ces glandes d'un tissu fort lâche, spongieuses intérieurement, n'ont aucun canal excrétoire qui les fasse
ressembler aux conglomérées : des vaisseaux lymphatiques les traversent, & éprouvent dans leur
intérieur les mêmes divisions & réunions que dans
les conglobées : elles sont également remplies
d'un suc laiteux, qui diminue avec l'âge ; plus
grosses, plus remplies de ce suc dans les enfans,
elles paroissent rapetissées & comme desséchées
dans les vieillards, sont sujettes aux mêmes altérations que les conglobées dans les écrouelles,
enfin paroissent leur ressembler en tout.

529. Si leur conformation extérieure est différente, c'est peut-être qu'il a fallu l'accommoder à l'espace que laissoient entre eux les viscères, auxquels ces glandes sont interposées, &
au développement desquels elles eussent apporté
trop d'obstacles, si elles eussent été revêtues d'une
enveloppe membraneuse, comme les glandes conglobées.

§. II.

Examen de l'humeur laiteuse contenue dans les glandes conglobées.

530. Les petites artères (515) qui rampent à la surface des glandes conglobées ou pénétrent dans leur intérieur, versent dans leurs cellules, par des pores particuliers, un suc laiteux fort séreux, assez semblable au *colostrum* qui coule des mammelles des nouvelles accouchées, & qui paroît être un véritable chile encore crud & très-aqueux. Ce suc déposé dans ces glandes peu vivantes, hors des vaisseaux sanguins, les principaux agens de la coction animale (417. 418), y conserve long-tems sa crudité, sa nature acide & sa disposition à l'acescence, si même elle n'y est pas exaltée par sa dégénération spontanée.

531. Les glandes conglobées font autant de magasins, dans lesquels la nature met ce suc (530) en réserve pour le besoin, & à l'abri d'une animalisation ultérieure qui l'auroit bientôt détruit dans les vaisseaux sanguins. Elle l'emploie à à l'occasion, pour renouveller par son mêlange les sucs nourriciers lymphatiques, presqu'aussi bien qu'elle le feroit avec du chile (338), extrait récemment des alimens.

532. Le suc laiteux (530) des glandes conglobées, d'autant plus abondant que le sujet est plus jeune, diminue avec l'âge, & paroît manquer dans les viellards, chez qui ces glandes rapetissées proportionnellement à son défaut, se condensent autour des vaisseaux lymphatiques qui les traversent, & disparoissent pour la plûpart. Ce suc, sur-tout dans les enfans, fort abondam-

ment de ces glandes , en quelque endroit qu'on les pique , & elles s'affaissent à proportion qu'elles se vuident.

§. I I I.

Usage du suc laiteux des glandes conglobées, & du système organique de ces glandes & des vaisseaux lymphatiques ou chilifères.

533. La lymphe déjà chargée de la partie rance de la graisse (506) & altérée par l'acide graisseux , repompée de toutes les parties du corps par les dernières ramifications des vaisseaux lymphatiques répandues dans leur tissu cellulaire[518], ramenée par ces vaisseaux vers le canal thorachique , traverse le système des glandes conglobées ; distribuée par les divisions des vaisseaux lymphatiques dans ces glandes (521), elle s'y mêle avec le suc laiteux (530) que ces vaisseaux repompent par leurs ramifications (521) qui se perdent dans le tissu cellulaire de ces glandes. Ce suc laiteux mêlé à la lymphe , atténué , trituré avec elle par les oscillations des vaisseaux lymphatiques , se combine avec elle , lui communique par son union une partie de sa crudité , corrige par son principe acide la nature trop alkaline de cette lymphe ; qui mêlée avec d'autant plus de suc laiteux , qu'elle a été tamisée par un plus grand nombre de glandes [522], est ainsi de plus en plus altérée , privée de sa constitution trop alkaline , de son excès d'animaléité , neutralisée , décuite & rapprochée de l'état gélatineux.

534. En outre se rendant de toutes parts dans les vaisseaux chilifères , ou du moins dans le ré-

fervoir de Pecquet & dans le canal thorachique , la lymphe y rencontre le chile [338] qui vient des inteftins , & en même tems que par fa combinaifon , elle lui fait prendre un caractère plus animal , corrige en partie fa crudité & fon hétérogenéité ; elle éprouve elle-même de la part de celui-ci , une nouvelle altération , qui la décuit davantage , qui achève de neutralifer fon principe alkalin , employé d'ailleurs à corriger l'acide du chile , & qui la rapproche encore plus de l'état gélatineux.

535. Au défaut du chile , il fe trouve toujours dans les vaiffeaux chilifères , une liqueur repompée du canal inteftinal & formée par la falive , les fucs gaftrique & pancréatique , la bile & le mucus des voies alimentaires : humeurs , qui étant toutes moins animalifées que la lymphe , doivent par leur mélange avec elle , corriger fon excès d'animaléité , & concourir à la rapprocher de l'état gélatineux.

536. Les vaiffeaux lymphatiques ramaffant dans un réfervoir commun tous les fucs nourriciers lymphatiques qui reviennent des différentes parties du corps, ils les mêlent , les combinent enfemble , les corrigent les uns par les autres , en compofent une nouvelle humeur , dans laquelle chacun de ces fucs nourriciers dépofe l'excédent particulier [482) de quelques-uns de fes principes , pour prendre une conftitution moyenne & commune. Le fuc offeux , par exemple , [489] le plus animalifé & le plus terreftre des fucs nourriciers , délayé dans les autres fucs nutritifs plus aqueux , plus huileux , &c. y perd fes propriétés offeufes, c'eft-à-dire, celles qui le caractèrifoient propre à la nutrition des os : les fucs nutritifs des cheveux & des poils [490] s'y défont pareille-

ment de cet excès d'huile & d'alkalis-volatils qui les spécifioient, &c.

537. Enfin, tous les sucs nourriciers perdent par leur mêlange, par leur combinaison mutuelle, cette constitution particulière, qu'ils devoient à l'assimilation de chaque partie [484], & qui les spécifioit & les rendoit propres à la nourrir : ils reprennent un caractère lymphatique commun, tel à peu-près qu'ils l'avoient avant d'avoir subi l'assimilation particulière aux parties qu'ils devoient nourrir : ils recouvrent en même tems de l'aptitude à une végétation générale, à une vie commune, telle que par une nouvelle élaboration des vaisseaux sanguins, ils peuvent se convertir indifféremment en toutes sortes de sucs nourriciers, & servir d'alimens à toutes les parties du corps. Le suc osseux, par exemple, ayant perdu dans ce mêlange [536] sa constitution de suc osseux, devenu simple lymphe nutritive, peut se convertir en toute sorte de sucs nourriciers : en suc nutritif des cheveux, par exemple; si subissant une nouvelle élaboration du système sanguifère, & une autre assimilation de la part du bulbe des cheveux, à la place des principes terrestres superflus dont il s'est défait, il admet dans sa nouvelle combinaison plus d'huile & d'esprits alkalis-volatils [490]; il eut pu se convertir en suc nutritif des parties molles, si par l'admission des principes huileux, acides & aqueux, il s'étoit plus rapproché [482] de l'état gélatineux, &c.

538. Tous les sucs nourriciers s'étant ainsi (537.) corrigés mutuellement par leur mêlange, & ayant repris un caractère lymphatique commun, se rapprochent d'ailleurs de l'état gélatineux-lymphatique du sang, par la combinaison de la graisse

(506), de l'humeur laiteuſe des glandes conglobées du chile & des humeurs digeſtives; (533.
534. 535.), ils lui deviennent par conſéquent beaucoup moins hétérogènes & moins à charge, que
ſi chacun d'eux lui étoit revenu ſéparément avec
les propriétés, qui le ſpécifioient, pour la nutrition de telle ou telle partie (482 & ſuiv.) Par
cette conſtitution particulière trop hétérogène,
ils euſſent altéré la conſtitution du ſang, corrompu
ſon homogénéité, à-peu-près comme la bile ré-
percutée de ſes couloirs (426) & retenue dans
la maſſe du ſang, l'infecte: ils auroient dans ce
cas couru riſque d'être, comme elle, expulſés
du corps, comme incommodes, excrémentitiels
& même nuiſibles par leur ſéjour.

539. Revenant au contraire après leur mêlange mutuel, & que par l'addition de ſucs moins
animaliſés, ils ont été dépouillés d'une partie de
leur animaléité, ces ſucs nourriciers ſe ſont rapprochés de l'état ſanguin; ils peuvent même le
reprendre, par une nouvelle coction du ſyſtême
ſanguifère, s'ils ont été ſuffiſamment décuits &
ramenés à l'état gélatineux: ils ſont par conſéquent devenus plus analogues à la nature du ſang,
& ne peuvent qu'être favorablement reçus dans
le ſyſtême ſanguifère, à qui ils fourniſſent alors la
matière d'un nouveau ſang, pour remplacer celui; qui par le progrès de l'animaliſation, a paſſé
à l'état lymphatique, & à été rejetté des vaiſſeaux ſanguins dans le tiſſu cellulaire des parties,
pour leur fournir un nouvel aliment.

540. C'eſt ainſi qu'au moyen des glandes conglobées, des vaiſſeaux lymphatiques & chilifères d'une part, & des vaiſſeaux ſanguins de l'autre, il ſe fait dans le corps vivant une eſpèce
de circulation des ſucs nourriciers animaux; qui

passant de l'état sanguin (400) au lymphatique
par le progrès de l'animalisation, & transudant
dans le tissu cellulaire pour sa nutrition, sont
par la suite en partie rapprochés de l'état gélatineux, par la combinaison de la graisse (506),
du suc laiteux des glandes conglobées, du chile
& des humeurs digestives (533. 534. 535) qui se
mêlent avec eux, pendant qu'ils reviennent dans
les vaisseaux sanguins par les lymphatiques.

541. C'est cette circulation (540), ce passage
alternatif de l'état gélatineux au lymphatique &
de celui-ci à celui-là, qui renouvelle, rétablit
& conserve plus long-tems l'aptitude des sucs
nourriciers à la vie, fait qu'il s'en consume &
s'en détruit beaucoup moins par excès d'animaléité. Sous ce point de vue, la graisse, & sur-
tout le système des glandes conglobées & des
vaisseaux lymphatiques ou chilifères, peuvent
être regardés comme les antagonistes des vaisseaux
sanguins; puisqu'ils servent à retarder & défaire en
quelque sorte les progrès de l'animalisation, que
ceux ci au contraire travaillent continuellement
à pousser plus loin (417. 418. 496).

542. Le suc laiteux des glandes conglobées
s'employant ainsi (533), pour diminuer l'animaléité de la lymphe qui revient au cœur par les
vaisseaux lymphatiques, est renouvellé, remplacé
par de nouveau chile, que les vaisseaux sanguins déposent dans ces glandes après le repas.
Voici les expériences qui m'en ont convaincu :

543 Ayant fait jeûner deux jeunes chiens que
leur mère alaitoit encore, j'en pris un, & après
lui avoir fait boire du lait pour le soutenir pendant l'opération, je lui disséquai le col au-dessus
du sternum, pour me faire jour dans la poitrine
vers le thymus, que je regarde comme une glande

conglobée (528). Après avoir étanché le sang qui couloit de la playe ; j'enfonçai mon scalpel le long du sternum dans le thymus , aussi avant que je crus pouvoir le faire sans atteindre le péricarde : il ne sortit de cette nouvelle playe qu'un peu de sang & une sérosité rougeâtre. Je remis l'animal à sa mère qui l'alaita , je lui fis encore boire du lait, & lui en laissai à discrétion. Trois à quatre heures après , le lait suinta abondamment de la playe du thymus.

544. Ayant ouvert ce chien, je trouvai cette glande (le thymus) remplie de suc laiteux , toutes les glandes conglobées fort grosses , également remplies de ce suc : la thyroïde en contenoit aussi beaucoup, qui étoit un peu plus jaune : au contraire, dans l'autre chien, qui étoit mort de faim , je ne trouvai qu'un peu de sérosité rougeâtre dans le thymus , encore moins dans la thyroïde, les glandes conglobées également vuides de sucs laiteux , rapetissées, contenoient à peine quelque sérosité.

545. Preuves certaines que dans le chien mort de faim , les sucs laiteux des glandes conglobées s'étoient entiérement consommés pour la conservation des sucs nourriciers lymphatiques ; qui faute de ce suc, s'étoient enfin corrompus par excès d'animaléité , & ayant perdu leur constitution nutritive, leur aptitude à la vie , avoient causé la mort de l'animal ; tandis que dans l'autre chien, que j'avois tué après l'avoir fait manger, la nature avoit déjà mis en réserve une partie du chile dans les glandes conglobées , & en avoit disposé pour renouveller la lymphe , qui devoit revenir au cœur par les vaisseaux lymphatiques.

546. Voyons maintenant si nos conjectures sur l'usage des glandes conglobées, confirmées par

ces expériences, s'accorderont aussi bien avec les phénomènes, qui paroissent relatifs à l'état de ces glandes aux différens âges de la vie, & à la différence des sexes.

§. I V.

Pourquoi le système des glandes conglobées est plus considérable dans les premiers tems de la vie, & décroit avec l'âge.

547. C'est principalement dans l'enfance & dans les premiers tems de la vie, qu'il importe à la nature de s'opposer à la trop grande animalisation de la lymphe nourriciere, afin que s'éloignant moins de l'état gélatineux, prenant moins de consistance albumineuse, elle se solidifie moins fortement, & forme des solides plus lâches, plus fléxibles, qui prêtent mieux à leur extension (779), au développement des organes & à l'accroissement du corps. Dans l'âge de consistance, au contraire, il faut qu'il y ait moins d'entraves à l'animalisation de la lymphe ; afin qu'étant ainsi préparée à une plus forte solidification, elle puisse donner par son union, aux solides qu'elle répare, toute leur solidité.

548. C'est aussi dans l'enfance que les glandes conglobées ont le plus d'action & de vigueur : elles sont des premières entre toutes les parties du corps à se développer, elles (863) croissent beaucoup plus rapidement que tous les autres organes du fœtus, à l'exception du cœur & du cerveau ; elles sont enfin plus remplies de sucs laiteux, par conséquent plus capables de corriger & modérer l'animalisation de la lymphe.

549. A mesure que le corps, qui croit & se développe, a besoin de prendre plus de con-

fiftance; les glandes conglobées paroiffent devenir moins actives, & s'oppofer moins à l'animalifation de la lymphe nutritive, que les organes de la coction animale plus développés, peuvent mieux élaborer. Le corps, qui devient de
plus en plus folide, croit auffi de moins en moins;
parce qu'il prête proportionnellement moins à
l'extenfion de fes folides.

550. Dans l'âge mur, ces glandes encore moins
vivantes, féparant à peine quelque fuc laiteux,
ceffent de contrebalancer efficacement les agens
de la coction animale, & de modérer l'animalifation de la lymphe nutritive. Celle-ci demeurant plus animalifée, endurcit de plus en plus
les folides qu'elle nourrit; les rend plus denfes,
comme calleux, moins flexibles & moins propres à leurs ofcillations organiques & à la vie.
Une plus grande quantité de cette lymphe dégénére par excès d'animaléité en fucs albumineux,
trop terreftres, trop alkalins, excrémentitiels,
qui s'évacuent par les urines, caufent par leur
congeftion dans les voies urinaires, la gravelle,
le calcul, & la goutte, s'ils fe jettent fur les
articulations.

551. Dans la vieilleffe, les glandes conglobées
devenues comme inutiles, ceffent de végéter,
paroiffent être les premiers organes qui décroif-
fent & dépériffent : elles fe refferrent, fe condenfent autour des vaiffeaux lymphatiques, ceffent de filtrer aucun fuc laiteux, & de s'oppofer à l'animalifation de la lymphe. Ce qui fait
que, quoique dans les viellards la coction des
humeurs fe faffe avec moins d'énergie, & s'achève
plus lentement par des organes racornis, moins
vivans à proportion de leur denfité, & qui ne
peuvent même élaborer une fuffifante quantité

de lymphe pour leur nutrition, & pour s'opposer à leur dépérissement & au décroissement du corps : cependant comme cette lymphe qui revient se mêler au sang par les vaisseaux lymphatiques, n'est point altérée dans les glandes conglobées faute de ce suc laiteux, & est beaucoup moins décuite par le seul mêlange de l'acide graisseux, du chile & des humeurs digestives, elle rapporte avec elle dans les vaisseaux sanguins presque tous les dégrés d'animaléité qu'elle en a déja reçus, & ne peut qu'en prendre d'autres par de nouvelles coctions réitérées, qui lui donneront à la fin un caractère albumineux, trop alkalin, trop terrestre, qu'elle n'est pas susceptible de prendre chez des sujets même plus jeunes & plus vigoureux, chez qui l'activité de l'animalisation est, proportion gardée, beaucoup mieux contrebalancée par le système des glandes conglobées, qui sont alors dans leur vigueur & plus remplies de sucs laiteux.

552. En effet, quoique les vieillards soient souvent surchargés de sucs pituiteux, qu'ils ne peuvent animaliser, & qui regorgent par les différens couloirs du corps, comme étant le produit d'une première coction imparfaite que la nature désespère d'achever, & dont elle cherche à se débarrasser par ces différentes évacuations ; on peut dire cependant qu'en général le peu d'humeurs qu'ils animalisent, & qu'ils se sont réellement appropriées, sont beaucoup plus animales, plus albumineuses que dans les jeunes gens. Le sang, qui dans les enfans est presque tout gélatineux, se trouve albumineux chez les viellards, dont tous les excrémens, comme le produit d'une animalisation poussée plus loin, sont plus fétides.

§. V.

Effets apparens des rapports qu'ont, sur tout dans le sexe, les glandes des mammelles, avec les conglobées.

553. Les mammelles paroissent un amas de glandes conglobées, entassées les unes sur les autres, & dont la graisse remplit les intervalles, pour donner une forme régulière & de la consistance au corps de la mammelle. Ces glandes mammaires conglobées sont liées ensemble par des vaisseaux lymphatiques fort courts, qui dans l'intérieur cellulaire de ces glandes, éprouvent les mêmes divisions & réunions que dans les glandes conglobées (521), & qui se portent ensuite réunis en quelques troncs principaux, le long du grand pectoral jusqu'aux aisselles, traversant les glandes conglobées qui se trouvent dans cette direction, & s'unissant aux vaisseaux lymphatiques de l'extrémité supérieure.

554. Les glandes mammaires ont cependant cela de particulier, qu'outre ces vaisseaux lymphatiques (553), elles ont (comme les glandes conglomérées) des canaux excrétoires, qui naissent dans leur intérieur cellulaire, de la réunion de quelques petits vaisseaux, sortent de ces glandes pour se prolonger de toutes parts vers le mammelon, & se réunissent avec les vaisseaux voisins, pour former au devant de cet amas de glandes les vaisseaux *lactifères*, excréteurs du lait. Ceux-ci sont grossis par la jonction de quelques vaisseaux lymphatiques venus du tissu cellulaire voisin, & qui paroissent repomper du corps de la mammelle la graisse & la lymphe nécessaires, pour donner au suc laiteux des glandes mammai-

res, un caractère plus butyreux & plus caséeux. Ils se réunissent ensuite pour former des vaisseaux plus considérables, qui viennent percer le mammelon. Ces vaisseaux sont formés par des membranes plus denses & plus épaisses que celles des vaisseaux lymphatiques.

555. Tout concourt d'ailleurs à démontrer l'analogie, l'affinité des glandes mammaires avec les conglobées. Elles sont aussi tuméfiées dans l'enfant nouveau-né, & remplies du même suc laiteux, qui regorge quelquefois par les canaux excréteurs du lait, & peut même alors être exprimé de la mammelle par une legère pression : elles sont pareillement sujettes à s'engorger, à se tuméfier, dans les écrouelles, surtout dans les femmes, & affectent alors la même forme olivaire : de même que les conglobées, elles deviennent de moins en moins grosses, moins riches en sucs laiteux, depuis la naissance jusqu'à l'âge de puberté : même alors, elles continuent, chez les hommes, de décroître, de se rapetisser, pour devenir une espèce de tubercule presqu'inorganique & comme inutile, à moins que par des suctions imprudemment réitérées, on n'en réveille & soutienne l'action (412), qu'on y attire le suc laiteux, & qu'on en procure l'excrétion, ce qu'on assure être arrivé quelquefois.

556. Dans le beau sexe au contraire, comme c'est une loi de la nature, que toutes les filles, en obtenant la faculté d'être mères, prennent aussi la charge d'être nourrices. à raison d'une sympathie, d'une correspondance (694) particulière établie entre les organes de la génération & les mammelles, celles-ci participent alors à la révolution qu'éprouvent ceux-là : elles prennent par consentement une nouvelle activité,

elles éprouvent un nouveau développement &
un nouvel accroissement , qui réveillent les
glandes mammaires de cet état de langueur ,
de cet engourdissement , qu'elles éprouvoient avec
le reste des conglobées : elles leur communiquent
une nouvelle vigueur & une nouvelle activité.
Ces glandes attirent une plus grande quantité de
sucs laiteux , s'en remplissent , & reprennent toute
cette activité , dont elles jouissoient dans les
premiers tems de la vie , & que ne paroissent pas
reprendre , du moins d'une manière si marquée ,
les autres glandes conglobées , inutiles à la nourrice pour l'alaitement.

557. Les glandes mammaires se maintiennent
dans cet excès d'action & de vigueur (556),
& aussi remplies de sucs laiteux , tant que la femme
est capable d'engendrer. Mais une fois que l'âge
l'a privé de cet avantage , étant comme toutes les
autres glandes conglobées , moins utiles à la mère ,
ne lui servant même plus que relativement à sa
postérité , elles dépérissent promptement avec les
organes de la génération , & s'oblitèrent autant
que les autres glandes conglobées.

558. Cette révolution (556) qu'éprouvent à
l'âge de puberté , les glandes mammaires avec
les organes de la génération , ne laisse pas que
d'influer sur tout le système des glandes conglobées , à raison de son affinité , de lui conserver
par sympathie un peu de son ancienne vigueur
& de son énergie à modérer (541) l'animalisation des sucs nourriciers & la consolidation du
corps; de contribuer par conséquent à procurer
aux femmes une tissure plus lâche des solides ,
une constitution plus humide & moins chaude.

559. Car c'est à l'âge de puberté , lorsque les
deux sexes se développent & se perfectionnent ,

que leurs tempéramens , qui jufqu'à cette époque avoient été prefque le même , commencent à fe différentier : & fi d'un côté l'efprit féminal de l'homme excitant fa vigueur , augmentant fa chaleur , provoque une plus grande animalifation des fucs nourriciers , les difpofe à former des folides plus denfes , plus fermes & plus terreftres , procure enfin au corps une conftitution plus féche & plus chaude ; de l'autre côté dans la femme , les glandes des mammelles , plus vivantes , portant fympathiquement le fyftême des glandes conglobées à quelque excès d'action , & à contrebalancer davantage la force des agens de la coction animale , concourent à conferver la lymphe dans un moindre degré d'animaléité , propre à former des folides plus flexibles , d'une tiffure plus lâche , & à conftituer le tempérament plus humide & moins chaud de la femme.

560. Cette différence (559) des tempéramens perfifte tant que la vigueur des organes de la génération fe maintient dans l'homme , & de plus , celle des mammelles dans la femme. Une fois ce tems écoulé , le tempérament des deux fexes paroît fe rapprocher , dès que les organes de la génération dépériffans , ceffent de foutenir , provoquer par l'influence de l'efprit féminal , cet excès de vigueur & de chaleur dans l'homme , & que dans la femme , le dépériffement fimultané des mammelles & de tout le fyftême des glandes conglobées , apportant moins d'obftacles à l'animalifation de la lymphe , celle-ci prend par des coctions réitérées de nouveaux degrés d'animaléité , devient plus albumineufe , endurcit les folides par fa trop forte folidification , & leur fait perdre cette conftitution plus humide & plus lâche , particulière au fexe.

$. VI.

§. VI.

*Effets de la sympathie de l'utérus avec les mam-
melles, & par le moyen de celles-ci, avec le système des glandes conglobées, dès l'instant de la
conception, pendant la grossesse, & après l'accouchement.*

561. Dès le moment de la conception (831),
les parties génitales de la mère sont sollicitées sympathiquement par la présence de l'embryon, à
lui fournir des sucs nourriciers propres à son développement, & qui doivent être moins animalisés que ceux de la mère, afin qu'ils puissent
former des solides plus lâches, plus fléxibles, qui
prêtent mieux à leur extension & à l'accroissement
du fœtus (547). Il faut donc que ces sucs nourriciers demeurent dans un certain état de crudité, relativement à la mère Pour cela, la matrice excite, par le consentement vital des mammelles (558), un excès d'action & de vigueur
dans tout le système des glandes conglobées, afin
qu'il s'oppose davantage à l'animalisation des humeurs. Les mammelles entrent en érection, se
tuméfient plus ou moins sensiblement, & évacuent quelquefois des sucs laiteux. C'est sans
doute à une pareille érection, à un semblable
gonflement des glandes conglobées & de la thyroïde, qu'il faut attribuer cette tuméfaction du
col que les Anciens prétendoient avoir observé
chez les nouvelles mariées, après les premières
épreuves amoureuses.

562. La matrice, les mammelles & le système des glandes conglobées, pour soutenir cet
excès d'action (561), s'appropriant une plus
grande partie des forces vitales, en privent pro-

Q

portionnellement les agens de la coction animale, qui animalifent moins bien les humeurs, tandis que les glandes conglobées tuméfiées ont plus de fucs laiteux à oppofer à leur animalifation, & font par conféquent plus en état de retenir la lymphe dans un moindre degré d'animaléité. Les agens de la coction animale moins vivifiés languiffent, fe refufent à la coction des alimens, & les animalifent toujours moins parfaitement. Delà viennent ces digeftions difficiles, ces dégoûts, ces naufées, ces indigeftions, ces goûts bifarres, cette cacochymie acide, &c. qui tourmentent les femmes nouvellement enceintes. Leurs crachemens de pituite peuvent être regardés comme un débord de fucs nourriciers trop cruds, que les organes affoiblis ne peuvent animalifer, qui les furchargent, & dónt ils fe débarraffent par ces évacuations.

563. Et il eft fi vrai que les humeurs de la mère font, à caufe de fon enfant, retenues dans un certain état de crudité, d'animaléité imparfaite, que celle-ci femble avoir perdu la faculté de fe préparer des fucs offeux, qui exigent (482 782) le dernier degré d'animalifation, pour être parfaitement élaborés ; deforte que, fi par malheur, elle vient à fe caffer quelque os, les parties fracturées ne peuvent fouvent fe réunir pendant tout le cours de la groffeffe, faute de fuc offeux qui en confolide le calus.

564. Pendant tout ce tems (de la groffeffe) la matrice attire la plus grande partie des fucs nourriciers, qu'elle retient dans cet état de crudité, & même dans l'état de lait (872) : elle les emploie à la nutrition & au développement du fœtus, & s'en fert en partie comme de matériaux, pour fournir à l'énorme accroiffement

qu'elle prend alors, afin de pouvoir loger le fœtus dans sa cavité.

565. Une partie de ces sucs laiteux se porte aux mammelles, sur tout dans les derniers mois de la grossesse, les tuméfie, & s'échappe par les vaisseaux excréteurs du lait, même dès les premiers mois de la grossesse, si le fœtus trop foible & la matrice n'attirent pas assez puissamment les humeurs qui leur sont préparées. Pour les autres glandes conglobées, elles n'attirent de sucs laiteux qu'autant qu'il leur en faut, pour pouvoir modérer convenablement aux circonstances l'animalisation des humeurs.

566. Après l'accouchement (880), la matrice se resserre, cesse d'attirer les sucs laiteux dont elle n'a plus besoin, elle les exprime, les répercute de son voisinage dans la masse du sang. Ces sucs y abondant bientôt, regorgent vers leurs filtres naturels, les glandes conglobées, principalement celles des mammelles, qui ont des canaux excrétoires pour en débarrasser le corps. La fièvre de lait, qui survient ordinairement le quatrième jour des couches, accélère cette dépuration du sang. Mais si les vaisseaux excréteurs du lait ne suffisent pas, pour évacuer tout celui qui se porte aux mammelles; celles-ci en sont énormément remplies & tuméfiées, ainsi que les glandes des aisselles, où il reflue abondamment des mammelles, par les vaisseaux lymphatiques de communication (553).

567. La nature, pour se débarrasser plutôt de ce lait (566) qui surcharge le corps, en évacue une partie par les mammelles, chasse l'autre par les lochies; & si ces voies de décharge lui manquent ou ne lui suffisent pas, elle tâche d'y sup-

pléer par des diarrhées & des urines laiteuses, ou bien elle disperse ce lait par tout le système des glandes conglobées, dont quelques unes se tuméfient alors prodigieusement, sur-tout aux aînes. Quelquefois elle en fait des dépôts dans diverses régions du tissu cellulaire, & dans les différentes cavités du corps ; dépôts toujours suivis d'inconvéniens plus ou moins graves.

568. Vers le quatrième jour après l'accouchement, le système sanguifère est moins maitrisé par la matrice, qui, ayant rempli ses fonctions, perd de son activité. Il attire les esprits vitaux que la matrice cesse de s'approprier : il prend une nouvelle vigueur, s'anime à la coction des humeurs, produit la fièvre de lait, animalise mieux, par son moyen, les sucs nourriciers, & rejette aux mammelles les plus cruds, qui sont encore dans l'état de lait, & que ces glandes doivent évacuer, comme superflus, excrémentitiels pour la mère, & destinés par la nature à la nourriture de l'enfant.

569. Les sucs nourriciers lymphatiques retenus pour la nutrition de la mère, étant mieux animalisés (568) à l'aide de la fièvre de lait, & moins décuits par les glandes conglobées qui perdent de leur activité dans la même proportion que l'utérus (568), ils se convertissent bientôt en sucs osseux, servent à réparer les os, & à consolider le cal de leur fracture, qui n'avoit pu se former parfaitement pendant la grossesse, faute de sucs osseux assez animalisés (563).

570. La fièvre de lait ayant fait ainsi une recuite générale des humeurs maternelles, & déterminé la portion de lait qui doit se porter aux mammelles, celle qui doit s'employer à la nu-

trition de la mère, ou bien s'amaſſer dans les glandes conglobées, ceſſe bientôt d'elle-même, cet ordre une fois établi. Le ſyſtème des glandes conglobées ne s'oppoſe plus à l'animaliſation de la lymphe nutritive, qu'autant qu'il le faut pour le bien de la mère; & le ſyſtème ſanguifère ayant converti en lait le chile alimentaire, continue d'en rejetter journellement aux mammelles la portion qu'elles doivent ſéparer pour la nourriture de l'enfant, & animaliſe le reſte au profit de la mère.

571. L'activité organique, dont jouiſſent alors les mammelles, continue d'influer ſympathiquement ſur le corps, quoique avec moins d'énergie que pendant la groſſeſſe; enſorte que chez les nourrices, les ſucs nourriciers demeurent dans l'état de lait beaucoup plus long tems que dans les hommes, & même que dans les femmes qui n'alaitent pas, puiſqu'il coule du lait des mammelles des nourrices dix à douze heures après leurs repas, & que dans l'homme on trouve rarement du chile dans le ſang ſix à huit heures après.

572. Le ſyſtème ſanguifère s'habitue tellement par la ſuite, à préparer journellement ce ſurplus (571) de ſucs laiteux pour les mammelles, que ſi celles-ci omettent, ou ſont empêchées de l'évacuer, il en eſt ſurchargé, & obligé de s'en débarraſſer par quelque autre évacuation, n'en ayant nullement beſoin pour la nutrition de la mère, à qui il eſt à charge, à raiſon de ſa ſuperfluité, & même dangereux, altérant la conſtitution des humeurs par ſa crudité, & cauſant tous les accidens (566. 567) & une fièvre ordinairement éphémére, par laquelle la nature en rétablit ſouvent l'excrétion par les mammelles.

CONCLUSION.

573. Le syftême des glandes conglobées paroît donc deftiné à contrebalancer, modérer l'animalifation des fucs nourriciers lymphatiques, pendant le cours de la vie, de manière que le corps puiffe paffer par fes différens périodes de développement & de confiftance, d'accroiffement & de décroiffement, & que les fucs nourriciers confervent le plus long-tems poffible leur aptitude à nourrir, par un paffage alternatif de l'état lymphatique au gélatineux, & de celui-ci à celui-là. Il femble que ce fyftême, par fon confentement avec les mammelles & l'utérus, concourt à conferver aux femmes une conftitution plus humide, moins animale & plus froide, une tiffure des folides plus lâche & plus fléxible; qu'il procure pendant la groffeffe, une certaine crudité des humeurs de la mère au profit de l'enfant & de l'utérus, & qu'il favorife après l'accouchement, la confervation du lait néceffaire pour alaiter l'enfant.

574. Car enfin, pour réfumer en peu de mots les inductions favorables à notre fyftême fur l'ufage des glandes conglobées & des vaiffeaux lymphatiques ou chilifères; l'attention qu'a la nature de ramener par une efpèce particulière de veines *lymphatiques*, la lymphe de toutes les parties du corps dans la veine fouclavière gauche, indique certainement qu'elle a des raifons pour éviter fon mêlange avec le fang dans les autres rameaux veineux : le foin qu'elle a de mêler des fucs moins animalifés avec cette lymphe, donne lieu de préfumer qu'elle a en vue de lui procurer

un nouvel état de crudité, avant de l'expofer à fubir une nouvelle coction dans les vaiffeaux fanguins. Autrement n'eut-il pas été plus fimple, plus expéditif de laiffer aux veines fanguines le foin de repomper la lymphe du tiffu cellulaire, fans fabriquer exprès pour elle une nouvelle efpèce de veines lymphatiques, qui marchent prefque partout parallelement aux fanguines.

QUATRIÈME PARTIE

DE LA CINQUIÈME SECTION.

Du phlogiftique alimentaire : préparation fécrétion, ufages de l'efprit vivifiant, nerveux influant, & de l'efprit vital, fixé dans les differentes parties du corps.

CHAPITRE PREMIER.

Élaboration & fécrétion du fluide nerveux, fa diftribution à toutes les parties du corps, fon affimilation à l'efprit vital de ces parties, & fa deftruction par le progrès de la vie.

575. LE phlogiftique alimentaire dégagé (409) de fon union, de fa combinaifon avec les autres principes conftitutifs des alimens, par la réaction vitale des humeurs animales & des efprits qui les vivifient, eft bientôt obligé de fe prêter à l'activité vitale, de concourir à animer tout le corps, & fert par la fuite à communiquer à de nouveau phlogiftique alimentaire cette activité vitale, qu'il a pris lui-même : à peu-près comme le phlo-

giftique d'un tifon enflammé par le feu, peut enflammer celui du voifinage, qui ne participe pas encore à l'ignition, & provoque de proche en proche la déflagration.

576. Ce phlogiftique (575), une fois qu'il participe à la vie, s'unit en grande proportion avec les parties les plus fubtiles de l'aliment & des humeurs animales, paffant dans une nouvelle combinaifon (*a*), pour former avec elles une fubftance éthérée, fpiritueufe, qui réfulte de la fermentation vitale des humeurs, de même que les efprits ardens font produits par la fermentation fpiritueufe, les alkalis-volatils par la putréfaction, &c.

577. Ces efprits éthérés (576) qu'on défigne par le nom d'*efprits vitaux, animaux, de fluide nerveux,* ne peuvent fe démontrer aux fens, à caufe de leur fubtilité & de la délicateffe de leur conftitution, telle qu'ils fe décompofent, & fe réduifent en élémens imperceptibles, dès qu'on les dégage du corps, & qu'on les expofe à nud à l'air libre. On ne peut mieux les comparer qu'aux principes odorans de certaines plantes extrêmement délicats, qui fe détruifent, & difparoiffent dans les manipulations néceffaires pour les dégager de ces plantes.

578. Ce fluide fpiritueux (576)qui vivifie toutes nos humeurs, qui entretient leur fermentation vitale, & qui nous anime, paroît avoir befoin d'une élaboration particulière, furtout pour produire en nous les fonctions animales, telles que le mouvement & la fenfibilité, & pour faciliter les opé-

---

(*a*) Les Chymiftes favent faire paffer le phlogiftique d'un compofé dans un autre : la nature peut fans douté en faire autant.

rations de l'ame unie au corps. Le cerveau est chargé de cette préparation, & de distribuer ensuite ce fluide rendu plus vivifiant à toutes les parties du corps, au moyen des nerfs : il paroît faire avec ces nerfs un instrument nécessaire, pour que ce fluide puisse entretenir la vie animale, c'est-à-dire, la correspondance vitale, le consentement sympathique de tous les organes.

579. Ce phlogistique vivifiant (576) , de même que toutes les autres humeurs sécrétoires, est donc rejetté de la masse du sang vers le cerveau (414. 419), y est porté suivant les loix de la circulation, par les carotides dont il rend par son mélange le sang plus leger que celui des autres vaisseaux, ainsi que Sauvages l'a éprouvé. Les artères vertébrales portent une autre portion de ce fluide spiritueux aux couloirs de la moëlle épinière, & même à une partie de ceux du cerveau.

580. L'analogie de toutes les sécrétions nous porte à croire que ce fluide spiritueux perfectionné (415) dans les vaisseaux cérébraux, séparé par des couloirs particuliers du cerveau, du cervelet, de la moëlle allongée & épinière, pénétre & s'amasse dans leur substance médullaire, formée par des fibrilles pulpeuses que l'on croit creuses, & dont on n'a pu jusqu'à présent reconnoître la distribution, ni les cavités. Ces fibrilles liées entre elles par d'autres fibrilles transverfales, destinées sans doute à établir de la communication entre leurs cavités, se rassemblent çà & là, pour former par leur prolongement paralléle des cordons nerveux, qui sortent du crâne ou de l'épine, & se distribuent aux différentes parties.

581. Les ganglions nerveux, qu'on regarde comme autant de petits cerveaux, peuvent également faire quelque préparation & sécrétion d'es-

prits , & les tranfmettre par les couloirs auxquels il donne naiffance, dans les nerfs qui traverfent ces ganglions.

582. Le fluide fpiritueux nouvellement féparé du fang par les couloirs du fyftême nerveux (580. 581), mêlé avec les efprits animaux qui rempliffent les cavités des nerfs, s'y perfectionne par le progrès de l'animalifation, de fa fermentation vitale, par fa concentration & par la réaction des efprits animaux, de même que toutes les humeurs fécrétoires fe perfectionnent dans leurs réfervoirs (416) : il forme bientôt de vrais efprits animaux, il en prend toute l'activité vivifiante animale , remplit tous les réfervoirs du cerveau, du cervelet, de la moëlle allongée & épinière , regorge enfuite par les nerfs dans toutes les parties, & s'y diftribue fous le nom d'*efprits influans*.

583. Ces efprits portés par les nerfs dans le tiffu des parties, fe diftribuent à toutes leurs fibrilles, & aux humeurs qui les arrofent. Chaque partie dans laquelle ils fe répandent, fe les affimile, fe les fpécifie, en variant la proportion de leurs principes conftitutifs au phlogiftique, pour leur donner une conftitution plus analogue à la fienne, en modifiant (217) ainfi différemment l'activité vivifiante de ce phlogiftique, en le forçant par fa réaction vitale, de fe prêter à la vie qui lui eft particulière, enfin en combinant ces efprits ainfi différentiés avec fes fucs nutritifs (*a*),

---

(*a*) « Qui in offe ineft fpiritus, ab eo diftat qui in nervo, » hic rursùm ab eo qui moderator eft carnis. Sic humidum » primigenium, ipfamque innati caloris fubftantiam aliam » os adeptum eft, aliam nervus, aliam caro, uti & pars » unaquæque fimilaris. Eft autem in his varietas, non modô

qui, par cette combinaison, obtiennent le dernier degré de leurs perfections, de leur aptitude à la vie animale, que la fermentation vitale leur a déjà procuré en grande partie (484. & suiv.)

584. Ces esprits influans phlogistiques servent (485) encore par leur réaction & par leur combinaison, à solidifier les sucs nourriciers en substances homogènes aux solides qu'ils humectent. Une fois qu'ils étoient ainsi fixés dans une partie, ils recevoient des Anciens le nom d'*Esprits innés, implantés* de cette partie, parce qu'ils venoient augmenter la quantité de phlogistique, d'esprit vital, qui s'étoit fixé dans cette partie, dès le premier instant de la génération, par l'acte même de sa formation : une partie de ces esprits influans, également admise dans la composition des humeurs animales sert à les vivifier, de concert avec leur principe (575) phlogistique.

585. Chaque partie ainsi (584) chargée de phlogistique vivifiant, d'esprits animaux fixés dans sa tissure, jouit d'une vie particulière dans le sein de la vie commune du corps qui l'entretient, de même que chaque individu (174) vit d'une vie

---

» ex substantiæ multitudine, sed ex primorum elemento-
» rum, undè conditæ sunt, temperatione profecta. Qui
» partium functiones studiosè animadvertet, & quod neque
» os nervi, neque nervus carnis substantiam gignere possit
» aut refarcire, neque contra : hâc eductus functionum dif-
» crepantiâ, quæ illas totâ specie discludit, mox, opinor,
» causas quæ illarum sunt effectrices, pari intervallo disjun-
» get. Hæ autem sunt spiritus & calidum innatum quibus
» naturæ substantiam compleri diximus, consequens est to-
» tidem statui spirituum innatorum, totidem & humido-
» rum & calidorum & naturarum varietates, quot partium
» similarium differentias numero dimetimur. Ut uniuscujus-
» que partis sua hæc sunt, cæterarum nulli eadem proisùs
» impertita. Fernel. Phisiol. *Lib.* 4. *cap.* 7. ».

particulière dans le sein de la nature, de la végétation générale de tout l'univers qui l'anime par son influence à sa vie particulière (87. & suiv.). Elle communique l'espèce de vie qui lui est propre aux humeurs (484), & aux esprits (583), qui lui viennent des autres parties du corps, & qu'elle s'approprie : elle ressent les altérations que le progrès de la vie cause continuellement dans sa constitution, est susceptible de reconnoître, appéter, préparer ou faire préparer au corps ce qu'il lui faut pour se procurer le meilleur état possible ; elle porte sympathiquement le corps à se prêter à ses besoins & à ses desirs ; elle s'occupe de sa conservation & de sa vie particulières, sert à la vie commune animale, à raison de sa structure organique (653. & suiv.), qui la met en état de rendre corps tel ou tel service : elle contribue ainsi au bien-être du corps, qui est un composé organique de parties vivantes & sensibles, conspirant toutes pour une vie commune, dont l'influence leur est nécessaire pour subsister, se maintenir chacune en particulier dans son aptitude à la vie (657. & suiv.).

586. L'esprit vital, tant influant que fixé dans les parties, ayant été ainsi perfectionné (582. 583), vivifiant toutes les parties du corps (585), exposé comme toutes les autres humeurs, à l'influence (90. 91) de l'air, de la végétation générale, en éprouve également tous les effets : il s'altère par le progrès ultérieur de la vie, perd par degrés cette constitution vivifiante, que la première fermentation animale y avoit d'abord développé ; il perd par excès d'animaléité son aptitude à la vie, obéissant trop à l'influence de l'air qui provoque sa décomposition & sa réduction à ses principes élémentaires, & qui en fait à

la longue un levain (90. 197) propre à précipiter la destruction du corps : il devient excrémentitiel en se rapprochant trop de l'état de phlogistique élémentaire, de gas inflammable, & est expulsé par la transpiration, du corps auquel il est à charge par son hétérogénéité.

587. C'est ce fluide vivifiant décomposé, presque réduit à l'état de phlogistique élémentaire, de feu électrique, se dissipant par la transpiration, & retenu à la surface du corps (76. 200) par la difficulté qu'a l'air à s'en charger, qui fait produire à la peau des phénomènes électriques : il fait briller dans l'obscurité les yeux des chats & autres animaux carnivores, dont l'esprit vivifiant, ainsi que toutes les autres humeurs (406), plus animalisé, plus phlogistiqué & plus exalté, est plus près de sa décomposition, de sa réduction en feu électrique, & coule abondamment des filets nerveux de la rétine dans l'humeur vitrée. Il paroît donner à nos yeux ce brillant, ce feu qu'on admire dans tous les animaux, qui s'éteint à la mort, & diminue quand le corps languit. Les yeux des chats morts ne brillent plus dans l'obscurité.

588. Plus l'action vitale, sur-tout organique, d'une partie est vive, plus grande est la consommation qu'elle fait de ses esprits vivifians, dont elle précipite la destruction & la conversion en excrémens phlogistiques, par cet excès d'activité vitale. A mesure que ses principes spiritueux phlogistiques se dissipent, la partie devenue plus terrestre, perd de son activité, de son aptitude au mouvement, qu'elle tenoit de ce principe essentiellement actif (213) : l'inertie de ses autres élémens constitutifs prévaut insensiblement sur le peu d'esprits qui lui restent. Plus elle est riche en esprits, plus elle a d'activité, d'aptitude à remplir ses fonctions organiques.

CHAPITRE II.

Des facultés vitales des esprits animaux, de l'influence qu'ont sur eux les différens mixtes, les climats, les saisons, &c. comment le corps vivant se comporte à l'égard de ces influences étrangères, pour conserver toujours à peu-près la même aptitude à la vie.

§. I.

Propriétés du fluide nerveux vivifiant : effets des différens mixtes sur lui, & manière dont le corps vivant se comporte à leur égard.

589. L'ESPRIT vital fixé dans les solides (584), dont il est devenu principe constitutif, jouit (213) d'une faculté *attractive* & *répulsive* de leurs autres élémens constitutifs ; par celle-ci il les raréfie & les condense par celle-là. De l'emploi alternatif de ces deux facultés, résultent les *oscillations vitales* des solides. Une fibre quelconque est allongée, lorsque son phlogistique vivifiant produit une raréfaction de ses parties dirigée suivant sa longueur ; elle est raccourcie, s'il se fait au contraire une condensation dans le même sens.

590. L'*érétisme* est un état contre nature des solides, dont les oscillations vitales sont interrompues, & qui demeurent dans un état tonique (591) à la suite d'une érection, d'une raréfaction trop fortes, ou d'une contraction spasmodique portée à l'extrême (593).

591. Le *ton* des solides est l'état moyen entre le dernier degré de leur allongement & de leur

raccourciſſement oſcillatoires (589). Ce ton peut varier à l'infini : une fibre peut d'abord s'allonger plus ou moins par ſa raréfaction tonique, & prendre delà ſon ton, le terme moyen de ſes oſcillations, qu'elle produit alors par une raréfaction ultérieure, alternative à ſa condenſation oſcillatoire. Elle peut pareillement ſe raccourcir par ſa condenſation tonique, & prendre delà le terme moyen de ſes oſcillations, produites dans ce cas par ſa condenſation ultérieure, alternative à ſa raréfaction oſcillatoire (42. & ſuiv.). Plus une fibre eſt raréfiée, longue dans ſon état tonique, plus l'aire de ſes oſcillations eſt étendue; elle eſt au contraire plus reſſerrée, plus petite, proportionnellement à la condenſation tonique de cette fibre.

592. Plus la tiſſure d'une fibre eſt lâche & fléxible, moins elle eſt denſe; plus elle eſt ſuſceptible d'être condenſée & raréfiée par l'eſprit vital : plus elle eſt denſe & ſerrée, moins elle prête, plus elle réſiſte par ſon inertie, aux efforts (589) oſcillatoires des eſprits. Les muſcles ſont les parties du corps, dont les oſcillations ſont les plus ſenſibles : celles des artères & des vaiſſeaux lymphatiques le ſont plus que celles des veines : le tiſſu cellulaire jouit d'un mouvement oſcillatoire inſenſible, qui ne ſe manifeſte qu'à la longue par ſes effets (454), c'eſt-à-dire, en portant les humeurs d'une partie ſur l'autre : il eſt probable que les parties les plus denſes, (membranes, ligamens, cartilages, os,) jouiſſent d'un mouvement oſcillatoire encore plus lent, beaucoup moins étendu, & d'autant plus borné qu'elles ſont plus denſes.

593. La *contractilité* & la *raréfaction toniques* des parties molles, dont les oſcillations ſont in-

fenfibles, fe manifeftent dans l'état contre na=
ture, & dans quelques circonftances particulières,
furtout dans l'érétifme (590). On a trouvé le
foie, la rate, les poumons, &c. extrêmement
condenfés dans certaines maladies fpafmodiques:
Les parties enflammées fe raréfient d'abord fen=
fiblement ; & en empêchant cette raréfaction par
une compreffion méchanique, on arrête quelque
fois l'inflammation (683) : la verge s'allonge dans
l'érection, fe raccourcit au froid, &c. C'eft fans
doute une pareille raréfaction tonique du corps,
qui fait que dans certains accès hyftériques, le
corps de la femme, devenu plus léger qu'un pa=
reil volume d'eau, furnage & s'enfonce à la fin
du paroxifme, en devenant fpécifiquement plus
pefant par fa condenfation tonique naturelle,
ainfi que Mr. Pomme l'a obfervé.

594. La raréfaction des folides eft l'effet de
leur efprit vital, qui tient les autres élémens du
corps écartés les uns des autres, afin de les mou=
voir enfuite plus facilement (678). On appelle
érection vitale cet état des folides légérement ra=
réfiés ; érection qui devient d'autant plus grande,
que les efprits ont plus d'activité dans cette par=
tie. Car les autres élémens du corps tendent par
leur inertie, à retomber les uns fur les autres,
& à fe condenfer par leur attraction mutuelle,
à proportion que l'efprit vivifiant eft moins en
état de les retenir dans cet état d'érection, de
raréfaction vitale, & eft obligé de fe prêter à
leur attraction mutuelle paffive. Les parties para=
lyfées, celles dont l'efprit vital n'eft plus **excité**
à ces efforts vitaux par l'influx des efprits ner=
veux (47), éprouvent une certaine condenfation
fpafmodique. Le corps mort fe roidit par une
femblable condenfation de fes folides, que l'ef=
prit vital a ceffé d'animer. 595.

595. L'efprit vital fixé dans les folides, retenant leurs autres élémens conftitutifs dans leur pofition refpeċtive, avec plus ou moins de force, fans leur permettre de s'écarter ni de fe rapprocher davantage, produit la *roideur* des parties en éreċtion, ou contraċtées fpafmodiquement, totalement différente de l'adhéfion phyfique (252) des élémens, quoique celle qui dépend du fpafme lui paroifle plus analogue. La *flaccidité* des folides furvient à proportion que l'efprit vital retient avec moins de force leurs autres élémens conftitutifs dans leur pofition refpeċtive, & leur permet de vaciller les uns fur les autres, de fe rapprocher & de s'écarter mutuellement, en cédant aux preffions extérieures, fans cependant fe féparer.

596. La verge nous démontre tous ces différens états (589.... 595) dont les folides font fufceptibles. Elle fe roidit, en fe contraċtant fpafmodiquement par le froid, & quand elle eft en éreċtion : dans cet allongement ou ce raccourciffement, elle devient flafque, fe relâche, lorfqu'elle ceffe d'être affeċtée par le froid ou par le ftimulus vénérien, quoiqu'elle demeure plus ou moins allongée ou raccourcie. L'efprit vital qui rapproche ou écarte ainfi les élémens conftitutifs des folides, qui relâche ou refferre les liens de leur union, fuivant les différentes circonftances ; ne les fépare totalement que dans certaines maladies, comme la fuppuration, &c. où les folides font réellement décompofés. (386. 487)

597. Le phlogiftique vivifiant des humeurs (584) peut pareillement les raréfier ou les condenfer, varier le ton de leur *turgefcence*, & de leur *réaċtion* fur les folides, les décompofer, en relâcher ou fortifier la tiffure, contre les ofcillations des folides qui travaillent à les atténuer.

R

C'eft de-là fans doute que dépend en partie l'action & la réaction des folides & des fluides (25 & fuiv. 445 & fuiv.). Cette turgefcence des humeurs eft manifefte dans le fort de la fièvre ; elles paroiffent condenfées, comme les folides, dans le friffon qui précéde la chaleur.

598. L'efprit vital, influant ou fixé dans les parties, entretient la *chaleur animale* en prenant quelques degrés d'activité ignée, qu'il eft fufceptible de varier en plus & en moins fuivant les circonftances, malgré l'influence des caufes extérieures, qui tendent à nous refroidir ou à nous rechauffer. Les hommes font prefqu'auffi chauds fous le pôle que fous l'équateur ; nous confervons notre chaleur naturelle dans les plus grands froids ; les parties frottées avec de la neige, ou plongées dans l'eau froide, s'échauffent, deviennent brûlantes, s'enflamment en quelque forte par l'excès de chaleur qu'elles produifent fubitement pour réfifter au froid. Les Ruffes & les Tartares fuent en fe roulant fur la neige, en fe baignant dans l'eau froide, &c.

599. Nous pouvons d'ailleurs retenir notre chaleur dans un degré au-deffous de la chaleur de l'air ou de l'eau, qui nous environne : & même fi cette chaleur étrangère nous affecte fubitement, le corps eft fufceptible de fe refroidir, en diminuant trop fa chaleur naturelle, s'il eft vrai qu'un maître-d'hôtel d'Alexandre avoit froid au foleil, comme le rapporte Diogenes Laerce. Nous tremblons de peur, nous nous enflammons de colère : preuves que l'ame peut contribuer à augmenter ou à diminuer notre chaleur naturelle.

600. Nous augmentons notre chaleur dans un air froid, à proportion qu'il tend à nous refroidir ; nous la diminuons au contraire, à proportion que l'air chaud nous communique quelques

degrés de chaleur étrangère, surtout quand cette communication de chaleur ou de froid se fait par degrés, & n'est pas trop violente. Nous nous maintenons ainsi dans le dégré de chaleur qui nous est propre.

601. Si le froid est trop subit ou trop violent, il nous refroidit malgré les efforts de l'esprit-vital pour nous réchauffer, à moins que nous ne lui aidions à produire de la chaleur par l'exercice (608), qui en agitant vivement les solides & les fluides, ranime tout le corps avec plus d'énergie, que le froid ne peut en employer pour l'engourdir. Cependant il y parvient quelque fois, en condensant le corps, en lui ôtant par degrés son aptitude au mouvement (591. 592), le rendant par cette condensation plus pesant, paresseux, plus difficile à animer, à vivifier (113. 592. 604. 729.) par l'esprit vital, & en le forçant au repos, pendant lequel il l'engourdit, & le gêle promptement.

602. Une chaleur forte & subite nous échauffe toujours, & ce n'est qu'avec beaucoup de peine que nous pouvons retenir notre chaleur dans quelques degrés au-dessus de celle qui nous est naturelle.

603. Les rafraîchissans tempérent par leur réaction l'*incalescence* des esprits vitaux, & sollicitent le corps à diminuer sa chaleur naturelle : les échauffans font un effet contraire, en provoquant cette incalescence des esprits. Les rafraîchissans aident au corps trop échauffé à reprendre son état naturel. Leur abus (375) refroidissant trop le corps, le moleste ainsi que le froid : il se révolte contre eux, & produit une chaleur extraordinaire, pour éluder leur effet. L'abus des rafraîchissans produit quelquefois des exacerbations

dans les fièvres, & alors les remèdes échauffans (376. 377) font l'effet des rafraîchiffans, en ce que par une impreffion contraire, combinée avec celle des rafraîchiffans, ils rendent nulle la réaction de ceux-ci, qui tendent à diminuer la chaleur naturelle, & fortifient le corps qui travaille à la rétablir, & qui ceffant d'être tracaffé par la réaction des rafraîchiffans, affoupit bientôt cet excès de chaleur qu'il produifoit contre eux.

604. L'efprit vital, influant ou fixé dans les parties, eft fufceptible de recevoir & de propager dans le corps les différentes altérations qu'il éprouve, & les diverfes affections qu'il reçoit des corps extérieurs : à peu-près comme la lumière contenue dans l'air, peut fe charger de l'image des différens objets & la répandre dans le voifinage. De même que dans l'air, les images venues en fens contraire, ne fe confondent point ; pareillement les fenfations & les affections des différentes parties fe propagent dans le corps en fens contraire, fe traverfent fans fe confondre. Cette propriété du corps vivant qu'on peut appeller *faculté fenfitive*, eft fufceptible de plus ou de moins, fuivant que l'efprit vivifiant plus ou moins actif, a plus ou moins d'aptitude à recevoir & propager ces affections, & que le corps eft, par la raréfaction ou par la condenfation de fes folides, plus ou moins difpofé à faciliter la propagation des fenfations (729. 730).

605. Les médicamens ftimulans paroiffent exalter cette faculté fenfitive du corps. Les anodins la modèrent & l'engourdiffent par un effet. contraire. Mais quand leur réaction trop violente, en privant les efprits de cette faculté de propager leurs affections dans le corps, ménace d'interrompre, fupprimer la correfpondance vitale

des parties, ces esprits destinés à la maintenir, se soulèvent contre ces impressions dangereuses, exaltent d'eux mêmes leur faculté sensitive pour les éluder, & conserver la rélation vitale sympathique de toutes les parties.

606. L'opium qui pris à petites doses, diminue notre sensibilité, calme l'agitation des esprits, & provoque le sommeil; pris à trop fortes doses, semble nous réveiller, exalter notre sensibilité, au point de nous causer des convulsions, des phrénésies, &c. Si sa réaction est trop violente, pour que les esprits puissent y résister; il nous rend insensibles, & nous livre à un sommeil léthargique, souvent mortel. Le même opium qui, appliqué sur les parties à petites doses, calme la douleur; les irrite & les enflamme, quand on en met trop.

607. L'*activité vitale* du corps est proportionnée à son degré de *chaleur*, de *sensibilité* & à la *vivacité de ses mouvemens*, des oscillations vitales de ses solides. Mais l'une ou l'autre de ces facultés vitales peut varier, sans qu'il arrive un changement proportionnel dans les autres. Les femmes hystériques péchent par un excès de sensibilité, sans être pour cela plus chaudes, ni que les oscillations de leurs solides soient toujours plus vives & plus violentes : elles éprouvent par accès, des bourrasques de chaleur & de froid, d'excès d'irritabilité & d'insensibilité, d'agitation & de léthargie, qui se succédent différemment. Dans la fièvre, la chaleur augmente quelquefois énormément, sans que la sensibilité s'exalte, ou que le pouls devienne beaucoup plus fréquent. Dans les convulsions, les solides font violemment agités, sans que la chaleur & le sentiment s'exaltent proportionnellement.

R 3

608. Cependant ces différentes (607) facultés du corps vivant, quoique réellement diftinctes, ont tant d'affinité, qu'elles augmentent & diminuent prefque toujours enfemble, avec plus ou moins de difproportion. Nous nous échauffons par les exercices violens, lorfque les ofcillations des mufcles font plus fortes : la chaleur nous rend plus irritables, & redouble la fréquence du pouls, &c.

609. Notre corps peut augmenter ou diminuer de lui-même fon activité vitale, dans toutes fes parties, ou dans quelques-unes feulement; il peut y être porté par des ftimulus étrangers, ou par fon confentement vital avec l'ame. La joie ranime tout le corps, la triftefle le fait languir : le froid nous engourdit, la chaleur nous réveille : les remèdes ftimulans raniment, les tempérans modérent l'activité vitale, &c.

610. Cette activité vitale eft entretenue par *l'influence* de l'air athmofphérique (88. 89. 122. 145), & par la *réaction* des alimens (235. 276. 772) qui renouvellent les humeurs, viennent réparer les folides, & fervent enfin d'aliment à la vie, de même que le corps combuftible contribue à l'entretien de la flamme. La vie ne peut fubfifter long-tems fans le concours de ces chofes extérieures. Il faut encore que le corps vivant, après les avoir modifié & difpofé à participer à la vie, les diftribue à toutes fes parties, & les en fourniffe convenablement.

611. La circulation porte à chaque partie le ftimulus vivifiant de l'air & l'aliment qui lui convient (145. 421). Si, par la ligature des artères, une partie fe trouve privée de fon aliment & de l'influence de l'air demi-fixe (148), que le fang lui apporte, en fe renouvellant dans fes vaiffeaux

par la circulation ; elle perd bientôt son aptitude à la vie, comme on le voit après l'opération de l'anévrisme. Les parties auxquelles l'artère liée distribuoit le sang, languissent, cessent de végéter, se réfroidissent, & deviennent incapables de mouvement. La vie paroît s'y ranimer à mesure que le sang s'y porte avec plus d'abondance par les vaisseaux collatéraux de l'artère liée, & renouvelle mieux celui qui est stagnant dans les vaisseaux de cette partie. Si ce sang ne peut être ainsi renouvellé, la partie est bientôt gangrenée.

612. Le système nerveux rempli (582.583) du phlogistique vivifiant modifié, disposé à la vie animale, le distribue à toutes les parties sous le nom d'esprits influans, pour leur donner une nouvelle énergie, une nouvelle aptitude à la vie, qui tend elle-même continuellement à sa destruction [586. 588], & pour les faire concourir à la vie commune du corps. Si la ligature, la section, l'obstruction, &c. des nerfs prive quelque partie de l'influence du système nerveux, de l'irradiation des esprits influans ; cette partie paralysée cesse de remplir ses fonctions organiques, & de contribuer à la vie commune du corps. Elle devient insensible, froide, incapable de mouvement : elle ne végéte plus avec la même activité, se nourrit mal, est atrophiée, dépérit, & souvent la gangrene s'en empare, à moins que les esprits influans ne lui viennent enfin en suffisante quantité par les voies détournées de quelques autres nerfs, qui envoyent quelques rameaux à cette partie.

613. Si donc le corps a besoin de l'influence de l'air & du concours des alimens (610) pour se maintenir en vie ; chaque partie pareillement pour contribuer à la vie, doit être vivifiée par

la circulation (611) qui lui fournit de nouveau sang, l'air demi-fixe, & les sucs nourriciers dont elle a continuellement besoin : il lui faut encore une communication directe avec le cerveau (612) par le système nerveux, afin qu'elle jouisse de l'influx des esprits qui doivent l'animer à cette conspiration vitale, d'où dépend la vie.

614. Le corps vivant en butte aux impressions extérieures de l'air, de la végétation générale (87. & suiv.) qui excite, anime sa vie particulière par son influence, ou l'engourdit quand elle est languissante (631); en butte à la réaction des mixtes (264 & suiv. 379), dont l'effet est pareillement de l'animer ou de l'engourdir, d'exalter ou modérer sa sensibilité, d'augmenter ou diminuer sa chaleur naturelle, de produire enfin quelque altération dans son système de vie ; ne se prête ordinairement que par mégarde à ces stimulus étrangers, sur-tout lorsqu'ils n'agissent point trop violemment (601 & suiv.), à moins qu'ils ne concourent par leur réaction, à rétablir son juste degré d'activité vitale, & à remettre de l'ordre dans ses fonctions (272). Dès que l'influence de ces causes étrangères, quoique plus ou moins foible, tend constamment à pervertir l'ordre des mouvemens vitaux (603. 605. 606), il se révolte contre elle ; & pour se maintenir dans son état présent, dans sa manière d'être naturelle, il fait des efforts proportionnés à l'attaque de ce qui tend à l'altérer, à le déranger. Il exalte sa chaleur contre le froid, sa sensibilité contre les stupéfians, diminue son activité vitale dans la proportion que les stimulans l'augmentent, &c.

615. Cet excès de sensibilité (614) engourdi par l'opium (605), devient nul, & il ne reste au corps que sa sensibilité naturelle. Mais si l'on

interrompt l'ufage de l'opium, alors cet excès de fenfibilité, qui n'eft plus tempéré par la vertu ftupéfiante de ce médicament, fe manifefte par un mal-aife général du corps, par l'infomnie, par une irritabilité extraordinaire, &c. Il faut abfolument reprendre l'ufage de l'opium, pour recouvrer fon état naturel.

616. Ceux, dont l'activité vitale diminuée proportionnellement à la réaction des ftimulans (614), a befoin d'être foutenue par leur ufage continuel, pour fe maintenir dans fon état naturel, languiffent dès qu'ils ceffent d'ufer de ces ftimulans auxquels ils font accoutumés, végétant trop foiblement d'eux-mêmes fans ce fecours étranger. Les yvrognes font affoiblis, tremblent à jeun, jufqu'à ce qu'ils aient pris affez de vin, pour ranimer leur vie languiffante fans ce ftimulus.

617. Ceux au contraire qui font habitués à produire d'eux-mêmes tout l'excès de vivacité qui leur eft néceffaire, pour éluder la vertu ftupéfiante d'un régime tempérant, & fe maintenir dans un état convenable d'activité vitale; végétent avec trop d'énergie, trop d'activité, dès que ce régime leur manque, fur-tout fi on y fubftitue un régime ftimulant : ils en font vivement affectés, tombent dans un état fébrile, d'échauffement, d'irritabilité exceffive & de mal-aife général, le corps fe trouvant trop difpofé à fe prêter à l'effet du régime.

618. Le corps s'habituant ainfi (614 & fuiv.) peu-à-peu à ne céder à l'action des ftimulus étrangers, qu'autant que cela lui eft convenable, paroît leur remettre le foin de l'avertir de remplir certaines fonctions, qu'il exécutoit auparavant de lui-même fans leur concours : il devient négligent, pareffeux à les remplir, fi ce ftimulus étranger

lui manque, ayant comme perdu l'habitude de s'en acquitter tout feul & de lui-même. Ceux qui fe font habitués aux lavemens, par exemple, ne peuvent plus aller à la felle que par leur fecours: l'ufage du tabac devient à la longue néceffaire pour décharger la membrane pituitaire, qui autrement s'engorge de mucus, molefte le corps, & lui fait reffentir un befoin des fternutatoires qu'on dit être plus urgent que la faim.

619. Le corps s'habitue à ces évacuations provoquées par des ftimulus étrangers, & pour pouvoir y fournir fans s'épuifer, il paroît fe furcharger d'humeurs qu'il accumule fur fes couloirs, jufqu'à ce que le ftimulus ordinaire vienne en provoquer l'évacuation accoutumée. Il paroît même en certains cas y rejetter les humeurs morbifiques dont il eft chargé, & employer préférablement cette voie de dépuration pour laquelle il eft aidé, & qui, par conféquent, lui eft moins pénible. Auffi employons-nous utilement cette méthode, pour détourner d'une partie plus effentielle à la vie les mauvaifes humeurs qui avoient de la difpofition à fe jetter fur elle.

620. Mais alors, il faut être très exact à provoquer aux tems accoutumés ces évacuations artificielles : fans quoi les couloirs pareffeux, n'étant point réveillés par le ftimulus étranger auquel ils font accoutumés (618), ne font qu'imparfaitement, ou même point du tout, ces évacuations néceffaires ; & les humeurs retenues fe corrompant à la longue, produifent différens maux, fouvent plus cruels que ceux qu'on avoit en vue de pallier ou de prévenir, en fe faifant l'habitude de ces évacuations. Ceux qui fe font mis dans l'habitude de fe purger, par exemple, à certains tems de l'année, ne doivent donc ja-

mais y manquer, quoiqu'ils ne l'aient fait que par une précaution inutile des maux à venir. Pour peu qu'ils tardent à se purger, l'appétit leur manque, ils éprouvent un mal-aise général, de la pesanteur, une mauvaise bouche, des nausées & autres incommodités, qui les avertissent d'y penser, s'ils veulent conserver leur santé.

621. Ceux surtout qui prennent l'habitude de se faire saigner à certaines époques, ne peuvent par la suite s'en dispenser, sans s'exposer à la pléthore, aux hémorrhagies, à l'apoplexie, &c. Le corps, afin de n'être point épuisé par ces indiscrettes saignées, s'habitue à se surcharger de sang pour y subvenir; & s'il faut en croire quelques praticiens, le sang, qui moleste le corps par son abondance, cause une espèce d'irritation à l'endroit de la saignée précédente, qui indique la nécessité de la réitérer.

622. C'est donc une grande imprudence à des personnes saines & bien constituées, de prendre l'habitude de se purger à certaines époques, par précaution des maux à venir. Elles s'assujettissent à un régime, dont elles ne pourront s'écarter par la suite, & se préparent des maux réels. Il en est de même de ceux qui s'habituent à des saignées périodiques, au tabac, aux lavemens, &c. On ne doit jamais se faire de pareils besoins; mais il faut être très-exact à y satisfaire, une fois qu'on en a pris l'habitude.

623. On ne doit point pareillement se faire un régime, une manière de vie particulière; il faut éviter de s'astreindre à l'usage des alimens échauffans ou rafraîchissans, stimulans ou tempérans, &c. mais user des uns & des autres indifféremment, afin de rendre nulle (275) leur influence sur le corps. Quand on s'est habitué à une espèce d'ali-

mens, il ne faut pas en changer fubitement, mais par degrés, afin que le corps s'y faffe, & fupporte mieux ce changement. Il faut beaucoup de précaution pour quitter fon régime de vie ordinaire, dont le changement eft dangereux, s'il n'eft fait avec prudence.

624. Il en eft ainfi du climat. Ceux qui font faits à un pays, ne paffent point dans un autre, fans en être plus ou moins affectés. C'eft ce que nous allons expliquer, en nous occupant des effets des différens climats & des faifons fur le corps.

§. I I.

Effets des climats & des faifons fur le corps vivant: moyens qu'il emploie dans les différens pays, & dans les différentes faifons, pour fe maintenir dans fon état naturel.

625. Dans les pays chauds, la végétation générale fe fait avec plus d'activité (114) : l'air qui en eft le principal agent, animé par la chaleur, provoque plus vivement ces mouvemens inteftins de fermentation, qui décompofent les mixtes. Influant fur le corps vivant, fur-tout par la refpiration, il précipite la putréfaction animale des humeurs, qui deviennent promptement excrémentitielles ; il empêche par conféquent le corps d'accumuler des fucs nourriciers, propres à entretenir plus long-tems fon aptitude à la vie fans le concours des alimens. A peine celui-ci peut-il jouir un inftant de ceux qu'il élabore avec tant de rapidité, le progrès de l'animalifation les rendant bientôt excrémentitiels, & détruifant les efprits animaux, trop fubtilifés & trop volatilifés, dont le phlogiftique vivifiant trop exalté, trop dégagé de fon union aux autres prin-

cipes (586. 588), cesse d'être modifié convenablement par eux , perd son aptitude à la vie animale , & devient excrémentitiel.

626. Le corps mal pourvu de sucs nourriciers & d'esprits qui se détruisent si promptement (625), ne fait , pour ainsi dire , que végéter , afin de les réparer proportionnellement à leur consommation. Les parties ne peuvent exécuter que foiblement leurs fonctions organiques animales : tout le corps se refuse à toute espèce d'exercice , qu'il est incapable de soutenir quelque tems , qui le moleste , en précipitant la fermentation animale de ses humeurs déjà trop vive d'elle-même , & qui par conséquent accéléreroit sa ruine , s'il s'y livroit, en produisant une plus grande quantité d'excrémens , & en dissipant une plus grande quantité d'esprits que leur exaltation dispose à cette dissipation ; de même que les fluides raréfiés par la chaleur, sont disposés à la transpiration (379). De-là vient l'indolence & la paresse des peuples méridionaux, incapables de soutenir un travail continu. Pendant les grandes chaleurs de l'été , le moindre exercice nous met en sueur , & nous épuise promptement.

627. Les esprits animaux trop exaltés par la chaleur (626), animent plus vivement le corps, tenu dans un état de raréfaction , d'aptitude (594) aux oscillations vitales des solides : ils reçoivent (604) & transmettent plus vivement au *sensorium commune* les impressions , d'où dépend la sensibilité. Aussi les premiers mouvemens des peuples méridionaux sont-ils extrêmement vifs , & leur irritabilité excessive.

628. Les peuples méridionaux sont donc les plus vifs & les plus irritables , les plus prompts à se décider , les moins propres aux travaux ,

les plus inconſtans & les plus légers ; parce que
la ſenſation préſente ſe faiſant toujours ſentir plus
fortement, elle leur fait perdre de vue celles qui
ont précédé, & oublier leur première réſolution,
pour ſe déterminer relativement aux affections
du moment. Voilà ſans doute la cauſe de leur
peu de courage, qui ne ſe ſoutient pas long-
tems dans les combats, quoiqu'ils ayent mon-
tré d'abord beaucoup de réſolution, & chargé
l'ennemi avec beaucoup d'impétuoſité : la grandeur du danger preſent ſe repréſentant trop vivement à eux, pour ne pas les épouvanter.

629. Leurs humeurs tendent vivement à la putréfaction : pour la retarder, ils uſent d'un régime
végétal antiſeptique & aqueux, qui fournit abondamment à la tranſpiration : ils enchaînent leurs
eſprits, modèrent l'excès de leur ſenſibilité par
l'uſage de l'opium. Tels ſont les ſecours que le
corps vivant emprunte du dehors, contre la trop
vive influence d'un climat chaud : voyons maintenant les reſſources qu'il trouve en lui-même.

630. Sentant que par l'animaliſation précipitée
de ſes humeurs, il court à ſa ruine, moleſté (241)
par la quantité d'excrémens qui ſe développent ;
il eſt porté à végéter avec moins d'activité, il
ſe prête moins (614) à l'influence de l'athmoſphère trop échauffée, qui provoque cet excès
de vie : il s'engourdit à proportion qu'il s'en
ſent trop animé, il ſe refuſe à tous les mouvemens
qui précipiteroient l'animaliſation déjà trop rapide de ſes humeurs : enfin diminuant (600) ſa chaleur naturelle à proportion que l'air lui en communique d'étrangère, il ſe maintient dans un
degré de chaleur convenable, pour ne pas précipiter la fermentation vitale des humeurs, animée par l'air échauffé : il s'aide dans ces efforts

du concours des rafraîchiſſans & des tempérans
qu'il appéte, & qui par leur réaction (603) modèrent ſa chaleur naturelle, ſon excès de vie,
& le réconfortent contre cette chaleur étrangère
dont il a peine à ſe défendre.

631. Dans les pays froids, au contraire, la végétation générale engourdie (115), non-ſeule-
ment provoque moins vivement la vie animale,
la fermentation vitale des humeurs ; mais encore
elle tend à la rallentir, à ſubſtituer l'inertie mortelle à l'activité vitale dans le corps, qui ſe condenſe, ſouffre ſympathiquement, ſe reſſent de
cet état de langueur répandu ſur toute la nature,
& qui s'engourdit par la violence du froid, comme
il arrive aux animaux de ſang froid pendant l'hiver ; ceux même de ſang chaud ont beaucoup
de peine à ſe garantir, ſe préſerver de cet engourdiſſement général, comme l'éprouvèrent les
Hollandois qui s'aviſèrent d'hiverner à la nouvelle Zemble.

632. Pour réſiſter à ce froid étranger (631),
ſi contraire à la vie animale, le corps produit
autant de nouveaux degrés (600) de chaleur que le froid en ſupprime, & conſerve ainſi
ſa chaleur naturelle. Moins ſoutenu par l'influence de l'air, de la végétation générale, il
exalte, emploie ſes propres forces vitales pour
y ſuppléer, & pour animaliſer ſes humeurs : il appéte pour les réparer, les alimens les plus diſpoſés à cette animaliſation, qu'il fait foiblement
tout ſeul. Auſſi les Peuples ſeptentrionaux ſont
carnivores, & les méridionaux frugivores.

633. Le corps appéte dans les pays froids les
alimens échauffans, ſpiritueux, aromatiques,
ſtimulans, capables de ſoutenir, de ranimer ſon
activité vitale, ſa chaleur naturelle, & de lui

aider à éluder l'action d'une athmosphère, qui tend à l'engourdir [631]. Il rejette les alimens aqueux, rafraîchissans, végétaux, tempérans, qui font les délices des Peuples méridionaux, auxquels déplaisent tous les alimens échauffans & animaux.

634. Les sucs nourriciers une fois animalisés par les seules forces de la vie [632], se corrompent beaucoup plus tard par excès d'animaléité, conservent plus long tems leur aptitude à la vie & à nourrir, l'air en provoquant plus foiblement l'animalisation ultérieure (90.91). Le corps peut s'en charger, en accumuler, pour se maintenir plus long-tems dans son aptitude à la vie, sans le concours des alimens. Aussi les Peuples Septentrionaux sont ordinairement replets, tandis que les méridionaux sont maigres & desséchés.

635. Les esprits animaux moins exaltés par le progrès de l'animalisation, se dissipent plus lentement, se décomposent moins vîte, & perdent plus tard leur constitution vivifiante par excès d'animaléité (586) : les parties peuvent en amasser une plus grande quantité. Le corps bien pourvu de sucs nourriciers & d'esprits animaux, peut exercer plus longtems ses fonctions organiques animales ; il a plus de quoi consommer par cet excès de vie auquel il se livre. Sa consommation n'étant point précipitée par l'influence de l'air, elle se fait plus lentement, quoique accélérée par l'exercice : il est donc plus en état de soutenir ses travaux que les Peuples méridionaux. Les exercices violens lui sont même nécessaires, pour augmenter son activité vitale (608), & pour aider l'animalisation de ses humeurs, qui languiroit sans cela.

636. Le phlogistique vivifiant moins exalté, moins dégagé de son union aux autres élémens
qui

qui le modifient, a moins d'activité : les folides condenfés ne [594] peuvent faire des ofcillations fi vives : tout le corps eft moins propre à
recevoir, éprouver des fenfations [604]. Les
Peuples feptentrionaux font donc plus difficiles
à émouvoir, moins irritables que les méridionaux : ils mettent beaucoup moins de vivacité
dans leurs actions, ils ne fe déterminent pas avec
tant de promptitude; mais plus capables de foutenir de longs exercices, ils font plus opiniâtres
à fuivre les entreprifes réfolues, les fenfations
(628) préfentes les affectant moins vivement,
& pouvant moins les détourner de leurs def-
feins : ils font plus courageux, & les Peuples
méridionaux plus impétueux.

637. Les Peuples méridionaux trop animés par
la végétation générale de leur pays [625.626),
ne font pour ainfi dire, que végéter, & n'ont
de la vie animale qu'un excès de fenfibilité &
de vivacité. Les feptentrionaux au contraire moins
maîtrifés par la végétation générale, jouiffent plus
de leur vie particulière ; moins pourvus de fenfibilité, ils ont plus d'aptitude aux mouvemens
& aux fonctions organiques animales : leur eftomac digère, leurs vaiffeaux atténuent par des
ofcillations plus fortes les alimens les plus grof-
fiers ; au lieu que l'eftomac des Peuples méridionaux ne fait pour ainfi dire que tranfvafer
les liquides, dont ils fe nourriffent principalement, & ne peut digérer que des alimens de
peu de confiftance.

638. Les Peuples des zones tempérées n'étant
point tracaffés par un excès de végétation générale (625), comme les Peuples méridionaux, ni
mal foutenus par elle (631), comme les feptentrionaux, jouiffent de cette influence modé-

rée du climat qui facilite leur végétation particulière fans la précipiter, ni lui donner d'entraves : ils n'ont ni l'irritabilité des Peuples méridionaux, ni l'infenfibilité des feptentrionaux ; mais un jufte degré de fenfibilité. Ils jouiffent de prefque toute l'activité des Peuples méridionaux, & de l'aptitude des feptentrionaux à foutenir de longs exercices ; ils ne péchent, ni par inconftance, ni par légéreté, ni par opiniâtreté, mais ont la conftance convenable. Ils s'accommodent du régime végétal & animal, combinés enfemble, afin qu'aucun des deux ne réagiffe efficacement fur eux, & ne les tracaffe mal à propos, en dérangeant leur conftitution naturelle.

639. Les faifons paroiffent faire fur nous le même effet que les différens climats. En hyver, notre corps engourdi par le froid, végétant plus foiblement, appéte les alimens animaux, difpofés à la fermentation animale, & qu'il lui eft plus facile de décuire & de s'affimiler. Tous nos organes ont plus d'aptitude à leurs fonctions : l'eftomac digère les alimens les plus folides, nous foutenons mieux les fatigues, nous fommes moins irritables, nous prenons avec plaifir tout ce qui peut nous réchauffer. Pendant les chaleurs de l'été, entraînés par la rapidité de la végétation générale, nous ne faifons que végéter : les moindres travaux nous rebutent, notre fenfibilité eft exaltée ; les viandes nous répugnent, nous appétons les alimens végétaux, rafraîchiffans, antifeptiques, capables de modérer la fermentation précipitée de nos humeurs : la nature nous prodigue alors des fruits & des légumes qui nous plaifent d'autant plus, que nous fommes devenus réellement frugivores.

640. Le printems & l'automne, deux faifons

moyennes entre le froid & le chaud, font pour nous les plus agréables; la chaleur y eft fuffifante pour nous animer, & trop foible pour nous molefter, par un excès de végétation. C'eft auffi dans ces deux faifons que nous jouiffons mieux de la vie.

641. Le changement des faifons fe faifant ordinairement par degrés infenfibles, notre corps a le tems de modérer ou d'augmenter fon activité vitale, relativement à l'influence de la végétation générale, afin de fe maintenir toujours dans le même état : il n'en eft pas ainfi quand ce changement eft brufque, ou que l'on paffe fubitement d'un pays dans un autre, & qu'on change ainfi de climat avec trop de difpofition à fe prêter aux influences d'un nouveau ciel. C'eft ce qu'il nous faut confidérer préfentement.

642. Les hommes des pays feptentrionaux qui étoient obligés de végéter avec plus d'énergie (632), & d'engendrer plus de chaleur pour fe défendre des rigueurs du froid, paffant fubitement dans les pays méridionaux, y reffentent vivement l'influence du climat (625). Prêtant trop à cette influence, ils s'échauffent exceffivement, végétent avec trop d'activité, & détruifent rapidement leurs humeurs. Tetfing a obfervé dans l'ifle de Curaçao, que les Européens nouvellement arrivés, étoient échauffés de trois à quatre degrés de plus que les anciens habitans du pays, qui étoient habitués à retenir leur chaleur naturelle dans un degré convenable, & qui étoient (630) en garde contre l'influence d'un climat chaud.

643. L'homme feptentrional dans ce cas (642) végétant avec trop d'énergie, prend bientôt dans un degré éminent toutes les mauvaifes qualités

de l'habitant méridional (625 & suiv.) ; il perd son aptitude au mouvement, à la vie animale, il ne fait presque que végéter. Sa sensibilité devient excessive par l'exaltation des esprits ; ils se fond en sueurs, maigrit, s'affoiblit, à raison de la quantité d'humeurs trop animalisées, qui se corrompent, deviennent ineptes à la vie, excrémentitielles, & de la dissipation des esprits trop subtilisés qui s'évaporent facilement.

644. Cet excès de végétation animale qui alkalise & corrompt les humeurs, échauffe de plus en plus le corps, le dispose aux fiévres ardentes, bilieuses, inflammatoires, malignes, au cholera morbus, à la phrénésie & autres maladies qui proviennent du sentiment trop exalté, de l'échauffement excessif & de la nature trop alkaline des humeurs.

645. Sans changer de climat, nous éprouvons également cette influence (644) pernicieuse de la chaleur, quand sa succession au froid est trop rapide. Les coups de soleil, si cruels au printems, font l'effet des premières impressions de l'astre, qui vient ranimer par sa chaleur la végétation générale [104 & suiv.] dans nos climats. Nous les ressentons d'autant plus vivement, que renfermés chez nous pendant le froid, végétant avec plus d'énergie [632], nous sommes trop susceptibles de prêter à cet excès de vie, que cet astre vient nous communiquer, & que nous n'avons plus l'habitude de diminuer notre chaleur naturelle, à proportion qu'il nous en communique d'étrangère.

646. Dans les pays chauds, les vents de mer, comme destinés à soulager les hommes fatigués par la chaleur du jour, s'élevent tous les soirs, régnent pendant la nuit, rafraîchissent l'athmos-

phère, & modèrent la végétation des mixtes. Ces vents, si on n'a pas soin de se garantir de leur trop vive influence, sont une autre source de maux. Rafraîchissant trop la peau, resserrant les pores cutanés, ils arrêtent ou diminuent [434. 435] l'évaporation des miasmes putrides, produits des humeurs corrompues par excès d'animalisation. L'humeur âcre de la transpiration est repoussée sur le canal intestinal, cause des coliques inflammatoires, très-douloureuses, accompagnées de convulsions, & souvent mortelles par la gangrene dont elles sont bientôt suivies : exsudant dans le canal intestinal, elle cause d'autres fois des diarrhées ou des dissenteries ; transudant dans le tissu cellulaire sous la peau, elle produit des rhumatismes aigus, la bouffissure du corps, &c.

647. Au contraire, les hommes d'un pays chaud, ne vivant presque que par l'influence du climat [630], tombent dans une espèce d'engourdissement, dès qu'ils cessent d'être stimulés par elle à la vie. Ayant diminué leur chaleur naturelle, proportionnellement à l'excès d'échauffement que le climat leur communiquoit, il ne leur en reste plus assez, dès que ces degrés de chaleur étrangère commencent à leur manquer, par leur passage subit dans un pays plus froid. Ils sont plus disposés à se refroidir par l'influence de leur nouveau climat, n'ayant pas l'aptitude des peuples septentrionaux (632) à produire de nouveaux degrés de chaleur proportionnellement au refroidissement que l'athmosphère tend à leur communiquer. Aussi les Américains des antilles transplantés récemment dans nos climats pendant l'été, ressentent vivement les premiers froids, & sont alors réellement plus froids de quelques

degrés que les Peuples naturels du pays , comme je l'ai obfervé plufieurs fois, lorfque le froid à peine fenfible , n'affectoit nullement les anciens habitans du pays.

648. Le corps moins foutenu (631) par la végétation générale de fon nouveau climat, végéte avec moins d'énergie. L'eftomac, à la vérité , animé par le refoulement des humeurs vers l'intérieur , appéte d'abord des alimens plus folides ; mais il en fait mal la coction, furtout des végétaux , qui fuivent facilement leur dégénération fpontanée. Les humeurs mal animalifées , demeurent dans un état de crudité ; ne pouvant fe dépurer par la tranfpiration , caufent des diarrhées & des flux pituiteux par leur écoulement dans le canal inteftinal , & la bouffiffure du corps par leur tranfudation dans le tiffu cellulaire. L'eftomac affadi par cette pituite qui le furcharge . ceffe bientôt d'appéter les alimens ; les fucs digeftifs énervés par fon mêlange, deviennent moins propres à la digeftion. Le corps fe débarraffe par des flux lientériques des alimens , qu'il ne peut digérer , & qui exaltant leur acrimonie par leur corruption fpontanée , à laquelle les fucs digeftifs ne peuvent s'oppofer, caufent quelquefois la diffenterie , en excoriant le canal inteftinal. Les efprits engourdis par le froid, laiffent tomber le corps dans un état de langueur , & les fièvres intermittentes font ordinairement la fuite de cette cachexie des humeurs.

649. Nous éprouvons les mêmes incommodités (648) , lorfque le froid fuccéde trop rapidement au chaud. L'eftomac fur-tout eft affecté de cette intempérie , & devient moins propre à la digeftion, fi on ne le réconforte par quelque aliment ftomachique , ou par quelque topique

échauffant , qui le garantiſſe au moins du froid. La répercuſſion trop ſubite de la tranſpiration cauſe de plus des diſſenteries , des coliques , des pleuréſies , des péripneumonies , des eſquinancies , des rhumes , rhumatiſmes , &c.

650. Pour modérer cette trop vive influence du climat ſur le corps , il eſt de la prudence d'employer un régime d'autant plus échauffant & plus animal , qu'on paſſe dans un pays plus froid , ou que l'hiver devient plus rigoureux , & de le rendre rafraîchiſſant & végétal , à meſure qu'on avance dans un pays plus chaud , ou que les chaleurs de l'été augmentent.

CHAPITRE III.

De la vie & du ſentiment diverſement modifiés dans chaque partie : de la vie commune du corps , & de celle qui eſt particulière à chaque partie : de la mort générale du corps , ou de quelques parties ſéparément.

651. Les ſenſations peuvent ſe propager dans le corps par la continuité des ſolides (696) & la contiguité des fluides également animés (578.584.585) par le phlogiſtique vivifiant. Mais la propagation qui s'en fait par le ſyſtême nerveux , eſt beaucoup plus vive & plus manifeſte. Ce ſyſtême paroît même formé de manière à entretenir , par ſa diſtribution , cette correſpondance vitale de ſentimens & d'affections entre toutes les parties du corps , puiſqu'après la ligature ou la ſection de quelques nerfs , les parties qui reçoivent ces nerfs , ceſſent d'avoir aucune relation vitale avec le reſte du corps , & de remplir leurs fonctions organi-

ques à fa volonté , & ne jouiffent plus de la vie animale , quoiqu'elles ayent encore la faculté de végéter , mais d'une vie languiffante.

652. Le fyftême nerveux rempli d'efprits influans qu'il diftribue à toutes les parties , paroît jouir d'une vie commune qui le rend fufceptible de recevoir & de propager par tout le corps , & d'une partie à l'autre, toutes les fenfations. Semblable au polype , qui étant par tout d'une même nature , eft également fufceptible de fentir , de recevoir dans toutes fes parties les impreffions de la lumière , de goûter & de toucher , il eft (ce fyftême des nerfs) , l'intermède qui unit toutes les parties vivantes en un feul corps organique , & qui entretient leur correfpondance vitale , & leur confpiration pour une vie commune. Les affections de toutes les parties fe concentrent fi bien dans ce fyftême , que l'ame ne diftingue pas les organes qui les lui tranfmettent.

653. Mais ce fentiment générique (652) feroit trop confus , trop foible & infuffifant, fur-tout à l'égard des fenfations qui nous viennent du dehors ; s'il n'y avoit pas à l'extrémité des nerfs , des organes conftruits de manière à recueillir, concentrer ces impreffions extérieures, afin qu'elles affectent plus vivement le fyftême nerveux; & fi l'efprit vital différemment modifié dans ces parties (583 & fuiv.) à raifon de leur conftitution & de leur ftructure particulières , n'étoit pas difpofé de manière à reffentir plus vivement ces impreffions. L'œil , en concentrant par fa ftructure organique les impreffions vifuelles, l'oreille, en ramaffant les vibrations fonores, rendent ces fenfations plus nettes & plus diftinctes au fyftême nerveux ; qui fans ces organes, n'auroit au plus qu'une fenfation confufe des fons & de la

lumière, sans pouvoir distinguer les objets, ni les differens sons. Cette structure organique des parties ne peut être dérangée, ni leur constitution altérée, sans qu'elles cessent d'être propres à transmettre des sensations distinctes au système nerveux. Les papilles nerveuses olfactiles, les gustatives, les tactiles ne peuvent plus distinguer les corps à l'odeur, au goût, au toucher, dès qu'elles font écorchées, & elles n'éprouvent alors qu'un sentiment confus de douleur.

654. A raison de cette constitution, & de cette organisation particulières (653) qui spécifient telle ou telle partie, pour transmettre au système nerveux telle ou telle espèce de sensation ; 1º. cette partie devient moins propre à recevoir toute autre impression, qui pour être apperçue distinctement, exige une autre constitution & une autre structure organique ; chaque organe des sens exerce une sensation différente, & est comme incapable de toute autre : l'œil voit, la langue goûte, le nez sent, &c.

655. 2º. Une partie devient susceptible d'être bien ou mal affectée par des impressions imperceptibles à toute autre. L'œil découvre dans l'huile la plus douce, une acrimonie qui le moleste, & n'est nullement lésé par le contact, par la réaction de l'émétique, qui affecte particulièrement l'estomac ; la trachée artère se plaît au contact de l'air, & ne peut souffrir celui de l'eau, &c. Les anciens nous ont désigné les remèdes qui portent spécialement leur action sur telle ou telle partie, comme les béchiques, stomachiques, hépatiques, céphaliques, &c. Le mercure affecte spécialement les glandes salivaires, l'aloés provoque les régles & sur-tout les hémorrhoides, &c.

656. Chaque partie sert donc au corps pour

lui tranfmettre (653), par fa fenfibilité particulière, certaines fenfations, dont il eut été, fans elle, moins fufceptible : elle lui fert encore par fa ftructure organique pour exécuter en tout ou en partie, telle ou telle fonction. Comme le concours de toutes ces fonctions & de toutes ces fenfations, contribue à la perfection de la vie, le fyftême nerveux qui en eft le principal inftrument, le médiateur entre toutes les parties, eft intéreffé à la confervation & à la vie de toutes ces parties. Chaque partie l'eft au bien-être de toutes les autres, qui concourent à lui préparer fon aliment particulier, & la matière de fes efprits vitaux, qu'elle eft incapable d'élaborer toute feule; à celui des vaiffeaux fanguins, qui lui apportent fon aliment, & qui lui tranfmettent avec le fang l'influence vivifiante de l'athmofphère; enfin à celui du fyftême nerveux, qui lui diftribue fes efprits vivifians.

657. Par ce befoin mutuel (656) qu'ont toutes les parties, les unes des autres pour fubfifter, chacune en particulier eft portée à confpirer plus vivement au bien-être du corps, & celui-ci a plus foin de chaque partie, dont l'action organique lui eft plus ou moins néceffaire, & ne peut être interrompue, ni même altérée, qu'il ne furvienne auffi-tôt quelque imperfection dans la manière d'être du corps, qui périt même, fi la fonction interrompue eft effentielle à la vie. Les polypes, dont les parties homogènes également propres à la vie, n'éprouvent pas cette dépendance mutuelle les unes des autres, font affez indifférens à la fection de ces parties, dont ils n'ont pas befoin pour fubfifter. On peut donc préfumer que la variété qui régne dans la ftructure des parties, pour en former un tout

organique vivant par la combinaison , le rapport
sympathique de fonctions totalement différentes ,
détermine & rend nécessaire la conspiration de
toutes ces parties pour une vie commune animale.

658. Le corps, à raison de la quantité d'alimens qu'il accumule dans sa substance (233 &
suiv.), vit sans en prendre de nouveaux , jufqu'à l'entière consommation de ceux dont il s'est
surchargé (510. 545) ; jusqu'à ce que ses humeurs
trop animalisées ayent perdu par le progrès de
la vie, leur constitution vitale aërienne(145. 133),
& que ses sucs nourriciers ayent perdu leur (493)
aptitude à réparer les solides, qui devenus trop
terrestres, sont par la dissipation de leurs esprits
(586. 588), incapables de remplir leurs fonctions
vitales (239 & suiv.)

659. De même chaque partie bien chargée de
sucs nourriciers [484 & suiv.] & d'esprits
vitaux [583 & suiv.], fixés dans sa tissure, survit
à sa séparation du corps , jusqu'à ce qu'elle ait
dissipé les esprits qui l'animent , & que ses solides & ses fluides ayent perdu par la vie même
leur aptitude à la vie ; quoiqu'elle soit ainsi privée de l'irradiation des esprits vitaux , & de la
circulation du sang (611. 612) , qui la confir-
moient dans sa vie présente , & renouvelloient les
facultés vitales pour l'avenir. Les muscles féparés du corps palpitent , le cœur continue sa
diastole & sa systole, le mouvement péristaltique des intestins continue, les muscles se contractent & se fléchissent encore alternativement
après cette séparation , &c. Bien plus , quelques
parties survivent au corps ; puisque Haller a vu
la pupille d'un chat noyé dans l'obscurité, se
contracter au grand jour , la queue d'un pou-

let pareillement noyé, décrire un arc de cercle,
lorsqu'il tira une éteincelle électrique du crou-
pion de cet oifeau, un des doigts de pied remuer, lorfqu'il tira cette éteincelle du haut de
la cuiffe, fans que ces animaux donnaffent aucun
autre figne de vie.

660. La partie furvivant ainfi (659) à fa féparation du corps, peut dans des circonftances
heureufes, (& qui font fans doute très-rares),
s'unir à un autre corps [a] ; & fi elle eft placée convenablement, elle pourra rendre à ce
nouveau corps qui la nourrit, les mêmes fervices qu'elle rendoit à celui dont elle a été
féparée. Les dents arrachées de leurs alvéoles,
& tranfportées auffitôt dans les alvéoles d'une
autre bouche récemment privées de leurs dents,
y prennent, dit-on, racine, & peuvent fervir
à la maftication. Il eft encore plus facile à une
partie de fe réunir au corps, dont elle a été
féparée : on a quelques obfervations de nez,
de langues, de doigts, &c. totalement ou pref-

(a) « Demùm experimenta in animalibus facta oftende-
» runt pennas remiges accipitrum in vulnera avis infertas
» comprehendere. Sed etiam ungues alterius animalis in
» accipitris vulnera inferti adnafcuntur & adolefcunt : &
» caponum calcaria in alterius capi caput inferta, quafi ra-
» dicantur, ut cornuti indè galli fiant. . . . . fed etiam aliena à
» corpore noftro corpora in noftram naturam innafci vifa
» funt, ut à nobis & vitam & fanguinem, & denique fen-
» fum habeant. Notiffima eft Tagliacotii induftria, qui nafi
» humani indecoras jacturas cruentatâ cicatrice, adque eam
» admotâ cute pariter cruentâ brachii, ita fupplevit ut pau-
» latim ad nafum brachii particula inolefceret, & demùm
» penitùs de origine abfecta viveret, ut in arborum *ablac-
» tatione* fit. Qui negaverunt experimentum, manifeftis
» quidem teftimoniis poffunt convinci. » Haller. Elem.
Phifiol. Tom. 8. Lib. 29. Sect. II. §. 33.

qu'entièrement séparés du corps, qui s'y sont réunis avec les secours de l'art. Le plus souvent cependant la partie perd son aptitude à la vie, avant qu'elle ait pu se réunir au corps, & la putréfaction la détruit.

661. La partie séparée du corps [659], se trouvant mal de cette séparation qui la prive de sa correspondance vitale avec toutes les autres parties, s'agite violemment. Les convulsions qui précédent la mort de ceux qui périssent d'inanition, reconnoissent sans doute la même cause. Le corps épuisé de sucs nourriciers & d'esprits influans, ne peut entretenir cette correspondance vitale des parties, qui toutes vivantes de leur vie particulière [585], ressentent vivement ce défaut d'esprits influans & de sucs nourriciers : ménacées d'une mort prochaine, elles s'agitent violemment, & par ces secousses convulsives, tachent envain d'attirer l'attention [734] du *sensorium commune*, & l'influx des esprits & des humeurs ; de même que quelque partie qui va se livrer à quelque travail excessif, entre d'abord en érection [678], & cause un tremblement convulsif de tout le corps, par lequel elle détermine vers elle une plus grande affluence d'humeurs & d'esprits. Ce frisson convulsif précéde souvent le travail de la digestion, de la fièvre, de l'inflammation, des évacuations critiques, &c.

662. La partie séparée du corps [659], sentant bientôt que par ces agitations convulsives, elle s'épuise sans recouvrer l'influx des esprits & des humeurs, sans reprendre sa correspondance vitale avec le corps ; elle cesse de s'agiter inutilement, demeure en repos, pour recommencer ses mouvemens avec plus de violence, dès qu'on l'irrite : c'est ce qui est démontré par les expé-

riences de Haller, fur l'irritabilité des mufcles. Cette partie encore vivante, évite tout ce qui la bleffe, & remplit inutilement pour le corps fes fonctions organiques. Fontana a vu la cuiffe d'une grenouille féparée du corps, fe fléchir ou s'étendre, pour éviter le fer avec lequel on la piquoit [a]. Unzer a vu la tête d'un frêlon dévorer fon propre ventre, le tronc d'un animal fe meut encore après qu'on en a féparé la tête, le cœur arraché de la poitrine palpite, &c. ·

663. Tous les différens organes de la partie féparée du corps, n'étant pas également vivaces, quelques-uns deviennent ineptes à la vie avant les autres ; ils interrompent toute correfpondance vitale entre ceux qui font encore vivans. Les nerfs ayant diffipé tout l'efprit influant qu'ils contenoient, ne font plus en état d'entretenir cette correfpondance. Cette partie eft donc inepte à la vie, quoique les plus vivaces des organes qui la compofent, confervent encore leur vie particulière, & quelque correfpondance vitale entre toutes leurs parties, du moins par la continuité des folides & la contiguité des fluides. Les mufcles féparés d'un membre coupé, font capables de contraction & de relâchement, lorf-

____

(a) « Nous coupâmes, dit Toffetti, la tête à un petit
» coq, & nous le mîmes à terre. L'animal fe porta enfuite
» contr le mur avec fes aîles déployées, contre lequel il alla
» fe heurter ; & fe tournant tout d'un coup, il fit fept à
» huit pas en arrière. Alors il s'élança encore plufieurs fois
» en l'air, puis il fe heurta de nouveau contre la muraille
» dans un endroit affez éloigné du premier. Il fe retourna
» de la même manière, & voulut marcher ; mais il eut à
» peine fait deux à trois pas, qu'il tomba fans faire d'autres
» mouvemens, fi ce n'eft quelques palpitations ». Haller.
Nat. Senf. & irrit. Exp. 194.

que tout le membre a ceſſé de vivre d'une vie commune, & n'eſt plus irritable.

664. Pareillement le plus grand nombre des fibres d'un muſcle a ſouvent perdu ſon aptitude aux oſcillations vitales, lorſque les plus vivaces en ſont encore ſuſceptibles. Dans le dernier degré d'épuiſement du muſcle, ſes fibres ſéparées peuvent encore ſe mouvoir, lorſque le muſcle entier en eſt incapable; parce que toutes ſes fibres ne ſe contractant pas en même tems, elles ne peuvent ſéparément mouvoir toute la maſſe du muſcle, dès que le tiſſu cellulaire qui les unit, a, par ſa mort particulière, interrompu toute correſpondance vitale entre elles.

665. Chaque partie vivante & ſenſible, meurt dès qu'elle a perdu par le progrès de la vie ſa conſtitution vitale, en devenant trop terreſtre, & ayant diſſipé ſes eſprits vitaux [588]; quand le corps ne peut plus la nourrir, ni la vivifier par l'influx des eſprits, lorſque le froid fait prévaloir l'inertie de ſes autres élémens ſur l'activité de ſon phlogiſtique vivifiant, lorſqu'une matière morbifique délétère interrompt par ſa réaction l'activité vivifiante de ce phlogiſtique, & par ſa combinaiſon, ôte à cette partie ſa conſtitution vitale, en détruit l'organiſation pour former [266] avec elle un mixte inepte à la vie animale, ou bien, introduit dans cette partie un levain putréfactif [197] qui en ſuffoque la vie, & précipite ſa corruption.

666. Tout le corps ſe conſume, ſe détruit pareillement par le progrès de la vie [242], devient trop terreſtre, trop alkalin, inepte à la vie par excès d'animaléité, ſi les alimens ne renouvellent à tems toutes ſes humeurs, & ne lui procurent une nouvelle aptitude à la vie; de

même que le lumignon d'une lampe allumée
s'éteint promptement, si on ne lui fournit pas
de l'huile pour l'humecter, & lui rendre sa consti-
titution huileuse inflammable, à proportion que
la déflagration la détruit.

667. Le corps tend encore à sa ruine par le
défaut de sucs nourriciers & d'esprits influans,
quand quelqu'un des organes destinés à leur préparation, ne peut bien faire ses fonctions & rend
la réparation du corps impossible, ou du moins
imparfaite & insuffisante. Nous périssons d'inanition, après avoir langui plus ou moins de
tems, lorsque le canal alimentaire ne prépare
pas une suffisante quantité d'alimens, lorsque
des obstructions empêchent les vaisseaux lactés
de transmettre tout le chile nécessaire dans les
vaisseaux sanguins ; quand les poumons, détruits
par quelque ulcère, sont incapables d'absorber,
préparer toute cette quantité d'air athmosphérique, qui devroit animer la fermentation vitale
de nos humeurs ; quand les vaisseaux sanguins
ne peuvent bien élaborer les sucs nourriciers,
comme dans les fiévres hectiques, le scorbut, &c.
lorsque le cerveau détruit en partie par quelque ulcère, ne peut préparer & fournir au corps
la quantité d'esprits vitaux nécessaire, pour le
vivifier convenablement, & pour entretenir la
correspondance vitale de toutes les parties ; enfin,
si tous les organes ont perdu par vétusté leur
aptitude à leurs fonctions (796), comme dans
les viellards, qui dépérissent par dégrés plus ou
moins sensibles.

668. Le corps périt encore par la corruption
spontanée de ses humeurs, qui nuit à la préparation des sucs nourriciers, lorsque les couloirs
ne peuvent dépurer la masse du sang, qui corrompu

rompu par le mélange des humeurs sécrétoires, & sur-tout des excrémentitielles (90), perd son aptitude à la fermentation vitale, troublée par la réaction de ces matières hétérogènes, qui empoisonnent le corps, bouleversent toute l'économie animale, & peuvent même tuer, en substituant à la vie un mouvement de putréfaction, que les excrémens affectent d'eux-mêmes (241).

669. Le corps dans tous ces cas (667. 668), ne pouvant se procurer toute la quantité de sucs nourriciers & d'esprits vitaux dont il auroit besoin, languit, ne fait que végéter, se livre peu à la vie animale qui précipiteroit (676) sa ruine : il veille très peu, est enclin au repos & au sommeil. Les membres peu vigoureux refusent de se mouvoir, les organes des sens ne sentent que confusément : les fonctions végétales s'engourdissent aussi, la respiration devient plus foible & plus lente. Bientôt le corps extrêmement refroidi, devient insensible, & la vie s'éteint, après s'être rallentie par degrés. Le passage de la vie à la mort est insensible, à moins que le corps se réveillant par accès, révolté de son mal-aise, cherchant un meilleur état, ne produise quelques légers paroxismes de fièvre, comme on le voit dans l'hectisie, &c.

670. Dans cet état d'épuisement (669), le corps incapable d'animer toutes ses parties, paroît quelquefois réserver ses facultés vivifiantes pour les parties les plus essentielles à la vie, & les concentrer dans celles-ci, qui conservent plus de vigueur, tandis que les autres languissent & dépérissent. La paralysie, l'atrophie ou la gangrene séche, affligent souvent les extrémités des vieillards. Rouppe a vu dans les scorbutiques la

T

mort s'emparer des doigts deux jours avant qu'elle gagnât le corps. Les extrémités étoient froides, fans pouls, tandis que le tronc confervoit encore de la vigueur; les doigts & le carpe reftoient fufceptibles de mouvement; mais bientôt la mort ayant atteint l'articulation du coude, il n'y avoit plus que cette articulation, que les mufcles brachiaux encore vivans, puffent remuer : enfin la mort s'étendoit des extrémités vers le tronc par des progrès fenfibles.

671. Les poifons & les matières morbifiques, qui, par leur réaction délétère, pervertiffent, empêchent, détruifent l'activité vivifiante du phlogiftique animal ; forment avec le corps, dont ils altèrent la conftitution, & détruifent l'organifation (265. 266), des mixtes ineptes à la vie, ou font un levain qui provoque la corruption, & fubftituent une putréfaction deftructive à la fermentation vitale qu'ils interrompent (197). Plus le corps a d'activité, plutôt il provoque contre lui la réaction délétère des poifons qu'il cherche à s'affimiler, & plutôt il eft détruit par elle, quand il ne peut y réfifter. Les animaux les plus vifs périffent les premiers, & font les plus fufceptibles de céder aux impreffions extérieures. Suivant M. Hériffant, le chat, animal de fang chaud, meurt plutôt de la morfure de la vipère, que le loir, animal de fang froid. L'homme, le plus vif des animaux, eft auffi le plus fufceptible d'être empoifonné, fuivant M. Barthez (a). Les vieillards languiffans font rarement attaqués des fièvres peftilentielles. Sénèque, épuifé par la perte de fon fang, ne put s'empoifonner, fon eftomac

---

(a) Nouv. Élémens de la Science de l'homme, Tom. 1.

n'ayant pu exciter l'action du poison contre lui
(267. 268.).

672. Le corps ayant perdu (666. 671) son
aptitude à la vie, & la matière terrestre qui le
constitue, cessant d'être raréfiée par le phlogistique vivifiant, il paroît se condenser par sa propre inertie, en augmentant la force attractive
des autres élémens dans ce phlogistique, qui a
perdu son activité vitale (594), comme si le dernier effort de la vie étoit de fortifier le corps contre la réaction des agens extérieurs qui doivent
bientôt le détruire (184. & suiv.).

673. Cette constriction des solides par la mort
(672), est d'autant plus forte, que le corps se
trouve alors mieux pourvu d'esprits incapables
de le vivifier; elle est beaucoup plus foible, lorsqu'il meurt d'inanition. Les cadavres de ceux qui
périssent promptement d'une maladie aigue ou
d'une mort violente avec toutes leurs forces, sont
les plus roides. Dans les maladies inflammatoires, le sang tiré des vaisseaux, se coagule plus
fortement par la même cause. Les membres de
ceux qui périssent de maladies lentes ou d'épuisement, sont plus flexibles; leurs humeurs se
coagulent avec moins de force, leurs corps étant
d'ailleurs disposés à se putréfier plus promptement.

674. Lorsqu'un levain morbifique a provoqué
une fermentation destructive (671), même avant
la mort, le corps, loin de se roidir, paroît d'une
tissure plus relâchée, & la chaleur qu'il conserve
après sa mort, manifeste la violence de la putréfaction qui le détruisoit même de son vivant. Dans
ce cas, il est raréfié, & son sang dissous conserve
sa fluidité, comme on l'observe dans les fièvres
malignes, sur ceux qui ont été suffoqués par des
vapeurs méphitiques, &c.

T 2

CHAPITRE IV.

De l'érection des différentes parties du corps.

675. ON peut diftinguer dans le corps humain deux efpèces de vie différentes : une *végétale*, par laquelle il attire l'air dont il a befoin, prépare fon aliment, fe nourrit, & fe fournit de matières propres à entretenir plus long-tems fon aptitude à la vie ; & une autre purement *animale*, par laquelle il exerce des fonctions qui ne contribuent nullement à fa nutrition, mais accélèrent au contraire la confommation de fes fucs nourriciers, la confomption de fa propre fubftance, & la diffipation de fon phlogiftique vivifiant, par un excès de vie, en augmentant & multipliant l'activité vitale dans plufieurs organes, dont l'action gêne plus ou moins celle de ceux qui fervent à la préparation des fucs nourriciers & des efprits vitaux : telles font les fonctions des organes des fens & du mouvement, à l'aide defquels nous rempliffons le rôle d'animaux raifonnables.

676. Le corps, par fa feule végétation, prépare & amaffe plus de fucs nourriciers & d'efprits vitaux, qu'il ne peut en confumer par l'acte même de fa végétation. Par fa vie animale au contraire, il les confume beaucoup plus vîte, qu'il ne peut les réparer par fa végétation, plus ou moins troublée par ce concours d'actions animales. Il s'épuiferoit donc bientôt, & deviendroit inepte à la vie, s'il n'abandonnoit par intervalles la vie animale, pour fe livrer entiérement à la végétation, qui peut feule le réparer.

677. Il se fait de même dans chaque partie une *végétation* particulière, qui la nourrit & la refait, en attirant du corps la matière de son aliment & de ses esprits, presque toute préparée. Elle jouit de plus d'une *vie organique & animale* par laquelle elle rend au corps tel ou tel service (653. & suiv.). Cette action organique ne peut se faire sans troubler plus ou moins la végétation de la partie. Elle précipite par un excès de vie la consomption de cette partie, qui, par la dissipation de ses esprits, devient bientôt moins propre à remplir ses fonctions organiques, & est obligée de les interrompre, pour se refaire dans le repos par sa seule végétation.

678. Une partie qui se prépare à quelque travail extraordinaire, pour le bien-être de tout le corps ou pour le sien en particulier, afin de diminuer du moins en partie les inconveniens auxquels elle s'expose par cet excès d'activité vitale qui précipite sa ruine, entre en *érection*, c'est-à-dire, se raréfie (594) pour rendre ses oscillations plus libres & plus amples, attire dans ses vaisseaux & dans son tissu raréfié, une plus grande quantité d'humeurs nutritives, qui puissent la réparer proportionnellement à sa consomption, & qu'elle se fait préparer par le système sanguifère (411. 412) : elle attire pareillement du système nerveux une plus grande quantité d'esprits influans, pour en être plus animée, mieux vivifiée : elle prend à proportion un excès de sensibilité, de chaleur, d'activité vitale, qu'elle se met en état de soutenir plus long-tems par cet abord des sucs nourriciers & des esprits vitaux, qui réparent en grande partie la consommation qu'elle en fait, & lui conservent plus long-tems son aptitude à ses fonctions organiques. Cette

partie en érection exerce une réaction plus impérieuse sur le reste du corps, dont elle fixe davantage l'attention, modifie la sensibilité relativement à ses affections, & qu'elle force, en quelque sorte, de se prêter à ses désirs, & de seconder son action organique. La verge irritée, entre en érection, s'allonge, grossit, se roidit, devient plus chaude, plus sensible, & nous invite au coït.

679. L'érection de quelques parties portée à l'excès, produit, par la révulsion du sang & des esprits influans (678), une espèce d'engourdissement comme paralytique de toutes les autres parties; qui sont moins vivifiées, se refroidissent, deviennent moins sensibles, moins *perméables* aux esprits & aux humeurs, qu'elles paroissent repousser par leur constriction paralytique (594) sur les parties en érection. Dans les digestions difficiles, tout l'extérieur du corps pâlit, & les extrémités se refroidissent, jusqu'à ce que l'estomac ait amassé assez de forces vitales pour faire la coction des alimens.

680. Dans la colique des Peintres, cette révulsion (679) des humeurs & des esprits, *des forces vitales*, vers le canal intestinal, est portée à un tel point, que les extrémités du corps sont paralysées, leurs articulations fléchies, & le nombril retiré vers l'épine du dos, tandis que les intestins deviennent extrêmement douloureux (678).

681. La lésion violente de quelque partie nerveuse, produit la paralysie du côté opposée. Les esprits influans se portant vers la partie irritée par la lésion, les nerfs du côté opposé en sont moins vivifiés, & se contractant spasmodiquement, deviennent moins perméables aux esprits vitaux.

682. La mort même peut furvenir à la léfion des parties fort fenfibles, par le reflux des efprits vitaux vers la feule partie léfée, auxquels le refte du corps mal vivifie, cefle auffi tôt d'être perméable par fa condenfation paralytique, & par conféquent ne jouit plus de cette confpiration organique, d'où dépend la vie. On a vu des hommes mourir fubitement d'un coup de poing donné fur le fternum, dans les opérations fort douloureufes, d'un excès de plaifir vénérien, dont ils ne pouvoient foutenir la volupté, &c. M. de la Sone a obfervé (a) des affections paralytiques qui attaquoient fucceffivement divers organes par rapport à des points douloureux qui changeoient de fiége, & occupoient différentes parties de la tête.

683. Il eft quelquefois avantageux de prévenir cette érection exceffive d'une partie, qui troubleroit l'économie animale. Les compreffions méchaniques peuvent fuffire pour l'empêcher, ainfi que tout ce qui engourdit l'activité vitale de cette partie, & diminue fa fenfibilité. Les femmes, pour empêcher le front de leurs enfans de fe tuméfier à la fuite d'un coup, pour prévenir l'inflammation & la contufion, fuites de l'érection morbifique de la partie, compriment utilement cette partie avec une piéce de métal, qui, par fa froideur, procure la conftriction des folides : elles ufent encore de l'eau froide pour la même fin. Ambroife Parée employa avec fuccès un bandage compreffif, pour arrêter la tuméfaction, l'érection morbifique de la partie léfée, & préferver le bras de Charles IX, Roi de France, de l'inflammation, dont eut été fuivie fans cela la

______

(a) Hift. de l'Acad. des Sciences, année 1742.

piquûre d'un nerf brachial, par la lancette du Chirurgien qui le faignoit. En appliquant des anodins fur des parties fort fenfibles, comme les doigts , la partie interne & antérieure de la jambe, au-deffous de la rotule, &c. pour engourdir leur fenfibilité, on prévient l'inflammation, fuite de l'irritation de ces parties. Les Sauvages, guidés par l'inftinct, pour fe délivrer du fentiment de la faim qui les tourmente, & qu'ils ne peuvent fatisfaire, empêchent pareillement l'érection des organes digeftifs, en fe ferrant le bas-ventre, & par le goût nauféeux du tabac qu'ils mâchent, en renverfant ainfi l'ordre des mouvemens vitaux , & la fucceffion des fonctions (684.).

684. Car afin de mieux fubvenir à cet excès de confommation (677), que fait chaque partie pendant fon érection organique, le corps met fouvent fes organes en action, les uns après les autres, fur-tout dans les fujets foibles & languiffans. Ceux de la digeftion commencent la coction des alimens, le fyftême fanguifère l'achève, les différens couloirs du corps s'employent enfuite pour la dépuration des humeurs. Cette *fucceffion* des fonctions, plus fenfible dans les maladies, fait qu'elles ont des retours périodiques, comme on peut l'obferver à l'égard des régles, des hémorrhoïdes, de la goutte, des accès & redoublemens des fièvres, &c. Suivant Sanctorius, le corps fe débarraffe tous les mois, par un flux d'urine critique ou par une tranfpiration plus abondante, des humeurs dont il s'eft furchargé dans le courant du mois ; chaque organe, après avoir rempli fes fonctions, ayant befoin d'un certain repos, & d'être moins exercé, afin de réparer fes forces plus ou moins épuifées par ce travail.

685. Si cette fucceffion (684) alternative dans l'érection organique des parties eft interrompue, & qu'un autre organe entre mal-à-propos en érection; les forces vitales, obligées de fe partager, ne peuvent fouvent fuffire à tout, fur-tout dans les fujets malades ou languiffans : les deux organes fe gènent, fe troublent mutuellement dans leurs fonctions, & les font mal en même tems; tout eft bouleverfé dans le corps. L'aliment que l'on prend, avant que la coction du premier repas foit achevée & que la faim foit revenue, fe digère mal & pèfe à l'eftomac. Si dans le fort de la fièvre, lorfque le fyftème fanguifère occupe les forces vitales à la coction de la matière morbifique, on prend des alimens, la marche de la maladie eft interrompue : elle perd de fa vigueur, le pouls devient foible, petit, lent, concentré; le corps fe refroidit, tremble par la révulfion des forces vitales vers l'eftomac qui s'apprête à la digeftion. L'eftomac ne pouvant par fon érection (678), fe procurer tous les fecours dont il a befoin pour la digeftion, parce que le fyftème fanguifère retient toujours une partie des forces vitales par fon érection fimultanée; la digeftion fe fait mal, l'indigeftion furvient, la fièvre empire, & le mélange d'un chile mal élaboré, fournit au fang un nouveau levain fébrile, qui caufe des redoublemens.

686. Dans les exanthêmes, la faburre des premières voies irritant le canal alimentaire, & le forçant d'attirer une partie des forces vitales, elle en prive l'organe cutané, qui ne pouvant réfifter à la réaction délétère du venin morbifique, y fuccombe & fe gangréne : inconvénient qu'on évite en délivrant l'eftomac de cette faburre, à l'aide d'un purgatif ou d'un émétique donnés

à tems : ce viscère peut alors céder à la peau, l'excès de forces vitales, dont elle a besoin pour s'enflammer & dompter le venin qui l'embarrasse. J'ai vu quelquefois des tâches livides, prêtes d'être gangrenées, reprendre par ce moyen une rougeur plus vive & s'enflammer ; puis succédoit une suppuration convenable, qui détachoit les portions de l'épiderme déjà gangrenées, & préservoit le reste de la mortification. Les praticiens sçavent de quelle importance il est, d'évacuer les premières voies, les premiers jours d'une maladie, quand il y a saburre, avant que le travail de la coction soit commencé ou du moins avancé.

687. Chaque partie, pour remplir ses fonctions organiques, consomme journellement une certaine quantité d'esprits & de sucs nourriciers ; que le corps s'habitue à lui préparer, ou du moins à en amasser les matériaux. Si faute d'être exercés comme à l'ordinaire, quelques organes cessent de faire cette consommation, & n'attirent que le peu d'alimens qu'il leur faut pour se réparer ; le corps reste alors surchargé du surplus qu'il leur avoit préparé : il le renvoye aux organes les plus exercés (412. 678), qui en attirent la plus grande partie, & deviennent à proportion plus vigoureux & plus actifs à remplir leurs fonctions organiques.

688. Dans les personnes délicates & sédentaires, le fluide nerveux peu dépensé par les organes du mouvement, reflue (687) sur ceux des sens, les seuls qui soient exercés ; il en augmente l'érection, l'activité organique. Le corps devient trop irritable, & susceptible d'être affecté vivement par les plus légères sensations. Cet excès d'irritabilité trouble toute l'économie ani-

male , difpofe aux vapeurs hyftériques & hypo-condriaques. Les organes du mouvement accoutumés à ne fe fournir que d'une petite quantité d'efprits & de fucs nourriciers , peu vigoureux , ne peuvent plus remplir leurs fonctions avec la même énergie & la même conftance , & font bientôt fatigués des plus légers exercices.

689. L'exercice au contraire, faifant confommer journellement une plus grande quantité d'efprits & de fucs nourriciers aux organes du mouvement , les difpofe à en accumuler davantage , afin de pouvoir foutenir ces travaux. Auffi les membres les plus exercés font-ils les mieux nourris , les plus vigoureux , les plus forts & les plus capables de réfifter à la fatigue.

690. La plus grande partie des efprits & des fucs nourriciers étant alors [689] abforbée & confommée par les organes du mouvement , il en refte moins pour ceux du fentiment ; qui moins vivifiés , diminuent proportionnellement leur érection , leur activité organique , afin de ne pas confommer plus qu'ils ne peuvent réparer : la fenfibilité du corps devient donc moindre. Les payfans , tous ceux qui ménent une vie laborieufe , ont le genre nerveux plus difficile à émouvoir , le corps plus vigoureux & très-fort, foutiennent long-tems les plus violens travaux , enfin paroiffent n'être que de fortes machines très-peu pourvues de fentiment. La femme délicate , qui méne une vie oifive , péche au contraire par un excès de fenfibilité , & le moindre travail la fatigue bientôt ; deftinée à mener une vie paffive , elle ne peut que fentir. Cet excès de fenfibilité , fait le malheur des femmes hyftériques , que les plus foibles impreffions des corps extérieurs affectent douloureufement. M. Lorry

en a connu une que le moindre bruit faifoit tomber en convulfion : M. Pouteau parle d'une autre qui ne pouvoit fouffrir la lumière. « Anna Auf- » triaca , dit Haller [a], Gallia regina , folà in » fubtiliſſimâ telà , quam baptiſtam voçant , » quiefcebat , eique lodices étiam ex pulcherri- » mis Belgarum linteis facti , afperi videbantur ; » alia neque holoferici tactum, neque perfici pu- » bem ferebat ».

691. Les vapeurs font le mal des grandes villes, des perfonnes délicates, oifives & fédentaires, prefqu'inconnu dans les campagnes, aux perfonnes laborieufes. Un peu plus d'exercice , en retirant en partie les efprits [689] vers les organes du mouvement, fortifie le corps, lui fait perdre cet excès de fenfibilité, qui rend fa vie malheureufe , & peut-être eft le plus fur moyen de diffiper les vapeurs , fur tout dans les commencemens. Du moins, je les ai prévenues & fait paffer plufieurs fois , en confeillant l'exercice ; & je n'ai point trouvé de meilleur remède que celui-là , pour diffiper les mal-aifes que me caufe de tems à autre une vie fédentaire.

CHAPITRE V.

Du confentement vital des différentes parties , & de leur confpiration pour une vie commune.

692. TOUTES les parties, tant folides que fluides, vivantes & fenfibles, fe communiquent ré-

___

(a) Elem. Phifiol. Tom. 5. Sect. 3. §. 3.

tiproquement leurs affections, à travers le corps,
au moyen du phlogiſtique animal ; de même
qu'au moyen de la lumière , tous les objets
s'envoyent mutuellement leur image au travers
de l'air interpoſé. Les parties ſe prêtant plus ou
moins à ces affections communiquées, émues
en conſéquence, en ſont affectées par *ſympathie.*
Cette relation qu'ont entre elles les parties vivantes & ſenſibles, s'appelle encore *conſentement
vital, rapport ſympathique, conſpiration ou correſpondance vitales.*

693. Les parties de même ſtructure étant ſuſceptibles des mêmes ſenſations [653. 654. 655],
ſont auſſi celles qui ſympathiſent le plus vivement à leurs affections mutuelles ; de même que
les mêmes cordes de deux violons tendues à l'u-
niſſon , s'ébranlent mutuellement, quand on tire
des vibrations ſonores de l'une des deux. De-là la
ſympathie des membres paralléles : l'une des
deux mammelles étant tirée par la ſuction de
l'enfant , le lait coule quelquefois de lui-même
de l'autre mammelle ; l'œil ſain s'enflamme ſouvent de compagnie avec celui qui eſt léſé , &c.
C'eſt à cette même cauſe (693), renforcée par
la conformité d'uſages & par l'habitude (695)
d'agir enſemble, qu'il faut attribuer la contraction qu'affectent en même tems la plûpart des muſcles fléchiſſeurs ou extenſeurs du corps dans
certaines convulſions , &c.

694. A raiſon de quelque analogie de fonction & de quelque rapport dans la ſtructure , différentes parties paroiſſent ſympathiſer plus ſpécialement entre elles. Telle eſt , par exemple, la
ſympathie de l'utérus & des mammelles , le
clitoris & le mammelon entrans en érection ,
dès qu'on chatouille l'un des deux. Telle eſt celle

des organes de la génération avec la poitrine & les organes de la voix , plus manifeste dans l'homme , dont la voix muë à l'âge de puberté , & dans quelques personnes qui touffent , éternuent aux premiers tranfports amoureux qu'elles reffentent , &c.

695. L'habitude de concourir enfemble à différentes fonctions , peut établir une fympathie particulière entre certains organes , puifque dans la cuiffe d'une grenouille féparée du corps , les mufcles extenfeurs fe contractent pour éloigner les fléchiffeurs de ce qui les bleffe , & que les fléchiffeurs agiffent également à l'occafion , pour fécourir les extenfeurs (662).

696. La communication des affections fe fait vivement par la continuité des parties. L'irritation du col de la veffie par le calcul ou par la gonorrhée , fe propage jufqu'à l'extrémité du gland. La lévre inférieure tremblotte , lorfque le ventricule eft prêt d'entrer en convulfion , pour produire le vomiffement. Dans l'affection hyftérique , le trouble , fous la forme d'une boule roulante dans le bas ventre , fe communique le long du canal inteftinal jufqu'au diaphragme , delà par l'œfophage jufqu'au gofier , où il produit une efpèce d'étranglement ; il gagne enfin l'occiput & le vertex , d'où il fe réfléchit fur les yeux , & alors il fait tomber le corps en convulfion ou en fyncope. L'attouchement du clitoris, en réveillant l'utérus , renverfe cette direction morbifique des mouvemens vitaux , en les rappellant à l'utérus avant qu'ils aient gagné la tête ; & les y fixant par l'érection des parties génitales , il les détruit , les fait ceffer & fe terminer par une excrétion voluptueufe de mucus. Lorfque nous fentons ou goûtons quelque chofe de défagréable , le

gosier se resserre & se livre à une action an-
tidéglutitoire, les nausées surviennent, l'estomac
se soulève, & le vomissement arrive quelquefois (*a*) : tout le corps tressaille, lorsqu'on le
chatouille en quelque partie, & les endroits les
plus chatouilleux de la peau tremblent sympathiquement, & paroissent le plus vivement affectés, &c.

697. Les nerfs qui vont d'une partie à l'autre,
facilitant entre elles cette communication d'affections, rendent leur sympathie plus vive : le
ris sardonique en est la preuve ; il résulte du
trouble convulsif, communiqué du diaphragme
aux muscles de la face par les nerfs phréniques.
On sent souvent un trouble morbifique se continuer le long du nerf intercostal, depuis le coc-
cix jusqu'à la tête. Quand le nerf sciatique est
affecté, on sent la douleur se propager vers le
pied, tout le long de ce nerf. La même rec-
titude des nerfs est sans doute la cause de la
migraine, qui accompagne les maux ou mal-aises
de l'estomac, digérant mal ou chargé de saburre, &c.

698. Les parties d'un même côté, liées par les

(*a*) Vanswieten, dit M. Barthez, Nouv. Elém. de la
Science de l'Homme, a vu un jeune homme, qui souffroit
beaucoup de maux différens, pour avoir fait des excès de
masturbation, chez qui, pendant trois ans, les testicules
étoient continuellement agités de mouvemens de rotation,
qu'accompagnoit une sensation très-fâcheuse d'un mouvement semblable dans les reins. La rotation des testicules ne pouvant être produite que par des mouvemens con-
vulsifs des muscles crémasters, une affection semblable se
produisoit sans doute sympathiquement chez le malade dans
les attaches des muscles transverses aux artères lombaires,
d'autant que le crémaster vient en grande partie du transverse.

mêmes nerfs ; recevant leurs vaiſſeaux des mêmes troncs , ayant entr'elles plus de continuité , plus d'union , une plus grande communication d'humeurs & d'eſprits , par les anaſtomoſes multipliées de leurs vaiſſeaux & de leurs nerfs ; qu'avec celles du côté oppoſé ; ſympathiſent auſſi davantage entre elles. Les hémorrhagies du côté affecté (*è directo partis affectæ*) , les hémiplégies , les convulſions , l'ictère , la ſueur , l'atrophie , &c. d'un ſeul côté fourniſſent autant d'exemples de cette ſympathie.

699. Les parties interpoſées à ces deux parties (698) latérales du corps , & dont M. Bordeu fait un département particulier , obſervent entre elles une ſympathie particulière , fortifiée d'ailleurs par la continuité des ſolides (696). La veſſie , l'utérus , les parties génitales , le canal inteſtinal , l'eſtomac , le diaphragme , l'œſophage ; & la tête manifeſtent cette correſpondance particulière , dans les affections hyſtériques , dans le téneſme accompagné de la ſtrangurie , dans le calcul qui cauſe le téneſme ; &c.

700. Ces parties (699) mitoyennes , attachées à l'un & à l'autre côté du corps ; en recevant des nerfs & des vaiſſeaux , ſympathiſent vivement avec toutes les parties de l'un & de l'autre côté ; principalement par leurs portions attenantes , oppoſées & liées à ces parties par des nerfs communs. Les extrémités ſont paralyſées dans la colique de poitou. Morgagni (*a*) rapporte d'après Valſalva , qu'un enfant fut affecté de paralyſie & agité de convulſions des deux côtés ; tantôt dans un

____

(*a*) « De ſedib. & cauſ. morb. Epiſt. Anat. Med. 10. Art. 16. »

membre ;

membre, tantôt dans l'autre, pour avoir été purgé mal à propos avec du mercure doux. Conrad Fabricius a vu le bras d'un côté & la jambe de l'autre paralyfés, à la fuite d'une diffenterie fupprimée mal-à-propos, &c.

701. Des affections étrangères (264) communiquées à quelques parties, paroiffent être réfléchies de celles-ci fur celles qui font plus fpécialement fufceptibles de les reffentir (655). La faveur de ce qu'on injecte dans la poitrine, vient à la bouche ; l'huile de pétrole appliquée fur la tête, s'eft fait fentir à l'organe du goût, fuivant Storch ; l'onguent d'arthanita appliqué fur la région de l'eftomac, purge : l'odeur feule des purgatifs a fuffi quelquefois, pour purger des perfonnes fort irritables ; l'opium encore dans l'eftomac, provoque le fommeil ; l'Avocat dont parle Vanhelmont (a), délira, tant que la femence de jufquiame demeura dans fon ventricule, quoiqu'il ne la digérât pas [269] ; le vin retenu dans la bouche enyvre, &c.

702. Une partie qui a été léfée par les impreffions des corps extérieurs, paroît difpofée & devenue plus fufceptible de les reffentir une autre fois. Fanton a obfervé que des véficatoires appliqués fur une partie du corps, avoient fait ulcérer une autre partie éloignée, fur laquelle on les avoit appliqué quelque tems auparavant, & qui étoit deffléchée. Ceux qui ont eu des pleuréfies, des efquinancies, &c. femblent avoir contracté une conftitution morbifique, une telle difpofition à ces maladies, qu'ils en ont fouvent des réchûtes & courent rifque d'en être attaqués, dès qu'elles font épidémiques.

____

(a) « Jus duumviratûs , n°. 22. »

V

703. La partie naturellement plus sensible, est quelquefois plus vivement affectée par la sensation communiquée, que la partie même qui la lui communique, ne l'est de la réception directe de cette sensation. L'extrémité de l'uréthre est plus molestée par l'acrimonie de l'urine, que la vessie qui contient cet excrément, &c.

704. L'érection d'une partie, en la rendant plus sensible (678), peut être cause qu'elle sera plus molestée par la communication d'une affection, que ne l'est la partie qui éprouve cette affection, & qui la lui transmet par sympathie. Kaauu Boerrhaave a vu [a] la brulure, ou toute autre lésion, causer à quelque partie éloignée, des douleurs plus vives, que celles de la partie réellement lésée. La saburre des premières voies cause des migraines, les vers dans le canal intestinal, produisent de fausses pleurésies que les purgatifs guérissent. Arbuthnot a vu des vents contenus dans le canal intestinal, exciter dans les extrémités du corps des douleurs semblables à celles de la goutte, & que l'éruption de ces vents par la bouche ou par l'anus soulageoit. Les obstructions du bas ventre causent quelquefois des douleurs dans la poitrine & au col, suivant M. Lieutaud, &c. L'aphorisme d'Hippocrate, que le mal est dans la partie qui souffre : *ubi dolor, ibi morbus,* n'est donc pas toujours vrai.

705. Si une partie qui souffre, devient par un excès d'érection & de sensibilité, si susceptible [704] de ressentir toutes les affections du corps ; l'application des topiques sur les parties même éloignées, n'est point indifférente. Les émolliens & les anodins soulagent, & dimi-

____

(a) « Impet. faciens n°. 346. »

nuent les douleurs, que les ſtimulans augmentent, en exaltant le ſentiment. Les topiques peuvent donc faire beaucoup de bien ou de mal, ſuivant les circonſtances.

706. L'attention qu'avoient les anciens de joindre à leurs remèdes ce qu'ils appelloient le *dirigeant*, c'eſt-à-dire, ce qui devoit, ſelon eux, déterminer l'action médicamenteuſe ſur telle ou telle partie ſpécialement, n'étoit donc pas ſi mal entendue que l'ont cru quelques modernes. Vouloient-ils purger la tête, par exemple? Ils joignoient aux purgatifs des céphaliques, qui en excitant une certaine érection de la tête, la rendoient [704] plus ſenſible à l'impreſſion des purgatifs ſur le corps, & la diſpoſoient à mieux dépurer ſes humeurs. En effet, Maurice Hoffmann a vu un catarrhe & une abondante ſalivation produits par des pilules céphaliques & purgatives.

707. La plus admirable des ſympathies, des correſpondances vitales, établies par le Créateur entre tous les organes du corps; c'eſt ſans doute que, quelque altération qu'il arrive à nos ſolides ou à nos fluides, le corps eſt toujours porté à appéter, rechercher, reconnoître & s'accommoder de ce qui peut rendre aux humeurs & aux ſolides leur conſtitution naturelle, à faire enfin tout ce qui tend au bien être de l'individu, & à la conſervation de l'eſpèce.

708. L'enfant qui vient de naître, ayant beſoin d'air, ouvre machinalement (178) la bouche, pour recevoir, attirer ce fluide; quoiqu'on l'ait plongé dans l'eau : reſſentant le beſoin d'alimens pour la première fois, il porte ſes doigts dans ſa bouche, & les ſuce pour ſatisfaire ſon appétit. Les organes de la maſtication & de la digeſtion entrent en érection, auſſi-tôt que la

conſtitution trop animale des humeurs fait preſſentir au corps, le beſoin qu'elles ont d'être renouvellées. Dans les fièvres ardentes & bilieuſes,
nous appétons les acides, les rafraîchiſſans, les
antiſeptiques, le contraire de notre intempérie
naturelle, c'eſt à-dire, tout ce qui peut conſerver notre tempérament *ad juſtitiam* [*a*], la
meilleure conſtitution poſſible de notre corps
pour la vie. Nous faiſons machinalement tous les
efforts requis pour ſouſtraire nos parties aux lé-
ſions, &c.

709. Le corps fait mettre à propos toutes ſes
parties en action, ſans avoir beſoin de l'apprendre par aucun apprentiſſage, chaque partie par
ſa réaction & ſa correſpondance vitales, lui faiſant preſſentir d'avance tous les ſervices qu'elle
peut lui rendre. Le poulain, à peine ſorti du

(*a*) Par exemple, les perſonnes d'un tempérament bilieux, péchant par quelque excès de ſenſibilité, de chaleur,
d'activité vitale, d'animaléité, appetent les alimens tempérans, acides, végétaux & rafraîchiſſans, auxquels ceux qui
ſont d'un tempérament phlegmatique, peu vivans, & dont
la conſtitution n'eſt pas tout-à-fait aſſez animale, préferent
les alimens animaux & ſtimulans, propres à ranimer leur
vie languiſſante, & à corriger la crudité naturelle de leurs
humeurs, le défaut de leur animaléité. Tout autre régime
capable d'augmenter l'intempérie naturelle de leurs humeurs, & de leur donner une conſtitution morbifique, leur
eſt déſagréable : le corps bilieux ſentant qu'il ne peut prendre une conſtitution plus animale, & le corps phlegmatique qu'il n'en peut prendre une qui le ſoit moins, qu'ils ne
contractent auſſi-tôt l'un & l'autre, une conſtitution morbifique, & qu'ils ne deviennent moins propres, & même
ineptes à la vie ; l'un par une conſtitution trop animale ; par
un excès de vie qui tend à la putréfaction ; & l'autre par une
conſtitution trop peu animale, qui ceſſe d'être ſuſceptible
de la fermentation vitale, & qui laiſſe le corps dans un état
de langueur, d'engourdiſſement mortel.

ventre de sa mère, sait se tenir sur ses pieds, reconnoître sa mère à l'odeur, à la vue, & la suivre pour ses besoins, &c.

710. Bien plus, le germe même des parties qui ne sont pas développées, paroît par sa réaction, faire pressentir au corps les services qu'il peut en attendre : il en modifie tellement le systême de vie par son influence, que le corps abusé par cette correspondance, emploie à l'occasion ce germe des parties, encore incapable de service, de la façon dont il usera par la suite de ces organes mieux développés. Le jeune veau semble menacer de ses cornes, le jeune sanglier de ses défenses, le jeune chien de ses dents, le jeune oiseau, sans plumes encore, s'efforce de voler, &c.

711. C'est sans doute par des altérations analogues, qu'il éprouve aux différentes époques de la vie, relativement au développement des divers organes, & à la production des différentes humeurs, qui par leur réaction, modifient différemment son systême de vie ; que le corps est porté machinalement à remplir les fonctions auxquelles ces parties & ces humeurs sont principalement destinées. De là vient l'appétit vénérien, qui vers l'âge de puberté, commence à porter les deux sexes à s'unir pour la propagation de l'espèce ; que les femmes une fois fécondées, en quelque sorte rassasiées de semence masculine, cessent d'être amoureuses, ont même quelquefois de la répugnance pour le coït, qui troubleroit le travail de la conception, &c.

712. Les oiseaux, par une suite d'altérations semblables, que leurs corps éprouvent dans la saison des amours, sont portés à s'unir, à bâtir un nid, à y déposer, couver, élever le fruit de

leurs amours : fonctions dont ils s'acquittent, tant que les besoins de leurs petits le requièrent ; de même que les femelles des quadrupédes sont forcées par l'influence du lait, qui se forme chez elles, les surcharge & se porte aux mammelles, d'élever leurs petits, qui les débarrassent de cette humeur superflue ; ont pour eux un attachement, qui cesse, dès qu'il ne se forme plus tant de lait chez elles, & que leurs petits assez forts, peuvent se passer de l'alaitement : admirables ressorts par lesquels le Créateur pousse à chaque instant l'animal vivant & sensible, à remplir sur la terre le rôle auquel il l'a destiné.

713. L'état du corps humain variant continuellement, à raison des différentes altérations de ses humeurs & de ses solides, & des impressions qu'il reçoit des corps extérieurs, ou que l'ame lui communique ; ses affections, ses goûts varient proportionnellement à chaque instant (a) : il rejette bientôt ce qui faisoit les délices du moment précédent : la satiété & le dégoût succédent rapidement à tous ses appétits & à tous ses désirs. Ses différentes parties, par la succession de leur érection, l'entraînent dans divers appétits, dans certaines manières d'être (684. 678.) qui reviennent périodiquement. Bien plus, à raison de ces altérations qui modifient différemment sa sensibilité, dans ses différentes parties ; il devient à chaque instant susceptible d'être affecté

(a) « Empturus villam obambulabam cum insigni appetitu, cum fortuitò distorsi pedem : lapsus sum, rigor statim » obvenit cum nauseâ, vomitu & suffocato edendi priori appetitu. Mox verò distortum pedem ac semi-dislocatum » reposui, atque eodem instanti redditus est pristinus appetitus, cessataque est nausea. *Helmont. Pylorus Rector.* » n°. 20. »

différemment par les mêmes chofes. Lanzoni a connu une femme hyftérique qui, pendant huit mois, trouvoit fucceffivement toutes les faveurs imaginables à fa falive.

714. C'eft à raifon d'une conftitution particulière, qui nous rend fufceptibles d'être bien ou mal affectés par certaines chofes, que quelques perfonnes ont du goût ou de l'averfion, une *sympathie* ou *une antipathie* pour certaines chofes indifférentes à toute autre. Le pica paroît être la fuite d'une pareille conftitution accidentelle & morbifique, que l'imagination déréglée contribue à rendre plus ridicule. L'inclination qui s'établit entre deux perfonnes à la première entrevue, tient en grande partie à la même caufe phyfique.

715. Les organes des fens paroiffent deftinés à nous faire obferver une efpèce de correfpondance avec tous les autres êtres, & nous font compâtir à leurs affections. Nous pleurons malgré nous avec ceux qui pleurent, également prêts à rire avec des gens de bonne humeur. Cette difpofition à imiter ce que nous voyons faire, étoit telle dans l'écoffois dont parle Kaauu Boerrhaave [*a*], qu'il fe trouvoit mal, fi on l'empêchoit d'imiter ce qui fe faifoit en fa préfence, &c.

716. L'influence phyfique des hommes, les uns fur les autres, eft même telle, que deux perfonnes qui vivent bien enfemble, fe font à la longue une conftitution moyenne, des goûts communs, & fe difpofent aux mêmes maladies.

717. Il y a une fympathie particulière entre toutes les parties du corps, qui paroît relative-

***

(*a*) « Impet. faciens, pag. 345.

V 4

aux êtres étrangers, & deſtinée à leur faire con‑
noître nos diſpoſitions à leur égard. Nôs paſ‑
ſions viennent ſe peindre malgré nous à l'exté‑
rieur du corps, ſur notre viſage & dans notre
maintien ; altèrent toutes nos actions, notre voix,
notre reſpiration, &c. en même tems qu'elles
troublent intérieurement toutes nos fonctions :
enforte que du premier coup d'œil, on devine
à‑peu‑près ce qui ſe paſſe dans l'intérieur de
l'homme. Les animaux mêmes ne s'y trompent
pas, chaque paſſion portant ſon empreinte ca‑
ractériſtique ſur l'habitude extérieure du corps.
L'uſage du monde cependant nous apprend à
compoſer notre maintien, pour déguiſer plus ou
moins bien nos affections.

CHAPITRE VI.

*Du ſenſorium commune: différence de l'irritabilite
& de la ſenſibilité : de la manière dont le ſenſo‑
rium commune dirige tous les mouvemens du
corps, tant animaux que végétaux : correſpon‑
dance de l'ame & du corps par ſon moyen : de
quelle manière il contribue aux opérations de
l'ame : comment la vie peut être interrompue,
& des moyens de la rétablir, tant que la putré‑
faction n'a point encore altéré le corps.*

718. **I**L exiſte dans le ſyſtême nerveux, pour le‑
quel les organes (652. 653) paroiſſent apprêter
les ſenſations, une eſpèce de centre, dans le‑
quel les affections de toutes les parties du corps
viennent ſe rendre de tous côtés comme dans un
point de ralliement, & ſe font reſſentir plus vi‑

vement : c'est ce qu'on désigne par le nom de *sensorium commune*, *de sens commun*, *de sens général du corps*.

719. Ce sensorium (718) qui occupe l'origine de tous les nerfs, dans le cervelet, la moëlle allongée & épinière, s'étend plus ou moins dans les principaux troncs des nerfs, sur-tout dans les *grands sympathiques*, qui communiquent avec presque tous les nerfs du corps, & forment sans doute de grands départemens du sens commun.

720. Les différentes parties de ce sens commun peuvent être séparées, & leur correspondance interrompue par la section des nerfs, qui communiquent de l'une à l'autre. Il restera seulement une espèce de relation vitale, entre toutes les parties qui communiquent avec la même portion du *sensorium commune*. Le corps décapité paroît jouir encore d'une vie commune de peu de durée ; il en est ainsi des membres séparés du corps [662].

721. Une grande partie du *sensorium commune* peut être détruite, & la portion restante en remplir seule toutes les fonctions, pourvu que tous les nerfs du corps communiquent avec elle directement ou indirectement, & que les parties se soient accoutumées par degrés à correspondre par ces voies indirectes avec le sensorium. On a vu des enfans languir long-tems avec une hydrocéphale, qui avoit fondu le cerveau, le cervelet, la moëlle allongée & épinière, & périr enfin faute d'esprits influans, que le corps ne pouvoit préparer en suffisante quantité, plutôt que par le défaut de correspondance vitale entre leurs parties. Bien plus, les animaux, sur-tout ceux de sang froid, survivent quelque tems à

la deſtruction du cerveau, du cervelet & de la moëlle épinière : on en a vu marcher, courir, éviter les obſtacles, ſe défendre, manger ; enfin, faire pendant quelque tems toutes leurs fonctions, comme ſi de rien n'étoit.

722. Le plus ſouvent cependant cette grande deſtruction (721) ou ſection ſubite du *ſenſorium commune*, ne donnant pas à cette correſpondance vitale indirecte des parties le tems de s'établir, eſt mortelle : & même lorſque cette ſéparation ſe fait par degrés, les organes privés de cette communication avec le *ſenſorium commune*, languiſſent, ceſſent inſenſiblement de remplir leurs fonctions, avant d'être entièrement paralyſés. On a vu l'ouie, la vue, &c. s'affoiblir par degrés, juſqu'à leur ceſſation abſolue, à la ſuite d'un abſcès, qui rongeoit l'origine de leurs nerfs, & les privoit inſenſiblement de leur communication avec le cerveau & le ſenſorium commune.

723. Par ſa poſition dans le ſyſtême nerveux (718), le *ſenſorium commune* eſt à lieu d'entretenir une plus vive correſpondance avec toutes les parties, que celles-ci n'en ont entre elles : il peut ſervir de médiateur, pour en faire ſympathiſer pluſieurs, qui ſans lui, n'euſſent eu peut-être aucune relation entr'elles : il participe à toutes les affections de toutes les parties du corps, & les fait participer aux ſiennes.

724. En coupant les nerfs intermédiaires, on interrompt cette correſpondance du ſenſorium avec les parties qui reçoivent ces nerfs. Il ne peut plus les émouvoir, ni reſſentir leurs affections. Nous ceſſons d'appercevoir l'état douloureux d'une partie, dont les nerfs de communication avec le cerveau ont été coupés, & nous

ne pouvons plus en provoquer ni diriger les mouvemens. « Je coupai, dit Haller (*a*), tout » le plexus nerveux qui va à la jambe ; les muf-» cles perdirent tout de fuite cette force, qui » vient de la volonté. J'épouvantai l'animal ; il » voulut s'enfuir, mais la jambe refufa de lui » prêter fon fecours. Il eut des convulfions par » tout le corps, à l'exception de la jambe, dont » j'avois coupé les nerfs », qui ne fympathifoit plus avec le refte du corps. Peu-à-peu cependant cette correfpondance vitale fe rétablit quelquefois par le moyen indirect des nerfs voifins, qui communiquent, par des efpèces d'anaftomofes, avec le nerf coupé ou les parties qu'il vivifioit. Les chiens devenus muets par la fection des nerfs récurrens, recouvrent ainfi leur voix, qui fe renforce par degrés. Schlichting a vu deux doigts privés de leur fenfibilité, par la fection de leur nerf principal, la recouvrer enfuite par le moyen de ces nerfs collatéraux. Les parties confervent même toute leur correfpondance vitale avec le *fenforium commune*, quand les nerfs collatéraux fuffifent pour l'entretenir. « Je coupai en-» core une fois, dit Haller (*b*), la moëlle de l'épi-» ne [à une autre grenouille] ; il n'en parut pas » moins que les jambes de derrière avoient du » fentiment. Les mufcles en furent contractés, » quand on irritoit les nerfs, les jambes fe pliè-» rent pour s'enfuir, tout comme dans l'état na-» turel ». Dans ce cas, les communications des nerfs dorfaux & lombaires, & celles des grands fympathiques avec les nerfs des extrémités poftérieures, fuppléoient au défaut de la moëlle

______

(*a*) Nat. fenf. & irrit. Exp. 202. (*b*) Exp. 200.

épinière coupée , & entretenoient la correspondance vitale de ces extrémités avec le fenforium.

725. Le *fenforium commune* & chaque partie du corps , ayant befoin l'un de l'autre (656) ,
s'efforcent mutuellement de maintenir leur correfpondance vitale , & tâchent de la rétablir par
toutes fortes de moyens. La ligature des nerfs ,
en interrompant en partie cette communication ,
déplait au fenforium , eft douloureufe , caufe
des convulfions ; mouvemens défordonnés par
lefquels la nature tend à rétablir la libre correfpondance de toutes les parties avec le fenforium , & qui ceffent par la fection totale du nerf
lié , laquelle interrompant toute communication ,
fait que le fenforium ceffe d'agiter tout le corps ,
pour renouer correfpondance avec une partie ,
dont l'exiftence ceffe de lui être connue.

726. L'*irritabilité* eft cette faculté (662) , qu'a
chaque partie vivante & fenfible , de reffentir les
altérations qui peuvent arriver à fa conftitution ,
& les impreffions extérieures. Il y a *communication d'irritabilité* entre les parties du corps , qui
obfervent entre elles quelque correfpondance
particulière , & qui s'affectent mutuellement
(692. & fuiv.) par *fympathie*, fans que le refte
du corps , ou le fens commun , paroiffe s'en appercevoir. Tel eft le ris fardonique dans les affections du diaphragme , le foubrefaut des tendons dans certaines maladies, &c. La *fenfibilité* eft
cette faculté , qu'a le *fenforium commune* d'appercevoir les affections des différentes parties ,
enforte que tout le corps s'en reffente.

727. La *fenfibilité*, le fentiment commun de
tout le corps , & l'*irritabilité*, le fentiment particulier des parties , font réellement deux facul-

tés différentes , & exiftent indépendamment l'une de l'autre. Leidenfroft a vu l'inteftin rectum d'une femme , forti par l'anus, être violemment irrité par le contact du vin, s'agiter vivement, donner tous les fignes de fon mal-aife & de fon irritabilité particulière , fans que cette femme s'apperçût prefque de ces attouchemens , par conféquent , fans que la fenfibilité générale du corps fut proportionnée à l'irritabilité , à la fenfibilité particulière de l'inteftin (731).

728. La fenfibilité, la correfpondance d'affections avec le *fenforium commune*, eft plus vive dans les parties deftinées à épier la réaction des corps extérieurs fur nous ; comme les organes des fens , le cutané, l'intérieur du canal alimentaire , les voies aëriennes, urinaires , l'utérus , &c. dans lefquels les nerfs font difpofés de façon à reffentir plus vivement les impreffions étrangères. Les organes intérieurs prémunis par ceux-là contre ces impreffions , deftinés à des fonctions organiques (*a*) indépendantes du fentiment , & beaucoup moins fenfibles [dans le *fenforium commune* (726)], font dépourvus d'une fenfibilité inutile, & qui les eut même mis dans le cas de ne pouvoir remplir leurs fonctions fans mal-aife , à caufe du frottement violent qu'ils éprouvent , de la part des folides & des fluides , pendant leurs mouvemens organiques. Le cœur, le foie, la face convexe des inteftins & de l'eftomac , les membranes qui revêtent l'intérieur des

---

(*a*) « Pes qui futurus non erat organum tactûs commune » totius corporis , fed folius ambulationis , quantum , ne levi » occafione læderetur , requirebat fenfum , tantumdem for» titus eft ». Galenus : *De ufu partium corp. human. Lib. 2.*

cavités du corps & l'extérieur des viscères , &c.
ont très-peu de sensibilité.

729. Le sentiment paroît diminuer , disparoître
par nuances insensibles dans les parties , à proportion qu'elles sont plus denses, plus terrestres ,
& que les nerfs y sont plus dispersés , plus rares,
& cessent d'y faire partie de leur tissu. Les parties nerveuses , les chairs , les membranes , les
ligamens , les tendons, les cartilages & les os
nous montrent cette gradation du sentiment qui
va disparoître. En effet, plus la tissure d'une partie est lâche , plus cette partie est susceptible d'être
mue , animée par le phlogistique vivifiant, plus elle
est active dans ses oscillations vitales (592. 594),
& plus elle est propre à sentir : plus elle est dense
& terrestre ; plus son inertie prévaut sur l'activité vivifiante du phlogistique , & moins elle est
propre à recevoir & à propager des sensations.

730. Une partie qui entre en érection, devient
plus sensible [678] & plus irritable , en prenant
une nouvelle activité vitale , réagit plus fortement sur le *sensorium commune* , fixe son attention , & lui communique plus vivement ses affections ; ensorte que la sensibilité devenue excef-
sive , dégénère en douleur , comme on le voit
dans les parties enflammées , attaquées de goutte,
de rhumatisme , &c. Dans ce cas , des parties
qui , dans l'état de santé , paroissent insensibles ,
donnent alors toutes les marques d'une sensibilité morbifique , douloureuse. Les membranes ,
les tendons , [*a*] les cartilages, les os ramollis ,

____

(*a*) « J'ai toujours remarqué, dit M. Marteau , que les
» piquûres des tendons ne produisent d'abord qu'une dou-
» leur sourde ; mais dans le courant du second jour , elle

les calus encore gélatineux , font fenfibles , douloureux , le rélâchement de leur tiffure & leur
humeôtation les rendant d'ailleurs plus fufceptibles [592. 594] de recevoir & de propager des
fenfations. Suivant Vanhelmont , la fenfibilité eft très-foible dans les playes récentes ; elle
augmente avec l'inflammation , pour diminuer
pendant la fuppuration de l'ulcère ; elle devient
plus vive quand il fe cicatrife.

731. Les parties avertiffent par la douleur le
fenforium commune de la léfion ou du mal-aife ,
qu'elles éprouvent de leur fituation préfente :
quelquefois fans lui communiquer une fenfation
bien diftinôte de leur mal-aife, elles le portent
fympathiquement à des mouvemens violens &
défordonnés, qui troublent tout le corps. La feule
fenfation d'une vapeur légère , propagée d'une
partie au fenforium , précéde fouvent les attaques convulfives de l'épilepfie ; tandis que les
douleurs les plus vives caufent à peine quelque
altération dans le corps. La partie fouffrante entre en éreôtion , s'enflamme , fe révolte feule
contre ce qui la bleffe , & il faut que le fyftême
nerveux foit fort affeôté , & les douleurs bien
vives , pour que tout le corps fe foulève par
confentement , pour que la fièvre s'anime , &
que les convulfions furviennent. Bien plus la partie léfée , éprouve des agitations convulfives ,
lorfque le corps fent à peine fon mal-aife , fuivant l'obfervation de Leidenfroft (727).

732. Une fenfation s'étendant dans le voifi-

» devient très-vive, & ce développement de la fenfibilité
« eft très-fubit ».

nage par la continuité des solides (696), peut
se réflechir plus fortement de ce voisinage dans
le *sensorium commune*, que de la partie affectée
directement ; si celle-ci est moins sensible, c'est-à-
dire, sympathise moins vivement avec le sensorium. Le prurit qu'on ressent au bout du gland,
quand on a envie de pisser, en est la preuve,
étant causé par l'acrimonie de l'urine encore contenue dans la vessie. Pareillement les parties les
plus susceptibles [652] de ressentir certaines affections étrangères, les feront mieux connoître au
sensorium que les parties mêmes, qui sont affectées directement par ces impressions extérieures, & qui les leur communiquent ; puisque le
corps goûte par le moyen de l'organe du goût,
ce qu'on injecte dans la poitrine [701], &c.

753. Les mêmes nerfs rapportant d'ailleurs
par leurs ramifications, les sensations des différentes parties au *sensorium commune*, il n'est
pas étonnant que nous éprouvions quelque difficulté à déterminer précisément le siége de certaines douleurs, & que ces nerfs représentent
quelquefois au sensorium le sentiment douloureux d'un membre qui a été coupé & séparé du
corps. Il suffit que le fluide nerveux soit modifié
dans ces nerfs à peu-près de la même manière, dont
il le seroit par la réaction sympathique de ce membre réellement souffrant. On doit plutôt admirer
qu'il y ait si peu de confusion dans nos sensations.
Kaauu Boerrhaave a vu un homme qui rappor-
toit aux doigts d'un bras coupé, la douleur
qu'il ressentoit, & qui ne pouvoit s'ôter cette
idée de l'imagination, quoiqu'il sût très-bien
qu'on lui avoit coupé le bras, & qu'il conservât
assez de jugement, pour sentir qu'un membre

séparé

féparé du corps , ne pouvoit plus lui communiquer de fenfations.

734. Il faut de la part du *fenforium commune* , une certaine érection & une certaine *attention*, pour qu'il apperçoive plus diftinctement les fenfations qui lui viennent de toutes les parties. C'eft fans doute par un excès d'érection , du côté de la partie dont il veut reconnoître plus fpécialement l'état , qu'il fe procure ces connoiffances. Il devient plus irritable de ce côté par cette érection , & provoque par fa réaction fympathique, une plus vive érection de la partie avec laquelle il prétend entretenir une correfpondance plus exacte. Une partie qui entre en érection , fixe pareillement fur elle la principale attention du fenforium , en réagiffant avec plus de force fur lui. Dans l'un & l'autre cas , elle devient plus irritable , & plus fenfible. Le fluide nerveux qui remplit les nerfs intermédiaires , favorife fans doute , par un excès d'activité vitale , cette correfpondance plus vive du fenforium & de la partie. Dans un cas particulier rapporté par Camper , le fenforium ayant perdu l'habitude de correfpondre avec un membre paralyfé , ne s'appercevoit pas des mouvemens (661) , par lefquels ce membre ranimé , le follicitoit à le réadmettre dans cette correfpondance vitale , jufqu'à ce que la volonté de l'ame détermina le fenforium à y faire attention , & à reprendre l'ufage de ce membre. Ruffel a vu une hémiplégie fe guérir , de manière que le fentiment & le mouvement revinrent dans le bras par degrés , en remontant des doigts vers l'épaule , & au contraire , dans l'extrémité inférieure , en defcendant fucceffivement de la cuiffe vers les orteils.

X

735. L'excès d'érection (734) que prend le fenforium, pour faire attention, pour appercevoir les
affections d'une partie, attirant de ce côté les efprits influans, en prive proportionnellement les
autres régions du fenforium & les autres nerfs. Le
refte du fenforium, moins vivifié par ces efprits
& moins irritable, est moins fenfible aux affections des autres parties du corps, qui elles mêmes
moins irritables, font moins capables de recevoir
& de tranfmettre des fenfations. Auffi quand l'attention eft fortement fixée fur quelque chofe, il
eft difficile de la diftraire ; il faut pour cela que
des fenfations plus fortes & plus vivement réfléchies des parties fur le fenforium, excitent l'érection de fa partie qui leur répond, & y rappellent
fon attention.

736. Le *fenforium commune*, dans lequel viennent fe réunir toutes les fenfations du corps, qui
apperçoit toutes les affections de toutes les parties, qui provoque & dirige l'action de tous les
organes; fait de l'animal, compofé de différentes parties vivantes & fenfibles, un corps organique, animé d'une vie commune. Il est excité
par les fenfations agréables ou défagréables [a]
qu'il éprouve, à continuer, changer, varier à l'infini les mouvemens vitaux du corps, tant animaux
que végétaux, à faire, appéter, rechercher ce
qui convient au corps, par un tâtonnement cer-

____

(a) « In dolore anima irrationalis fenfitiva triftatur,
» furit, irafcitur, anxiatur, prurit, timet primario ; atque
» ut eft radix fontalis actionum omnium vitalium, mufcu-
» los non tantùm, fed & partes quafvis naturaliter movet
» ac contrahit ad fuarum paffionum tonum … ferre nolens,
» fuos variè concitat miniftros, impreffifque ideis à fcopo
» alienat. Vanhelmont. de Lithiafi, cap. 9. n°. 36. & 38.

tain, qui le lui fait reconnoître à la première rencontre ; il fait fe l'approprier, éviter, repouffer ce qui pourroit lui nuire ; il met en jeu chaque partie, & ne lui donne que le degré d'activité, de force & de conftance dans fon action, qu'il lui faut, & qui eft fans doute relatif à l'érection qu'il prend dans fa région, qui correfpond plus fpécialement & plus directement avec cette partie. Il la retient en action, diverfifie fes mouvemens, relativement aux befoins du corps, qu'il entrevoit : enfin il eft le fiége, l'inftrument de cette faculté générale qui anime tout le corps, qui en dirige tous les mouvemens pour fon bien-être, & que les Médecins défignent par les noms de *nature, d'inftinct, de principe vital ou animal, d'ame fenfitive*, &c. ou plutôt, cette faculté vitale réfulte du confentement, de la correfpondance de toutes les parties avec ce fenforium (707), dont la fonction organique eft de diriger tous les organes dans leurs fonctions, la fermentation vitale des humeurs, & tous les mouvemens vitaux du corps. On peut le regarder comme le premier de tous les organes, & le moteur de la machine animale.

737. C'eft encore le fenforium qui eft chargé d'entretenir la correfpondance de l'ame & du corps. L'ame, par fon moyen, apperçoit toutes les affections du corps, à peu-près comme une araignée placée au centre de fa toile, reconnoit ce qui fe paffe aux extrémités : elle dirige, par fon moyen, les organes des fens, & ceux du mouvement à fa volonté, & influe plus ou moins fur toutes les fonctions, tant végétales qu'animales [675] ; mais elle n'a pas autant d'empire fur les fonctions végétales, effentielles pour.

la conservation de la vie, quoique quelques perfonnes ayent pu fe tuer, en fupprimant volon-
tairement leur refpiration, les battemens du
cœur, la circulation, leur chaleur & leur fenfibilité, & que toutes les affections de l'ame
troublent plus ou moins toutes les fonctions.

738. C'eft le plus grand bienfait du Créateur,
de n'avoir donné à l'ame un empire auffi étendu
fur le corps, que relativement à l'ufage des
organes du mouvement & des fens animaux,
en bornant fon influence fur les fonctions végétales, effentielles à la vie. Remercions-le d'avoir
prévu à ce que l'ame, dans des momens de dé-
fefpoir, ne puiffe donner la mort au corps, fuivant fes premiers défirs qui feroient bientôt fui-
vis de regrets inutiles. Le corps continue de végéter malgré elle, avec plus ou moins d'altération dans fon fyftème de vie, & l'ame peut fe
difpenfer de jouir de la vie animale, en n'exerçant pas les organes des fens & du mouvement,
qui lui obéiffent plus particulièrement.

739. Le fenforium, ou la nature (736), ne fe
prête même aux défirs de l'ame, qu'autant que
la confervation phyfique du corps le permet.
L'ame peut bien, par un excès de valeur, expofer le corps à un danger évident, malgré l'inftinct animal qui cherche à l'éviter, malgré les
fouffrances du corps, auxquelles elle force le fenforium de faire moins attention qu'à fes volontés ;
mais il n'eft pas en fon pouvoir de tenir le corps
en action, dès que s'étant épuifé par ces mouvemens animaux, il a befoin de repos pour fe
refaire par fa végétation. Les organes refufent
pareillement d'exercer leurs fonctions, dès que
leur épuifement les y rend moins propres, &

qu'il leur faut du repos pour se réparer par leur végétation particulière. Le sommeil nous emporte malgré nous, après de longues veilles. Les membres fatigués, épuisés, refusent de nous servir; les bras ont manqué dans les combats à des guerriers courageux, qui respiroient encore le carnage : on force un animal de se rendre par la fatigue, &c.

740. Pareillement, quand quelque maladie occupe toutes les forces vitales, toute l'attention du sensorium, il a alors beaucoup moins d'aptitude, & de disposition à favoriser toutes les autres fonctions du corps, & les opérations de l'ame. Un homme bien malade, devient incapable de tout travail d'esprit & de corps.

741. Lorsque le corps est en état de se prêter aux opérations de l'ame, il le fait volontiers ; & même dans quelques circonstances, l'ame a assez d'influence sur le principe animal, pour lui faire entreprendre au-delà de ses forces. Une fois qu'elle lui a communiqué ses intentions, il les exécute exactement, sans même qu'elle y fasse attention. Quand nous voulons aller en quelqu'endroit ; une fois mis en mouvement pour cela, nous nous y rendons, sans nous en appercevoir, étant occupés de toute autre chose. Dès que nous sommes arrivés, le corps s'arrête de lui-même, & le sensorium, par sa réaction simultanée, fait connoître à l'ame, qu'il a exécuté ses volontés.

742. Quelquefois cependant le corps continue machinalement de marcher, & fait les mouvemens qu'il est dans l'habitude de faire à la suite de ceux que l'ame lui a commandés, sans que celle-ci, fortement occupée de toute autre chose,

s'en apperçoive : le corps mis en action, continuant de lui-même des mouvemens auxquels il
est habitué, quoique l'ame ne lui en ait commandé
qu'une partie.

743. D'autres fois le corps n'est pas si exact (741)
à exécuter les volontés de l'ame, lorsque celle-
ci s'occupant vivement de toute autre chose, fixe
toute l'attention du sensorium à ses opérations
présentes, & ne lui permet pas de se partager pour
l'exécution de ses premiers commandemens. C'est
ainsi qu'en cherchant quelque chose, nous ou-
blions quelquefois ce que c'est, & qu'il ne nous
est souvent plus possible de nous en ressouvenir,
quoiqu'il nous reste une certitude que nous cher-
chions quelque chose, quand nous nous sommes
occupés plus particulièrement de toute autre.

744. Il faut pour l'exercice des *fonctions spirituelles*, un excès d'érection dans le *sensorium
commune*, qui tient alors tous les organes du
mouvement, & sur-tout ceux des sens, dans une
certaine aptitude à leurs fonctions, & même quelques-uns en action. Le sensorium dans cet état,
facilite à l'ame ses idées, son attention à ses
idées, ses jugemens, ses raisonnemens, sa rémi-
niscence des choses passées ; entretient sa correspondance avec le corps, & la met en état d'en jouir.

745. Car l'ame, quoique spirituelle, a besoin
de l'instrument physique du sensorium auquel elle
est unie, pour remplir ses fonctions : elle ne le
peut, quand il est lésé (765. 740), & même des
sensations purement physiques, en attirant toute
l'attention du *sensorium commune* sur les organes qui les éprouvent, le distraient, & déran-
gent cette disposition organique (744), par laquelle il aidoit les opérations de l'ame, qui sont
interrompues malgré elle.

746. Les organes du corps sont par leur structure, si susceptibles de se prêter aux opérations.
de l'ame (744), que, par leur moyen, les animaux ont une espèce de perception & de mé-
moire purement passive, déterminée physíque-
ment par les rapports des sensations présentes
avec celles qui leur sont déjà arrivées, & très différente de celle de l'ame, qui peut varier ses opérations à sa volonté, & se former des idées abstraites des choses, dont les bêtes n'ont qu'une perception passive, physique & concrète.

747. Cette action organique (744), par laquelle le *sensorium commune* coopère aux opérations de l'ame, le fatigue & l'épuise; il y devient moins propre, & il a, comme toutes les
autres parties du corps, besoin de repos pour se
refaire, reprendre une nouvelle vigueur & de
l'aptitude à ses fonctions. Une partie de son attention étant occupée aux opérations de l'ame,
l'autre à exercer les organes des sens & ceux du
mouvement à la volonté de celle-ci, & à diriger la
vie animale; la végétation du corps se fait avec
moins d'exactitude, & toutes les parties se fatiguent & s'épuisent par l'action dans laquelle il
les tient (755).

748. *La vie* dépend du concours d'actions, de
la conspiration vitale de tous les organes vivans
& sensibles, réagissans sympathiquement les uns
sur les autres, dirigés dans leurs fonctions par
le *sensorium commune*, & animés par l'influence
des esprits nerveux, du sang & de l'air. Tout
ce qui peut supprimer l'activité vitale des parties,
détruire leur aptitude à la vie, & empêcher leur
correspondance mutuelle, peut tuer. Le froid en
nous engourdissant, faisant prévaloir l'inertie des

autres élémens fur l'activité vivifiante du phlogiftique animal, nous prive de la vie. Il en eft
ainfi des grandes paffions de l'ame, qui en occupant toute l'attention du *fenforium commune*,
lui ôtent fon aptitude à animer en même tems les
fonctions animales & végétales; de la léfion de
quelque partie (682), qui fixe toute l'attention
du fenforium; du défaut d'air pour animer notre
végétation particulière, &c.

749. Si l'activité vitale du corps n'eft que fuf-
pendue, comme il arrive quand on fe noye, lorfqu'on eft engourdi par le froid ou fuffoqué par
des vapeurs non putrides, ou bien par le trouble furvenu dans la correfpondance des organes
avec le fenforium, comme dans les fyncopes
que caufent les paffions de l'ame, la douleur
de quelques (682) parties, &c. Si le phlogiftique, qui a ceffé d'animer le corps à la vie animale, ne s'eft point encore prêté (188. 189) à
l'influence délétère de l'air athmofphérique, de la
végétation générale; s'il n'a pas encore travaillé
à la décompofition du corps qu'il ne vivifie plus;
s'il n'y a pas fubftitué la putréfaction à la fermentation vitale interrompue : le corps jouiffant encore de toute fon intégrité & de fon aptitude à
la vie, eft fufceptible de fe ranimer. Il ne faut
qu'exciter l'activité vivifiante du phlogiftique animal, vaincre l'inertie de la matière, fournir au
corps le ftimulus vivifiant de l'air, réveiller la
correfpondance vitale du fenforium avec toutes
les parties, rendre le mouvement au corps, rétablir l'ordre des mouvemens vitaux, donner
enfin le premier branle à la machine.

750. On emploie utilement pour cela (749) des
moyens méchaniques, telles que les frictions,

les fecouffes, l'agitation, l'infufflation de l'air dans les poumons, pour en renouveller l'action organique; les faignées qui, en défempliffant les vaiffeaux, favorifent leur contraction, femblent leur donner le premier branle pour leurs ofcillations vitales, & reproduifent le mouvement circulaire du fang : l'irritation des parties extérieures du corps, encore vivantes de leur vie particulière (659. & fuiv.) quoique engourdie, peut les ranimer, & provoquer l'érection de ces parties qui, par leur réaction fympathique (661) fur le fenforium, follicitent fon action vivifiante, peuvent le porter à rétablir fa correfpondance vitale avec toutes les parties, & diftraire fon attention de la partie qui la fixoit malheureufement pour le refte du corps (682). Le libre accès de l'air pur ranime, par le ftimulus vivifiant de ce fluide, les poumons & tout le corps par confentement. Une douce chaleur, employée avec précaution, en raréfiant le corps, le difpofant aux ofcillations & à la fermentation vitales, peut également le ranimer, puifque nous voyons les animaux engourdis par le froid, revivre à l'aide des premières chaleurs du printems : elle convient encore mieux, & s'emploie fans rifque pour foutenir & ranimer un refte de vie languiffante (150. & fuiv.)

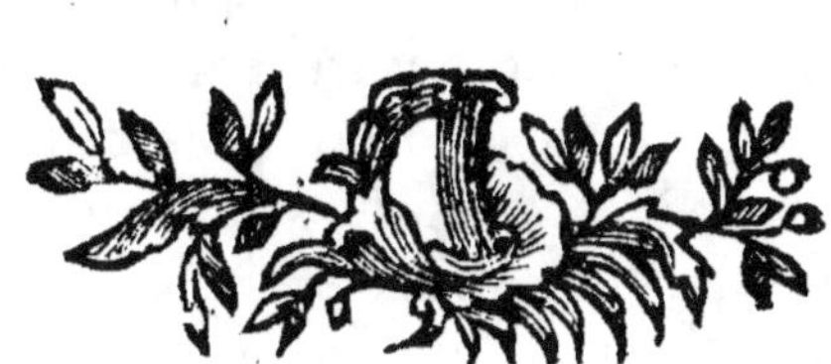

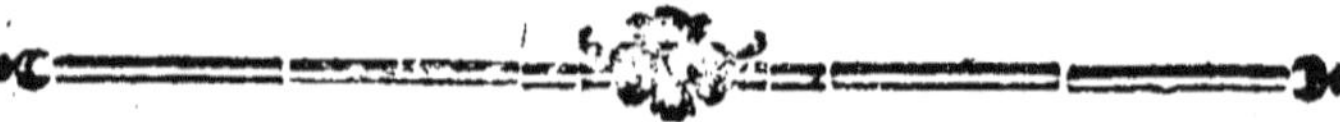

SECTION VI.

De l'exercice & du repos : de la veille & du sommeil , état du corps occupé spécialement de sa végétation , toutes ses fonctions animales étant comme interrompues.

751. EN remplissant ses fonctions organiques, chaque partie , par un excès d'activité vitale , consomme plus d'esprits & de sucs nourriciers , qu'elle n'en peut préparer en même tems par sa végétation (677) ; elle s'épuise à la longue , ses solides s'usent par leurs frottemens mutuels, se consument par leurs oscillations , & devenus plus terrestres par la dissipation du phlogistique animal & de leur eau principe , ne se laissent plus manier si facilement par le peu d'esprits qui leur restent , sur l'activité vivifiante desquels prévaut enfin l'inertie des élémens terrestres.

752. Chaque partie devenant ainsi (751) par degrés moins propre à ses fonctions organiques & moins active , éprouve une espèce de langueur qui la porte au repos , se sent lésée par la continuation d'un exercice qui l'épuise , qui détruit sa tissure , & lui fait perdre par degrés son aptitude à la vie. Elle se prête plus difficilement à cet exercice , & s'y refuse à la fin (739) : par sa réaction sympathique sur le *sensorium commune* , elle lui fait ressentir tout le mal-aise qu'il lui cause , en l'exerçant hors de saison : par cette sensation de douleur , & par la difficulté qu'elle fait de se

prêter à ses volontés, elle l'oblige enfin de la laisser en repos, pour se délivrer des sensations désagréables qu'elle lui renvoie pendant qu'il l'exerce. C'est ainsi que, par un exercice trop long-tems continué, les yeux, tous les organes des sens, les membres, &c. deviennent pesans, moins actifs à leurs fonctions ; fatigués, ne s'en acquittent qu'avec un certain mal-aise qui devient douloureux par degrés, en font bientôt incapables, & s'y refusent absolument.

753. Quand l'exercice du corps a été général, tous les organes du mouvement (sur-tout les muscles les plus employés) fatigués, ne peuvent être mis en action qu'avec des douleurs qui nous font perdre l'envie de les exercer.

754. Le repos peut donc être regardé comme le sommeil particulier des organes fatigués (752. 753), qui renoncent à leurs fonctions organiques, pour se livrer entièrement à la végétation qui doit les réparer. L'activité vitale se ralentit dans ces parties ; il s'y fait une moins grande consommation d'esprits & de sucs nourriciers, qui s'y produisent & s'accumulent en plus grande quantité, & refont les parties de leur épuisement: elles recouvrent par ce moyen leur vigueur, & leur aptitude à leurs fonctions organiques. Consommant moins dans le repos, nous avons aussi moins besoin d'alimens, que pendant l'exercice.

755. Pendant la veille, le *sensorium commune*, auquel toutes les parties communiquent toutes leurs affections, & qui doit les animer & les diriger toutes pour une vie commune, végétale, animale, & même spirituelle (744), en tant qu'il sert à l'ame d'instrument pour exécuter ses volontés, & faciliter ses opérations : ce senso-

rium, dis-je, eſt dans une action exceſſive, conſume beaucoup d'eſprits nerveux influans, pour
entretenir cette vive correſpondance dé toutes
les parties du corps entre-elles, avec les êtres
extérieurs, & même avec l'ame; pour tenir les
organes des ſens dans leur aptitude organique à
reſſentir les plus foibles impreſſions des corps extérieurs; ceux du mouvement dans leur diſpoſition à agir & à varier leur action à ſon gré, enfin
ceux de la végétation dans un exercice continuel.
L'activité vitale eſt exaltée par tout le corps, au
point qu'il conſume plus d'eſprits & de ſucs nourriciers, que les alimens élaborés le plus vivement
poſſible, ne peuvent lui en fournir.

756. Le *ſenſorium commune* s'épuiſant à la
longue par cet excès d'action (755), devient,
ainſi que tous les autres organes (752. 753),
moins propre à ſes fonctions, il perd ſon activité,
ſon aptitude à animer, diriger tout le corps. Les
parties moins pourvues de principes ſpiritueux,
moins vivifiées par les eſprits influans qui commencent à manquer dans le ſyſtème nerveux, languiſſent, tendent d'elles-mêmes (752) au repos.
Le ſenſorium également fatigué, en fait autant,
il quitte cet excès d'activité organique qui l'é-
puiſe; il ceſſe par degrés d'entretenir cette correſpondance avec l'ame & avec les organes des ſens
& du mouvement, par laquelle il s'apperçoit qu'il
conſume trop vivement le peu de forces vivifiantes qui lui reſtent, & court à ſa ruine. Il
borne toute ſon attention à ſoutenir & animer les
fonctions végétales du corps, qu'il ſent utiles,
néceſſaires pour lui rendre ſon aptitude à la vie
animale, en le fourniſſant d'eſprits & de ſucs
nourriciers, & qui lui ſont agréables, à propor-

tion qu'elles reſtaurent le corps, dans lequel s'accumule ainſi l'aliment de la vie.

757. Les fonctions végétales, moins troublées par le concours des fonctions animales & ſpirituelles, mieux ſoutenues par l'influence du ſenſorium qui s'en occupe ſpécialement, ſe font d'abord avec plus d'activité, comme le prouvent la fréquence & la force du pouls, & de la reſpiration, l'abondance de la tranſpiration ; mais la coction des humeurs étant achevée, les organes qui ont ſervi à la faire, paroiſſent prendre auſſi eux quelque repos, & participer en quelque ſorte au ſommeil de tout le corps, pour s'occuper davantage de leur végétation particulière. La reſpiration devient plus lente, le pouls moins fréquent & plus petit, la chaleur diminue, &c. tout manifeſte enfin un ralentiſſement général de l'activité vitale dans tout le corps.

758. La conſomption du corps étant moindre pendant le ſommeil, toutes les excrétions diminuent : les parties ſe ſurchargent d'alimens & d'eſprits vitaux, & reprennent leur aptitude à leurs fonctions organiques. Le ſenſorium ſe rempliſſant d'eſprits, redevient capable de cet excès d'action, par lequel il anime la vie animale, & contribue aux opérations de l'ame.

759. Toutes les parties ayant ainſi (758) recouvré leur aptitude à leurs fonctions organiques, tout le corps ayant repris la ſienne pour la vie animale, & pour contribuer aux opérations de l'ame ; tous les ſolides, par la continuation du ſommeil, ſe ſurchargent d'eſprits & de ſucs nourriciers, qui, par leur ſuperfluité, deviennent bientôt à charge au corps, & lui cauſent un ſentiment d'imperfection, qui le porte à ra-

nimer son activité vitale pour les consumer. Tous les organes entrent en érection, se réveillent, s'empressent de recommencer leurs fonctions organiques. Le sensorium sur-tout, par son influence sur les parties, les rappelle à la vie animale, & rétablit la conspiration de leurs fonctions organiques, tandis qu'elles réagissent sur lui par leur érection simultanée, & s'empressent à l'envi de rétablir leur correspondance animale. Les yeux s'ouvrent, le sentiment du tact, celui de l'ouïe, &c. se raniment, les muscles contractés rendent au corps sa stabilité, & son aptitude aux mouvemens. L'érection du sensorium augmentant par degrés, il devient propre à ses fonctions spirituelles (744); c'est-à-dire, facilite à l'ame ses opérations, en rétablissant sa correspondance avec le corps, qui étoit comme interrompue pendant le sommeil. Les idées reviennent, & le corps se meut à la volonté de l'ame.

760. Une partie irritée, entrant subitement en érection, peut, par sa vive réaction sur le *sensorium commune*, en réveiller l'action; & celui-ci par son influence sur toutes les parties du corps, rétablir leur correspondance animale, avant que le corps ait été suffisamment refait par le sommeil; mais alors celui-ci ayant moins d'aptitude à la veille, le sensorium tâche d'exalter l'activité du peu de phlogistique vivifiant, dont le corps est pourvu, en secouant vivement tout le corps, en provoquant des contractions convulsives des muscles extenseurs, des extensions violentes des membres, & des bâillemens qui attirent l'air en plus grande quantité dans la poitrine, & raniment l'activité vitale par ce stimulus. Il lui faut répéter ces efforts d'autant plus sou-

vent, que le corps mal refait par le sommeil, a plus de peine à se réveiller, & à reprendre son aptitude à la vie animale.

761. Le corps reprenant à son réveil toute sa sensibilité, est bientôt excité à l'excrétion des excrémens qui se sont accumulés pendant le sommeil, tels que l'urine & les matières fécales. Il tousse, il éternue quand il est enrhumé ; il s'apperçoit du défaut de sucs alimentaires dans la masse du sang, qui s'est appauvrie pour la nutrition des parties. Le besoin d'en amasser de nouveaux, pour renouveller & augmenter les humeurs, se fait bientôt sentir ; la faim & la soif reviennent : sensations presque nulles pendant le sommeil, lorsque le corps, beaucoup moins sensible, & consommant moins de ses humeurs, ressent ce besoin de les renouveller, comme moins urgent.

762. Il y a différens degrés & plusieurs variétés dans le sommeil. Le sensorium peut cesser d'avoir aucune espèce de correspondance animale avec les autres parties du corps & avec l'ame; dans ce cas, le sommeil est très profond : il est très-léger, lorsque cette correspondance n'est que diminuée, moins vive, & que le sensorium conserve encore quelque activité.

763. Le sensorium peut entretenir cette correspondance avec l'ame & certaines parties, qui alors exerceront leurs fonctions, quoique les autres parties soient liées au sommeil. Dans les somnambules, il n'y a guères que les organes, qui servent directement à l'action présente du corps & aux opérations simultanées de l'ame, qui paroissent éveillés.

764. L'ame seule paroît l'être dans la plûpart des rêves, sans doute à raison de l'érection particulière du sensorium, qui favorise ses opé-

rations : il lui semble souvent qu'elle ne peut mouvoir le corps à sa volonté. Le *sensorium commune* n'ayant alors presqu'aucune correspondance animale avec les autres parties du corps , l'ame , qui ne peut les mouvoir que par le moyen de celui ci , ne peut en tirer aucun service , même imaginaire. Il n'en est pas ainsi de ceux des sens , à l'égard desquels le sensorium est un peu plus passif , conserve un peu plus de relation , & qu'il met plus facilement en action : ils peuvent par leur réaction , lui renvoyer quelque sensation qui détermine l'ame à voir , entendre , &c. On voit , on entend beaucoup dans les rêves , on est transporté d'un endroit dans un autre; mais rarement on se figure y passer : il nous semble au contraire , que les organes du mouvement ne peuvent mouvoir le corps à l'occasion suivant nos désirs , comme s'ils étoient paralysés.

765. Le sommeil naturel vient de l'épuisement des parties & de la fatigue du corps (756). Il en est un forcé , léthargique , produit par tout ce qui peut troubler , empêcher ou diminuer l'action organique du sensorium: comme les coups, les contusions, les épanchemens sur le cerveau,&c. Il en est ainsi de la syncope souvent mortelle , que cause la lésion d'une partie (682) , qui attire toute l'attention du sensorium , & le rend incapable d'entretenir la correspondance vitale de toutes les autres.

766. Quand l'attention du sensorium n'est fixée qu'en partie , & qu'il conserve encore dans toutes ses régions , assez d'activité pour soutenir la végétation ; il ne survient qu'un doux sommeil , dès que le sensorium , moins attentif à la correspondance animale des autres parties , les vivifie

moins

moins par son influence. Moins soutenu dans son action par leur réaction, il devient moins sensible & moins actif; il influe plus foiblement sur l'organe qui fixe son attention, & dont les sensations monotones ne l'affectent plus si vivement : enforte qu'il tombe dans une espèce d'inaction, même du côté de cet organe, qui bientôt moins vivant, moins irritable, cesse aussi lui d'être sensible, de correspondre avec le sensorium. La vue fixée sur de l'eau qui coule, le bruit continuel d'un ruisseau, une légère agitation, &c. nous endorment. L'ame occupée vivement, puis foiblement, de la même idée, occupant presque toute l'attention du sensorium, l'empêchant d'entretenir la correspondance animale des parties, nous fait rêver, & nous dispose au sommeil.

767. Le sommeil nous emporte également, lorsque quelque organe servant aux fonctions végétales, occupe presque toutes les forces vitales & presque toute l'attention du sensorium, auquel il ne reste plus assez de vigueur, pour entretenir la correspondance animale des parties : de-là vient que les personnes foibles, ainsi que les animaux de sang froid, sont pesantes, engourdies, & s'endorment souvent pendant le premier travail de la digestion, sur-tout à la suite d'un repas un peu plus copieux qu'à l'ordinaire.

768. Quelquefois une partie qui est obligée de se livrer à quelque travail extraordinaire; ayant besoin d'être soutenue dans cet excès d'action & de vigueur par l'activité vitale de tout le corps, provoque sympathiquement une plus vive érection de tout le sensorium. Celui-ci devenant par-tout plus irritable, augmente la sensibilité de tout le corps, en tient par la réac-

tion toutes les parties dans la plus vive correfpondance animale, & conferve le corps éveillé,
malgré la difette des efprits, qui par un excès
d'activité, fuppléent à leur rareté. Dans les indigeftions, les maladies aigues, &c. nous fouf-
frons des veilles forcées plus ou moins longues,
une impuiffance réelle de dormir; quoique les
parties épuifées, fatiguées, nous en faffent reffentir le befoin.

769. Cette veille forcée (768), dans laquelle
l'énergie vitale eft exaltée, eft alors néceffaire,
pour foutenir par la confpiration vitale de tout
le corps, les parties en travail, contre la réaction de la matière morbifique, & les mettre en
état de la dompter par la coction animale : autrement, fi le corps fe livroit au fommeil, ces
parties, devenues moins vivantes, moins vivifiées par l'influence du fenforium, auroient moins
de force pour réfifter à la matière morbifique,
& feroient plus facilement détruites par elle.

770. Dans ce cas (769), les organes des fens
font ceux dont l'érection eft la plus vive ; devenus
plus irritables, les fenfations qu'ils tranfmettent
au corps, devenu plus fenfible, font autant de
ftimulus qui provoquent & foutiennent cet excès
de vie, auquel il fe livre. Les organes du mouvement font moins mis en action, parce qu'ils
ne peuvent foutenir ainfi les forces vitales. Le
corps foible, abattu par cette direction des forces, & de l'attention du fenforium vers les feules parties en travail & vers les feuls organes
des fens, incapable de mouvement, refte dans
un état de repos, moyen entre la veille & le
fommeil; ou bien, fes agitations font foibles &
fréquentes, & fi quelquefois il devient capable

de mouvemens violens dans le délire, c'eſt l'effet du mal-aiſe inſupportable qu'il éprouve alors, & d'une imagination déréglée, qui bouleverſe toute l'économie animale.

771. Une fois que le fort de la coction eſt fait, les parties à qui il faut moins de force pour l'achever, permettent au corps de prendre le repos dont il a beſoin. Leur érection, celle du ſenſorium, & bientôt celle de tout le corps diminuent; la végétation animale achève la coction, & le corps ſe livre à un ſommeil d'autant plus long & plus fréquent, qu'il lui eſt plus néceſſaire pour ſe refaire : il ne l'interrompt que pour ranimer par la veille l'activité vitale, qui ſe ralentiroit (757) trop à la longue, par un ſommeil continu.

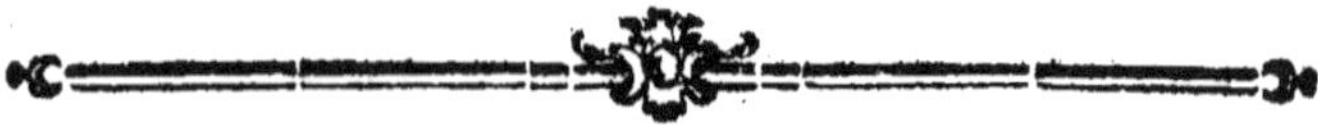

SECTION VII.

De la nutrition, de l'accroissement & du décroissement du corps, & des différens périodes de la vie.

772. L'OBJET de la coction animale est heureusement rempli ; lorsqu'après avoir rejetté par les excrétions les féces de l'aliment & les humeurs trop animalisées & ineptes à la vie, ayant renouvellé ses humeurs & réparé ses solides par la nutrition, le corps a repris à peu-près son premier poids naturel, les solides & les fluides, leur aptitude à la vie ; & que le sang convenablement renouvellé par les sucs alimentaires, peut fournir à toutes les sécrétions, nutritives & récrémentitielles. Le corps ainsi refait, ranimé, plus vivant, se trouve actif à toutes ses fonctions ; est en état de soutenir la diéte quelque tems, ayant en soi de quoi subvenir à la consomption vitale des solides & des fluides, pouvant, à raison des sucs alimentaires dont il est chargé, vivre quelque tems, avant que son aptitude à la vie soit altérée par une constitution trop animale de ses humeurs (235).

773. Quand un homme mène une vie réglée, & use toujours des mêmes alimens, sans beaucoup d'apprêts & d'assaisonnemens ; l'appétit lui fait prendre la quantité précise d'alimens, dont il a besoin pour se refaire ; la satiété (278) survient à propos, pour l'empêcher de s'en surcharger, & la faim l'avertit à tems d'en prendre de

nouveaux, quand il commence à s'épuiser par le progrès de la vie. Ces sensations sont donc les meilleurs guides, pour nous indiquer quand & quelle quantité d'alimens nous devons prendre.

774. Le goût (299) de ceux qui sont trop bonne chère, trop flatté par les alimens, porte sympathiquement le corps à manger au-delà de ses besoins, à se charger d'un superflu de nourriture, qui rend plus difficile le travail de la coction, ne s'élabore qu'imparfaitement, & regorge par les couloirs avec les excrémens, ou qui converti en sang, cause la pléthore, les hémorrhagies, les coups de sang, &c. par la superfluité de ce fluide ; ou bien le progrès de l'animalisation, corrompant ce superflu de sucs nourriciers, en fait des sucs terrestres, excrémentitiels, qui causent la gravelle, le calcul, la goutte, &c.

775. Pour obvier à ces inconvéniens, le corps qui se sent surchargé par ces humeurs (774), s'en débarrasse par des efforts critiques, souvent périodiques, & les expulse par quelque excrétion, ou par une hémorrhagie. Sanctorius a observé que les hommes qui s'étoient surchargés d'humeurs dans le courant du mois, se trouvoient à la fin, pesans, engourdis, moins vivans, dans un état de mal-aise, qui croissoit de plus en plus ; jusqu'à ce qu'un flux copieux d'urine, ou une sueur abondante, succédans à un petit mouvement de fièvre, ou bien une hémorrhagie, des hémorrhoides sur-tout, en allégeant le corps, eussent retabli la juste proportion des solides & des fluides, & rendu au corps sa première vigueur, en le ramenant à son poids naturel.

776. Quand au contraire, on prend trop peu d'alimens, il ne se forme pas assez de sucs nourriciers pour refaire convenablement les solides, pour rétablir toute la masse des humeurs, & fournir à toutes les sécrétions, pour réparer enfin la consomption journalière du corps. Les solides ne sont pas assez enduits de sucs nourriciers & s'amincissent; les fluides mal renouvellés s'appauvrissent, sont en moindre proportion à l'égard des solides; tout le corps s'exténue, perd de sa substance, devient moins propre à la vie, languit & s'affoiblit. Dodart, à la fin d'un carême qu'il avoit observé sévèrement, se trouva moins pesant de huit livres & demie. On a vu de jeunes enfans mal nourris, tomber dans le marasme, & décroître en quelque sorte.

777. Le corps ressentant vivement toute l'imperfection d'une pareille existence, appéte une nourriture plus abondante; toujours affamé, se ranime dès qu'on la lui fournit, pour en faire la coction, & se refait promptement, en chargeant ses solides de toute la lymphe & de tout le phlogistique vivifiant qui leur manquent, & rétablissant la masse des humeurs dans la proportion requise, pour qu'elle donne au corps toute la vigueur dont il est susceptible. Dodart reprit dans quatre jours, 4 livres de son ancien poids, presque la moitié de ce qu'il avoit perdu dans quarante jours de diète: un autre le regagna en entier dans six. Les convalescens exténués par la diète à laquelle ils ont été tenus, toujours affamés dès qu'ils sont réellement guéris, reprennent promptement leur embonpoint naturel.

778. Les vieillards, dont le corps est incapable (796) de préparer autant d'alimens, de refaire autant de sucs nourriciers qu'ils en con-

somment; s'exténuent, maigrissent insensiblement, & ne peuvent se nourrir *ad consistentiam*
(772). L'enfant qui doit croître, se nourrit par
excès, c'est-à-dire, prépare plus de sucs nourriciers qu'il n'en faut pour le restaurer; ses solides s'en surchargent, afin de prêter à leur
extension, & ses humeurs augmentent, pour conserver toujours une proportion relative aux solides. L'augmentation journalière de poids, qui
résulte de cet excès de nutrition, est insensible
d'un jour à l'autre; mais elle se manifeste bientôt à la simple vue par l'accroissement du corps.

779. Cet accroissement se fait de deux manières,
par l'extension & par le développement des solides. Les fibres raréfiées admettent dans leurs
pores dilatés de nouvelles parties constitutives,
qui leur donnent plus de densité & les soutiennent dans cette extension, en s'incorporant avec
elles, & en s'y changeant en une substance (485)
homogène. Ces fibres croissent ainsi suivant leurs
trois dimensions : longueur, largeur, épaisseur. Les
parties qu'elles forment, augmentent à proportion de volume; elles deviennent plus spongieuses, par la dilatation des cellules formées par
leurs fibres, les parois d'une cavité ne pouvant
s'étendre, augmenter leur surface, que celle-ci
n'augmente pareillement sa capacité. Toutes les
cavités du corps, ainsi dilatées, se remplissent
d'une plus grande quantité d'humeurs.

780. Il y a grande apparence que dans les
cellules dilatées des parties raréfiées (779), la
lymphe nutritive, animée, dirigée par la modification de vie propre à ces parties, s'organise
& se solidifie en fibrilles similaires, pour former
de nouvelles cellules plus petites, en rameaux

des nerfs, des vaiſſeaux, & des canaux ſécrétoires voiſins, en fibriiles muſculeuſes, paralléles aux anciennes; & c'eſt ſans douve ainſi que
s'achève pendant l'accroiſſement, le développement des parties.

781. En outre, certaines parties, dont le
germe a été produit dans le tems de la formation du corps, mais dont le développement
étoit ſuſpendu, faute de ſucs nutritifs propres
à leur donner leur vraie conſtitution, en s'y
incorporant; ſe développent à certaines époques de la vie, à meſure que les agens de la
coction animale deviennent par leur développement, capables de mieux animaliſer, mieux élaborer les ſucs nourriciers, & de fournir à chaque partie un aliment plus convenable.

782. Les germes oſſeux, par exemple, qui
tant que le fœtus ne pouvoit ſe former un ſang
propre, n'ont pris qu'une conſiſtance membraneuſe, cartilagineuſe au plus, qu'un degré de
denſité de plus que les parties molles; commencent à ſe développer & à s'oſſifier; dès que
le corps du fœtus, à l'aide du ſang (417.418)
qu'il s'eſt enfin formé, eſt ſuſceptible de produire des ſucs oſſeux, par une plus grande animaliſation de ſes humeurs. A meſure que le ſang
ſe diſtribue à toutes les parties du corps, ces
germes ſe raréfient, ſe développent, rougiſſent,
prennent de la conſiſtance, s'oſſifient par l'im-
bibition & l'incorporation de ces ſucs oſſeux,
ſuſceptibles d'oſſification, qui pétrifient en quelque ſorte les fibrilles, qu'ils pénétrent (485)
pour les nourrir.

783. Les germes oſſeux des dents, qui doivent être formées par des ſucs oſſeux plus diffi-

ciles sans doute à préparer, se développent plus tard, environ un an après la naissance ; lorsque le corps mieux développé, a acquis plus de vigueur : & même comme le corps n'est pas encore capable de donner à la lymphe le degré d'animaléité requis, pour qu'elle prenne par sa solidification la dureté que doit avoir sur-tout l'émail des dents ; pour subvenir en attendant à nos premiers besoins, une première rangée de dents, connues sous le nom de *dents de lait*, se développe d'abord, & ne prend presque que la dureté des os.

784. Ces dents (783) servent les six ou sept premières années de la vie ; après quoi le corps ayant acquis plus de vigueur par le développement de ses organes, animalisant mieux ses humeurs, prépare enfin des sucs lymphatiques capables de prendre par leur solidification toute la dureté, dont les dents peuvent avoir besoin : il les emploie pour développer les seconds germes des dents; qui par leur accroissement, chassent des alvéoles la première rangée de dents, trop foibles pour les usages de la vie.

785. Ce n'est pareillement que quelque tems après la production (782) du sang & des sucs osseux, que le corps du fœtus peut donner, par le progrès ultérieur de l'animalisation, à quelques-unes de ses humeurs une constitution alkaline-volatile, & qu'il est en état de fournir aux germes des cheveux, des sourcils & des cils, un aliment (482) propre à les développer. Ce n'est que dans les derniers tems de la grossesse, que ces poils se montrent sur le corps du fœtus.

786. Les autres poils du corps paroissent avoir besoin, pour leur développement, d'un aliment

encore plus animalifé , & qui exige plus de travail ; le corps ne peut le produire qu'à un certain âge. Les poils , qui couvrent le corps, celui du pubis fur - tout & la barbe, ne fe développent parfaitement qu'à l'âge de puberté , & dans les hommes. Ce n'étoit auparavant qu'un duvet imperceptible , dont la fineffe montroit l'imperfection , & qui demeure dans cet état au menton & prefque partout le corps , le pubis excepté , dans la plûpart des femmes, dont la conftitution eft moins animale (559), & dans les eunuques , qu'on a privés de la vigueur virile.

787. Les ongles , qui pour fe développer , ont befoin d'un aliment moyen entre le fuc nutritif des os & celui des cheveux , c'eft-à-dire, fort terreftre , fort huileux & alkali-volatil, fe produifent auffi tard que les cheveux du fœtus. Ce n'étoit jufqu'à ce moment qu'une membrane mollaffe & comme pulpeufe.

788. Les organes paroiffent fe développer à proportion que le corps en a befoin, & qu'il s'eft mis en état de leur fournir la matière de leur nutrition & de leur fécrétion. En effet, le corps développe d'abord les organes qui lui font de première néceffité (863 & fuiv.). Le développement des parties génitales eft très - lent jufqu'à l'âge de puberté , que le corps parfaitement développé , eft en état de leur fournir un aliment convenable , & a befoin d'elles comme organes, pour amaffer , perfectionner & répandre cette humeur prolifique , deftinée à la propagation de l'efpèce , & qu'il peut enfin préparer.

789. L'attouchement réitéré des parties génitales les fait entrer en érection , & provoque prématurément leur action. Par leur réac-

tion fur le corps, elles en modifient le fyftême
de vie, le follicitent à leur préparer la matière
de leur développement & de leur fécrétion, &
la puberté eft accélérée (412).

790. On peut encore rapporter ici l'efpèce de
régénération imparfaite qui fe fait des parties,
c'eft-à-dire, la manière dont le fuc nutritif épan-
ché dans la playe d'une partie, en réunit les
lévres, & en rétablit la continuité, en fe folidifiant en une maffe inorganique, adhérente à toutes les fibres du voifinage, & prenant une confiftance analogue à celle des parties qu'il réunit
par fon interpofition. Telle eft la cicatrice calleufe des parties molles, le calus offeux des os,
cette fubftance offeufe, qui fe produit à la place
d'une portion d'os qui manque, &c.

791. Le corps croît tant qu'il a de nouveaux
germes à développer, jufqu'à l'entier développement & à la perfection de fes organes, tant
que fes folides peuvent par leur laxité prêter à
leur extenfion. Mais à mefure que les organes
fe perfectionnent par leur entier développement ;
ils exercent mieux leurs fonctions, ils animalifent de plus en plus leurs humeurs, les difpofe
à former des folides plus denfes, qui prêteront
de moins en moins à leur extenfion. Les organes d'ailleurs augmentant de volume par leur
développement, compriment le fyftême des glandes englobées, qui leur eft interpofé, l'oblitèrent, le contraignent d'apporter moins d'obftacles à cet excès d'animalifation. Le corps devient journellement plus folide, & prête de moins
en moins à fon accroiffement (549), qu'il paroît fouvent précipiter par une efpèce d'efforts
critiques à différentes époques, principalement
aux années feptenaires & quartenaires.

792. Le corps enfin devenu trop solide, n'eſt plus ſuſceptible d'accroiſſement ; ſes organes entièrement développés, s'entretiennent dans cet état de perfection, en ſe chargeant journellement d'autant de ſucs nourriciers (772) qu'ils en conſomment, afin de ſe conſerver dans le même état de vigueur, d'aptitude à leurs fonctions. Les humeurs que les ſolides ceſſent d'employer à leur extenſion, s'accumulent dans le corps pendant ſa première conſiſtance ; les organes qui ſont dans toute leur vigueur, continuant d'en élaborer la même quantité.

793. Le ſang qui s'appauvrit moins pour fournir à l'entretien des ſolides, devient plus abondant ; plus riche en ſucs nutritifs, il les convertit en humeur ſéminale par le progrès de l'animaliſation. La production de ces principes ſéminaux amène bientôt la puberté vers la fin de l'accroiſſement. Ils augmentent la vigueur du corps, & concourent à différentier le tempérament des deux ſexes (559).

794. Les ſolides & les fluides ſe mettent dans une juſte proportion, favorable à la vigueur du corps ; qui étoit maigre, foible & comme exténué pendant l'accroiſſement, lorſque les ſolides abſorboient tous les ſucs nourriciers, & qu'imparfaitement refaits par eux, ils étoient incapables de cet excès de vie, dont dépend la force.

795. Bien plus, quand le ſuperflu de ſucs nourriciers qui ſe produiſent alors, n'eſt pas transformé en ſemence (793), ni expulſé du corps (775) ; celui-ci en reſte ſurchargé, & expoſé à la pléthore, aux hémorrhagies, à l'hémophthiſie, &c. effets de la trop grande diſproportion

des fluides aux folides, qui ne peuvent plus les contenir.

796. Le corps, par des réparations égales à fes pertes journalières, fe maintient dans cet état de confiftance & de vigueur, depuis la puberté, pendant l'âge viril, jufqu'à la première vieilleffe. Mais par la néceffité de la vie même, animalifant de plus en plus fes humeurs, devenant plus terreftre & plus denfe, il devient par degrés infenfibles moins propre à la vie : fes parties devenues calleufes, perdent par degrés leur fenfibilité, leur aptitude aux ofcillations vitales & à leurs fonctions organiques. De même à-peu-près que le lumignon d'une lampe une fois brûlé, n'entretient plus fi bien la déflagration de l'huile qui l'humecte; ainfi les folides devenus trop terreftres, altérés par le progrès de la vie, deviennent moins propres à foutenir la fermentation vitale des fucs nourriciers qui les arrofent, & à favorifer leur préparation. La vie s'affoiblit, s'engourdit par degrés, & l'élaboration des humeurs devenue plus difficile, ne fe fait pas en fuffifante quantité, pour réparer la confommation journalière du corps.

797. Le corps confume donc peu-à-peu les humeurs dont il tenoit fon embonpoint, fe defféche & dépérit, dès que n'ayant plus affez d'humeurs préparées pour la réparation de fes folides, & n'en préparant journellement qu'une quantité infuffifante pour cela (796), il ne peut remplir tous les vuides que laiffent dans la tiffure des fibres, les élémens terreftres (239) qui s'en féparent par les ofcillations des folides. Pour conferver ces fibres, il n'a alors d'autre reffource, que de rapprocher les élémens voifins

de ces lacunes, pour les diminuer & boucher enfuite plus facilement les vuides reſtans avec le peu de fucs nourriciers qu'il peut fournir.

798. Par cette condenſation (797) en tous fens, les fibres ſe raccourciſſent de plus en plus, les fucs nourriciers ne ſubvenant qu'en partie à leur conſomption, & ne fourniſſant preſque plus que le *gluten* néceſſaire, pour lier entre eux les élémens terreſtres de ces fibres deſſéchées, & leur conſerver une partie de leur fléxibilité organique. Les ſolides d'ailleurs diſſipant (494) par le progrès de la vie qui les animaliſe de plus en plus, leurs parties aqueuſes, huileuſes, volatiles, phlogiſtiques ; preſque réduits à leurs feuls élémens terreſtres, commençant à manquer de ce phlogiſtique vivifiant, qui par ſa combinaiſon, les tient en un état de raréfaction (594) vitale, d'aptitude à la vie, ils tendent à ſe condenſer, & à s'oſſifier par leur inertie.

799. Le corps devenant de plus en plus terreſtre, eſt moins facile à vivifier, l'activité de ſes eſprits phlogiſtiques moins abondans, étant plus embarraſſée par l'inertie de ſes élémens terreſtres (588) : il perd par degrés ſon activité, ſon aptitude à la vie ; les oſcillations des ſolides ſe ralentiſſent & s'affoibliſſent, le ſentiment s'engourdit, la chaleur diminue, toutes les fonctions languiſſent, la fermentation vitale des humeurs ſe ralentit, les alimens mal digérés cauſent des indigeſtions par leur corruption ſpontanée, mal élaborés, produiſent des flux pituiteux : le corps enfin incapable de vivre, après avoir langui de plus en plus, périroit ; ſon activité vitale, après s'être ralentie par degrés, ceſſeroit inſenſiblement, feroit place à l'inertie mor-

telle, ameneroit la mort naturelle par excès de vieilleſſe, de décrépitude, ſi des cauſes étrangères ne précipitoient pas prématurément preſque tous les hommes dans le tombeau.

800. Dans le peu de perſonnes qui meurent de vieilleſſe, on voit la vie s'éteindre ainſi par degrés. Le corps perd d'abord ſon aptitude aux fonctions animales & aux opérations de l'ame; les organes du mouvement lui manquent, ceux des ſens ne lui ſervent qu'imparfaitement, il dort preſque continuellement, ne fait plus que végéter d'une vie très-languiſſante, juſqu'à ce qu'enfin il ſuccombe à l'inertie de la matière terreſtre, & ſoit abſolument inepte à la vie.

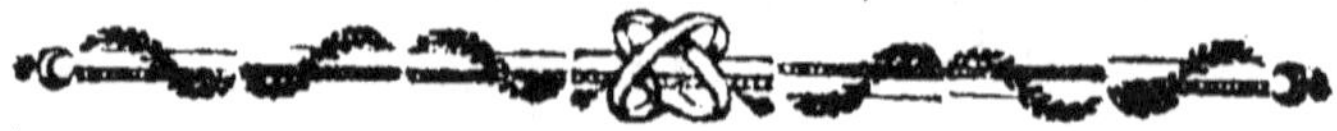

SECTION VIII.

Des organes des sens & de ceux du mou-vement animal.

§. I.

Des sens en général.

801. L'HOMME, exposé à la réaction de tous les corps étrangers, posséde des organes au moyen desquels, il reconnoit d'avance ce qu'il en doit craindre ou espérer. Entre ces organes *des sens*, celui du tact lui sert spécialement pour reconnoître, apprécier l'action méchanique ou chymique des corps extérieurs sur lui : ceux de l'odorat & du goût lui font connoître les propriétés des mixtes, à la réaction chymique desquels il est exposé ; ils lui font distinguer à une sensation agréable, les alimens dont il doit se nourrir, des poisons qu'il doit éviter pour sa conservation, & dont la réaction hétérogène blesse l'organe du goût ou celui de l'odorat par une sensation désagréable.

802. En outre, il a obtenu deux autres organes des sens, au moyen desquels il reconnoit de loin les dispositions des autres êtres à son égard, avant même qu'ils puissent exercer sur lui aucune action immédiate ; & peut par conséquent tourner à son profit ces connoissances préliminaires. La lumière, à l'aide des réfractions qu'elle éprouve dans l'œil, vient peindre

sur

fur la rétine l'image des objets, leurs différens mouvemens, leurs affections & leurs dif-
pofitions à notre égard. Le fon ramaffé, concentré par l'oreille externe & interne, vient communiquer une partie de ces connoiffances à la
membrane acouftique. Le *fenforium commune*
averti fympathiquement par ces organes, du bien
ou du mal qu'il doit attendre des objets qui l'environnent, & qui l'émeuvent de loin ; fçait comment il doit fe comporter à leur égard, pour
le bien-être du corps.

803. Les organes des fens font donc des fen-
tinelles, qui veillent pour le bien-être du corps,
à l'action des corps étrangers fur lui, & qui
l'avertiffent à tems du bien ou du mal que ces
impreffions extérieures peuvent lui faire, des
plaifirs & des défagrémens qu'elles peuvent lui
procurer : ce qu'il reconnoît à la manière dont
ces organes font affectés. Ce font de tous les organes du corps, ceux qui entretiennent la plus vive
& la plus exacte correfpondance avec le *fenforium commune*, qui d'ailleurs, par une plus
grande érection de leur côté (734. 736) & par fa
réaction fympathique fur eux, exaltant leur activité organique, les met au befoin en état d'épier
encore plus exactement les impreffions extérieures. En les rendant plus irritables, & devenant
lui-même plus fenfible, il reffent mieux des impreffions trop foibles par elles-mêmes, & jouit
davantage des fenfations agréables que ces organes lui tranfmettent (805).

804. Au contraire, pour être moins moleflé
par des fenfations défagréables & trop violentes,
qui affectent ces organes particuliers du fentiment ;
il ceffe d'entretenir une correfpondance fi exacte
avec eux, en devenant moins fenfible de leur

côté, par fon défaut d'érection. Ces organes, moins animés par fon influence & par celle des efprits nerveux, deviennent moins irritables, éprouvent une conftriction fpafmodique, & fe difpofent d'eux-mêmes, de manière à reffentir moins vivement ces fenfations défagréables (806).

805. Les houppes nerveufes *tactiles* de la peau, *olfactives* du nez, *guftatives* de la bouche, &c. entrent en érection, fe tuméfient, s'élèvent au-deffus de leurs gaînes membraneufes, foulèvent l'épiderme, & s'expofent plus à nud aux impreffions extérieures; afin de mieux jouir des attouchemens voluptueux; des fenfations agréables, ou qui trop foibles d'elles-mêmes, feroient moins fenfibles fans cette difpofition des parties à les reffentir. La pupille fe dilate, l'œil devient plus convexe pour fe procurer une plus vive image d'un objet agréable : l'oreille fe tend pour recevoir plus diftinctement des fons qui lui plaifent.

806. Quand au contraire, des fenfations trop vives ou défagréables bleffent les organes des fens, alors ceux-ci deviennent d'eux-mêmes moins fenfibles aux impreffions extérieures, & s'y fouftraient autant qu'ils peuvent. Les houpes nerveufes de la peau, de la membrane pituitaire, de la langue, &c. condenfées fpafmodiquement, devenues moins fenfibles, rétirées au fond de leurs gaînes membraneufes, fe dérobent à des fenfations défagréables, & les reffentent moins vivement : l'oreille détendue eft affectée plus foiblement par les fons : l'œil applati, la pupille rétrécie, rendent moins vive à la rétine, l'image des objets qui la bleffent par leur trop de fplendeur.

807. Si malgré cette difpofition (806) des

organes à reffentir moins vivement des impreffions extérieures, celles ci ébranlant trop violemment les parties, continuent de les molefter
d'une façon infupportable; tout le corps fe foulève bientôt fympathiquement contre elles, fait
tout ce qu'il peut pour s'en délivrer. Il repouffe
ou fuit les corps qui le bleffent par leur contact; il rejette les mauvaifes odeurs par l'expiration, & retient fon haleine, afin de ne plus
les attirer; des naufées repouffent de la bouche ce qui bleffe l'organe du goût, & le vomiffement délivre l'eftomac des alimens qui lui dé-
plaifent. Le corps en s'éloignant, fouftrait l'o-
reille au bruit qui la molefte, les yeux à la lumière qui les bleffe, en fermant les paupières & en cherchant l'obfcurité, &c.

808. Bien plus, les organes bleffés directement par ces impreffions, employent mal-à-propos contre elles, les mêmes moyens qu'ils mettent en ufage, contre les matières morbifiques qui altèrent leur conftitution. L'inflammation furvient à l'irritation trop vive des nerfs
tactiles, olfactifs ou guftatifs, à la léfion de la
rétine par une lumière trop vive, & l'oreille fa-
tiguée par des fons violens & continuels, caufe
de l'altération dans le pouls, une efpèce d'accès
fébrile.

§. I I.

Des organes du mouvement animal.

809. Le corps foutenu par une charpente offeufe, formée de plufieurs os articulés enfemble &
fléxible en divers fens, peut par la variété de
fes fléxions & de fes extenfions, exercer différens
mouvemens, & changer de lieu, en chargeant
alternativement fon poids fur fes différentes par-

ties , placées folidement vers l'endroit où il prétend fe tranfporter, ou bien en fe retirant par la fléxion de fes articulations , vers ces parties fixées à quelque point d'appui.

810. Nous ne nous arrêterons point à démontrer la coopération des différens mufcles pour ces mouvemens , ni à examiner la force , la combinaifon , la direction de leur action & celles des différentes parties qui les compofent ; les obftacles qu'il leur faut furmonter ; comment on fe tient debout , on s'affeoit , on marche , on court , &c. par leur moyen ; comment nous remuons nos différens membres fur le tronc , & le tronc fur les membres. Toutes ces queftions curieufes par elles-mêmes , ont plus de rapport à la phyfiologie méchanique , qu'à l'économie animale , dont nous nous occupons fpécialement. On les trouvera très-bien réfolues pour la plûpart dans Borelli *de motu animali*. Nous ne parlerons ici que de la contraction & du relâchement des mufcles qui déterminent ces mouvemens , en caufant l'infléxion des articulations de leur côté , & dans le fens de leur contraction , tandis que leurs antagoniftes la favorifent par leur relâchement & leur allongement fimultanés.

811. Les phyfiologiftes ont imaginé à l'envi différentes ftructures des fibres mufculeufes , comme s'il n'étoit pas plus naturel de leur reconnoître celle qu'elles préfentent aux yeux même armés des meilleurs microfcopes : elles paroiffent un amas de fibrilles difpofées parallélement les unes aux autres , liées entre elles par le tiffu cellulaire , & qui par leurs extrémités s'entortillent & fe collent à celles du voifinage : ces fibres étant d'une tiffure plus lâche que toutes les autres parties du corps , jouiffent (592) d'une plus

grande contractilité organique, font des oscillations plus amples & plus manifestes : quelques unes d'entre elles peuvent se raccourcir au-delà des deux tiers de leur grandeur naturelle.

812. Les muscles ont ceci de particulier, qu'ils se contractent & se condensent, du moins suivant leur longueur, pour exercer leurs fonctions organiques, au lieu que toutes les autres parties du corps se raréfient, en entrant en érection pour cela (678).

813. Les muscles, restant dans un état de contraction (591) tonique plus ou moins marqué, tiennent les parties immobiles, & donnent aux articulations une espèce de roideur, qui procure de la stabilité au corps , & dispose les membres à leurs fonctions organiques. Ils font plus ou moins dans cet état pendant la veille. L'excès de contraction active dans quelques muscles, fléchit les membres & les fait agir en ce sens. Cette contraction augmente au contraire proportionnellement dans tous les muscles d'un membre, pour le retenir plus fortement dans la même position.

814. Cette immobilité d'un membre requiert un excès d'activité vitale dans le phlogistique vivifiant, pour retenir le membre dans cet état de roideur : elle suspend absolument toutes les oscillations vitales des muscles en action, & les fatigue beaucoup plus que leurs oscillations organiques, continuées même plus long-tems ; parce que pendant leur relâchement, ils peuvent, dans ce dernier cas, attirer & s'imbiber des sucs nourriciers , & employer les esprits influans pour se refaire ; au lieu que quand ils persistent dans cet état de contraction tonique, ils empêchent les sucs nourriciers de les pénétrer, & dépensent tous leurs esprits vitaux pour se maintenir dans cet excès d'activité organique.

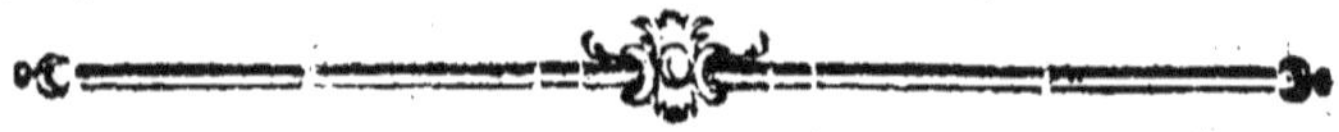

SECTION IX.

De la Génération.

815. La semence de l'homme (481), formée des parties les plus spiritueuses & les plus actives de ses humeurs, est une espèce d'extrait du corps, susceptible de s'organiser avec les principes séminaux de la femme, en un nouveau corps semblable à celui dont il tire son origine. Elle est la seule de nos humeurs, qui ait la faculté de déterminer la reproduction de notre espèce dans le corps de la femme ; sans le concours de laquelle elle ne peut rien. Cette faculté *reproductive* est bien moins bornée dans la plûpart des végétaux, dont la racine, les branches, les boutons, &c. sont capables de reproduire séparément toute la plante. Dans le régne animal, toutes les parties du polype divisé reproduisent l'animal entier.

816. Cette humeur (815) préparée dans les vaisseaux sanguins, surtout dans les artères spermatiques, est portée par ces artères dans les testicules, passe dans leurs canaux sécrétoires, & vient par les conduits déférens, s'amasser dans les vésicules séminales, s'étant perfectionnée dans ce trajet, & se perfectionnant encore par son séjour dans ses réservoirs (415. 416).

817. Pendant le coït, la verge étant en érection, les contractions convulsives des muscles transverses & bulbo-caverneux, & la contraction spasmodique des vésicules séminales expriment cette humeur, par des canaux excrétoires communs aux vésicules & aux conduits déférens.

dans le canal de l'uréthre. Celui ci, par sa contraction convulsive prolongée depuis le col de la vessie jusqu'à l'extrémité de l'uréthre, & aidée par les agitations convulsives des muscles bulbo-caverneux, éjacule vivement dans le vagin & l'utérus de la femme, cette semence mêlée avec l'humeur lymphatique, qui est exprimée en même tems des prostates dans le bulbe de l'uréthre par des canaux excréteurs particuliers, & qui sert d'enveloppe & de véhicule à la semence.

818. A l'instant de l'éjaculation (817), les parties génitales dans une érection excessive, attirent presque toute l'attention du sensorium & la réaction de tous les organes : chacun d'eux, par ses agitations convulsives, semble solliciter sympathiquement la semence, à former un semblable organe dans le nouveau corps qu'elle doit produire. Toutes les parties ensemble, par un reflux extraordinaire de leurs humeurs & de leurs esprits influans vers les organes de la génération (surtout dans le moment du spasme général qui précéde l'éjaculation), paroissent sacrifier une partie de leur vie alors exaltée, pour la vivification de la semence. Le corps perd réellement une partie de sa vie, pour animer un nouvel être, puisque tous les animaux mâles périssent d'autant plutôt, qu'ils travaillent davantage à la reproduction, de leur espèce, & qu'on prolonge la vie des insectes, en les empêchant de s'acquitter de cette fonction.

819. La femme prépare de son côté une autre espèce de semence, qui se sépare de la masse du sang, est portée suivant les loix de la circulation, par quelques rameaux des artères spermatiques dans les ovaires, & déposée dans leurs vésicules par les pores exhalans de ces vaisseaux

La véficule des ovaires la mieux difpofée par fon entier développement, à recevoir cette femence, ou qui la première eft irritée par fon abord; entre en érection, attire toute cette humeur, s'en remplit, fe dilate & groffit confidérablement : n'ayant point de canaux excrétoires pour évacuer cette femence, en étant à la longue furchargée, elle fe contracte fpafmodiquement, afin de ne pas en admettre davantage, & même fait rentrer dans la maffe du fang celle qu'elle contient, la force de refluer par les anaftomofes des vaiffeaux fanguins de l'ovaire avec ceux de l'utérus, & détermine vers ce vifcère le cours de la femence, que le fang continue de rejetter fur les parties génitales.

820. L'uterus ftimulé par l'abord de cette humeur feminale, entre en action, détermine celle de toutes les parties génitales, modifie par fa réaction, par fon influence, le fyftème de vie animale, relativement à fes altérations & à fes nouvelles affections, produit la *falacité* des femmes, à raifon de leur difpofition actuelle à être fécondées, de même que la femence (815) quand elle abonde dans fes réfervoirs, détermine fympathiquement l'appétit vénérien chez les hommes, & les porte au coït, par lequel ils fe débarraffent d'une humeur qui leur eft inutile, les furcharge, les molefte, & les follicite à l'employer fuivant fa deftination, pour la reproduction de l'efpèce humaine.

821. L'utérus eft bientôt furchargé de la femence (819), qui par fon abondance infecte la maffe du fang, & qui par vétufté devient plus active, plus ftimulante, & nuifible par fon altération ; fi elle n'eft pas employée fuivant fa deftination à la reproduction de l'efpèce : il cherche à s'en débarraffer, détermine par une plus

grande érection (40), une plus violente réaction du sang dans ses vaisseaux, anime le mouvement intestin dépuratoire de ce fluide, en dirige le principal effort de réaction contre ses pores exhalans & ses poils vasculeux (qui des vaisseaux sanguins communiquent dans la cavité de l'utérus), afin de faciliter leur dilatation, & que l'humeur séminale, qui s'est accumulée dans leur voisinage, puisse s'évacuer par eux avec une portion de sang, à laquelle elle donne une constitution plus albumineuse : elle s'écoule ensuite de l'utérus par le vagin, & délivre ainsi la femme, par la *menstruation*, d'une humeur, qui lui est devenue à charge par sa vétusté & par son abondance.

822. L'uterus ainsi débarrassé par la menstruation, de la semence qui le surchargeoit & l'irritoit vivement, quitte cèt excès d'action (820), perd son aptitude à recevoir les impressions prolifiques du mâle, à proportion que le sang se dépure de cette matière séminale, qui le mettoit en état de contribuer à la propagation. La salacité des femmes diminue, elles ne font plus si susceptibles d'être fécondées par les approches de leurs maris, & paroissent ensuite recouvrer leur fécondité & leur salacité, à mesure qu'il se produit, & s'amasse chez elles de nouvelle semence, qui bientôt devenant à charge par son abondance & par sa vétusté, nécessite une nouvelle menstruation. Ainsi s'établissent les retours périodiques des régles chez les femmes.

823. Lorsque ce reflux de l'humeur séminale (819), des vésicules vers l'utérus, ne se fait pas, ou du moins est imparfait; lorsque la menstruation ne délivre pas le corps de cette humeur sécrétoire, & que le mouvement intestin dépuratoire du sang continue de la rejetter dans la

véficule qui ne peut la repouffer vers l'utérus ; alors cette véficule fe tuméfie de plus en plus jufqu'à ce qu'elle créve , & verfe fans doute cette humeur dans la trompe de Fallope (857) , qui la porte dans l'utérus , afin qu'elle s'écoule du corps par le vagin.

824. La femence , quoique moins fpiritueufe & moins active chez les femmes que dans les hommes , y eft cependant d'une nature analogue : c'eft également un extrait du corps de la femme , fufceptible de s'organifer en un corps féminin (815) par le concours de la femence de l'homme , & pendant le coït (817) , toutes les parties exaltant pareillement leur correfpondance avec elle , la difpofent encore mieux à former plus exactement des parties femblables.

825. Pendant le coït , la matrice dans une action extraordinaire , furchargée de la femence féminine , animée par elle à l'acte de la génération , reçoit avec la plus grande volupté pour tout le corps , l'irrigation du membre viril ; elle favoure avidement la femence de l'homme , qui doit concourir & fe combiner avec celle de la femme pour la reproduction de l'efpèce,

826. Elle retient par la conftriction (*a*) de

(*a*) Les Payfans font dans l'habitude d'aider cette conftriction fpafmodique de l'orifice de l'utérus , pour lui faire retenir la femence du mâle , en jettant de l'eau froide fur la croupe de la jument , dès que l'étalon la quitte : ils reconnoiffent qu'elle a été fécondée , lorfqu'après le coït , il ne continue pas de s'écouler de fon vagin , une humeur albumineufe , dont l'écoulement leur annonce que l'utérus ne s'eft pas fermé pour retenir la femence du mâle : ils ramènent la jument à l'étalon , jufqu'à ce que la difparition de ce fymptôme les affure de fa fécondation.

fon orifice, la femence que l'homme a éjaculée, elle l'abforbe par fes pores inhalans, ou du moins en pompe la partie la plus fubtile, la plus fpiritueufe, la plus active, & ne permet, par la dilatation de fon orifice, l'écoulement de la partie lymphatique la plus groffière, fournie par les proftates, que quelque tems après le coït, quand elle a repompé toute la vraie femence, ou s'en eft raffafiée.

827. Si cette aptitude (826) à retenir la femence du mâle manque, il n'y a point de fécondation : les femmes, après l'écoulement de leurs régles, fe livrent affez impunément à la débauche, fans en craindre les fuites. Cette réforption de la femence a été quelquefois fi parfaite dans les chévres, que Harvei n'a point trouvé de femence dans leur matrice, une heure après le coït, quoiqu'il fût bien fûr qu'elle ne s'étoit pas écoulée par le vagin. C'eft peut-être cette réforption qui fait, que les chairs de ces animaux contractent une forte odeur de bouc, même fenfible après un feul accouplement, quoique cette odeur puiffe d'ailleurs être produite du moins en partie par l'humeur féminale de la femelle.

828. Les parties génitales de la femme font fi difpofées à cette (826) réforption de la femence de l'homme, que fuivant quelques Auteurs, des femmes fe font trouvées fécondées fans aucune introduction du membre viril, par la feule effufion de la femence fur les parties extérieures de la génération. Harvei a vu une cavale bouclée, fécondée de la même manière. Le vagin fait fouvent cette réforption pour l'utérus, quand la verge trop courte ou mal conformée n'a pu pouffer la femence jufque dans la matrice.

829. La femence de l'homme parvenue dans les vaiffeaux fanguins , s'y mêle avec celle de la femme : toutes deux par leur réaction mutuelle, exaltent leur aptitude à la production d'un nouvel être. Il faut fans doute qu'il y ait entre-elles quelque affinité, pour qu'elles fe combinent convenablement ; puifqu'on a vu des perfonnes qui ne pouvoient avoir d'enfans enfemble , en faire féparément, chacun de leur côté , avec d'autres individus. Il ne faut pas confondre cette apparence de ftérilité, que Mr. Aftruc appelle *relative* & qui fe trouve entre des perfonnes réellement fécondes, avec la ftérilité *abfolue*, dans laquelle l'un ou l'autre des deux fexes ne peut concourir à la génération , à caufe d'un vice de conformation , d'un défaut de femence , ou d'aptitude à engendrer.

830 Les principes féminaux des deux fexes , ainfi combinés (829) dans le corps de la femme, font rejettés par une dépuration fympathique du fang, dans la véficule des ovaires , qui doit être le berceau de l'embrion , à raifon de fa maturité (819), de fon érection & de la quantité de femence féminine qu'elle contient : celle-ci attirant alors fympathiquement la matière prolifique , & fe dilatant pour la recevoir, la conception du fœtus commence de ce moment. La femence du mâle trouble par fon mélange la tranfparence lymphatique , dont jouiffoit la véficule remplie de la femence féminine , la rend opaque & jaunâtre , noirâtre dans les grenouilles , fuivant Swammerdam.

831. Graaf ayant apperçu cette altération (830) dans les véficules des lapines fix heures après le coït ; il y a lieu de préfumer qu'elle arrive chez les femmes , de la 50me. à la 60me. heure après

le coït fécond. L'obfervation de Guillemeau ajoute
un nouveau degré de probabilité à cette affer-
tion. Il rapporte que quelques femmes de fa connoiffance éprouvoient, le fecond ou le troifième
jour après un pareil coït, une efpèce de friffon, de trouble dans tout le corps, auquel elles
fe reconnoiffoient enceintes, & comptoient fûrement de cette époque le tems de leur groffeffe. J'ai vu une femme éprouver après quelques mois de mariage ce friffon, ce trouble
qui la fit évanouir, & fe reconnoître enceinte
peu après. En effet, fi tous les organes (678) qui
entrent en érection pour fe livrer à quelque travail extraordinaire, excitent (661) une efpèce de
friffon; il eft naturel de penfer que les ovaires
caufent un femblable trouble au corps, afin
d'attirer l'humeur féminale, & les forces dont ils
ont befoin, pour fe prêter à la conception, à la
formation du fœtus & à fon premier développe-
pement.

832. Les parties génitales ainfi chargées (830)
du travail de la génération, s'appropriant la plus
grande partie des forces vitales, & retenant les
humeurs de la mère dans un état de crudité
(562. 563), s'oppofent à la production d'une
nouvelle humeur féminale, déformais inutile,
& qui ne peut être produite que par le dernier
degré d'animalifation des humeurs : la matrice
n'étant plus furchargée de cette humeur, n'eft
plus obligée de l'évacuer par les efforts périodiques de la menftruation (821). Auffi les régles font-elles ordinairement fupprimées pendant tout le tems de la groffeffe; fi ce n'eft
dans quelques femmes fanguines, fort vigoureufes & fort lafcives; chez lefquelles la préparation de l'humeur féminale continue de fe

faire en grande quantité, surtout après les premiers mois de la grossesse, ou qui sont habituées à se délivrer du sang, qu'elles produisent trop abondamment, par cette évacuation périodique.

833. Les principes séminaux des deux sexes, combinés ensemble, s'attirent mutuellement & s'amassent au milieu de la vésicule (830) qui les contient. L'humeur albumineuse qui les environne, s'éclaircit par cette séparation, reprend sa transparence, pendant que ce centre de la vésicule devient plus opaque.

834. Ces principes séminaux, ainsi rassemblés & combinés, forment une humeur d'une constitution moyenne entre la semence des deux sexes, & qui est la base du tempérament de l'embrion.

835. Les molécules de la semence, qui sont animées spécialement pour la production de telle ou telle partie (817), se rapprochent les unes des autres, s'unissent ensemble, & s'organisent dans leur position respective, avec le reste de la semence, afin de former un tout organique, un nouveau corps humain.

836. Les principes qui doivent constituer les organes de la génération, étant disposés à une organisation différente dans les deux sexes, quoiqu'ils aient entre eux plusieurs rapports ; il est à présumer que ceux du sexe qui a concouru avec le moins d'énergie à la reproduction de ces parties, se prêtent à l'excès de force organisatrice de ceux de l'autre sexe, & que le sexe de l'embrion une fois déterminé, influe sympathiquement sur l'organisation de tout le corps, c'est-à-dire, fait que dans l'embrion féminin, les os des hanches sont plus évasés & le bassin plus grand pour loger l'utérus, le thorax plus applati supérieurement pour porter des mammelles mieux

organifées, &c. Le plus d'énergie prolifique de l'un ou l'autre fexe pour la reproduction de tout le corps (& furtout des parties dont la ftructure eft analogue aux organes de la génération), peut fervir à déterminer, & à fixer le fexe, quand la force organifatrice des parties génitales fe trouve égale de la part des deux fexes.

837. L'obfervation paroît confirmer cette idée. Les femmes vigoureufes, mariées à des hommes foibles ou épuifés par la débauche, font ordinairement des filles fort reffemblantes à leurs mères ; leurs maris qui ont affez d'énergie pour les féconder, n'en ayant pas affez pour faire prévaloir leur fexe dans la première organifation du fœtus. Au contraire, les femmes foibles, délicates, mariées à des hommes vigoureux, ont ordinairement des garçons fort reffemblans à leurs pères. Il naît plus de filles en Turquie & dans les férails, où un feul homme doit fuffire à plufieurs femmes : il naît plus de garçons dans les pays, où l'homme uni à une feule femme, la fert avec plus de vigueur.

838. Le moyen de faire produire des garçons à une femme, pourroit donc être d'augmenter la vigueur, la vertu prolifique de fon mari, par l'ufage des aphrodifiaques & d'un régime fort nourriffant ; tandis qu'on affoibliroit l'excès de falacité, la trop grande énergie prolifique de la femme par les bains, par l'ufage des tempérans & des rafraîchiffans : confeillant au mari de n'ufer des droits matrimoniaux qu'après s'être ainfi fortifié, & d'en ufer modérément, afin de ménager fa vigueur ; de ne jouir enfin de fa femme que quelques jours après l'écoulement de fes régles, lorfque le peu de fémence qui refte à

celle-ci, lui laiſſe (822) peu de ſalacité, peu d'énergie prolifique.

839. Pour avoir des filles, il faudroit au con-traire fortifier, exalter la vigueur, l'énergie pro-lifique de la femme, lui conſeiller d'admettre ſon mari dans le tems de ſes régles, où elle eſt le plus diſpoſée à être fécondée & à .con-courir plus vivement à la génération, ayant au-paravant diminué l'énergie prolifique du mari, par l'uſage des rafraîchiſſans, & par la ſobriété, ou même en lui conſeillant le commerce des autres femmes, pour amortir ſa vertu prolifique, à l'égard de la ſienne.

840. Les principes ſéminaux employés à la formation des parties du fœtus, ſont ſans doute ceux qui obſervent, à l'égard des autres parties de la ſemence, une différence analogue à celle qui ſe trouve entre les parties ſemblables des pères, c'eſt-à-dire, que les parties les plus ter-reſtres & les plus animales de la ſemence ſervent à former la charpente membraneuſe qui doit s'oſ-ſifier par la ſuite, celles qui le ſont moins, ſont employées proportionnellement à former des parties molles, qui ont moins de conſiſtance, ainſi que Galien l'a enſeigné.

841. Les parties conſtitutives des organes ſe dégageant (835. 840) les unes des autres dans la liqueur prolifique, repouſſent celles qui leur ſont étrangères & qui occupoient leur place, prennent peu-à-peu leur poſition reſpective, s'aſſemblent dans le lieu où elles doivent orga-niſer la partie qu'elles peuvent former, & y conſ-tituent par leur union le premier germe de cet organe.

842. Mais ſi la ſemence prend trop de conſiſtance,

tance, avant que le germe de chaque partie ait pris sa position·respective ; alors ces germes demeurent déplacés , comme enclavés dans ces parties qui les ont retenu par leur solidification , ou plutôt par leur consistance prématurée. C'est ainsi que Mr. Mazars a vu un poil croître sur la cornée, qu'on a trouvé des dents dans la substance de l'os maxillaire, fort éloignées des alvéoles, &c.

843. Les parties du fœtus dans lesquelles la force organisatrice du mari prévaut , se forment sur son modéle, celles dans lesquelles la vertu prolifique de la femme l'emporte , prennent plus de ressemblance avec elle. Les traits du père & de la mère sont agréablement mêlés , confondus dans les parties où leur énergie prolifique a été à-peu-près égale. Les négres font des mulâtres avec les blancs : la constitution , le tempérament des enfans tient de celui de leurs pères, participe plus à celui du sexe qui a contribué le plus efficacement à la génération. La stature des enfans est ordinairement moyenne entre celles de leurs pères, quoiqu'ils tiennent souvent plus de celle de leur mère, qui continue d'influer sur eux, en leur fournissant plus ou moins d'aliment pour leur accroissement. Les mulets nés d'un âne & d'une cavale, sont d'une stature plus grande que ceux qui viennent de l'accouplement du cheval avec l'ânesse.

844. Le défaut d'organisation & les vices de constitution , qui disposent le corps à quelque maladie & à quelque passion de l'ame , se propagent des pères dans les enfans. La goutte , les hémorrhoïdes, la phthisie, la stupidité, &c. font héréditaires dans quelques familles. Le caractère des enfans tient plus ou moins de celui

de leurs pères , quoique l'éducation le différentie enfuite de plus en plus.

845. Les perfonnes privées d'un membre , engendrent cependant prefque toujours des enfans qui ont tous leurs membres : ce défaut d'un membre n'imprimant à la femence aucun vice d'organifation qui l'empêche d'effectuer la génération du membre entier , déterminée d'ailleurs par l'influence prolifique du fexe qui jouit de tous fes membres.

846. Le défaut abfolu de principes féminaux , mafculins ou féminins , difpofés à s'organifer en tel ou tel membre , laiffe le fœtus privé de ce membre , dès l'inftant de fa formation : le fuperflu peut en produire d'inutiles. A raifon de ce fuperflu., deux fœtus peuvent être entés fur des parties qui fe trouvent uniques pour eux deux , & les membres de plufieurs fœtus fe produifent fur une maffe de chair mal organifée. Il fe forme deux fœtus diftincts & féparés dans la même véficule , s'il y a affez de principes féminaux pour cela ; de même qu'il s'en forme dans plufieurs véficules , fi la matière prolifique s'amaffe en même tems dans deux ou plufieurs véficules également difpofées pour la recevoir. Si le peu de femence contenue dans une véficule , n'eft fufceptible de s'organifer qu'en certaines parties du corps ; ces parties font feules produites plus ou moins parfaitement. On a vu des cheveux , des dents , des os , des moles inorganiques , &c. fe produire dans les ovaires.

847. Quelquefois la vertu prolifique de la femence mafculine n'eft pas affez forte pour féconder la femelle , furtout , fi celle-ci n'eft pas difpofée à cette fécondation , ou du moins à four-

nir à l'embrion la matière de son développement. Dans ce cas, la matière prolifique, ramaſſée dans la véſicule, ne produit rien, juſqu'à
ce que cette véſicule la détermine par ſon érection à s'organiſer en fœtus. Pluſieurs véſicules de
la poule, par exemple, ſont fécondées par un
ſeul coït du coq; mais il n'y a que la véſicule
la plus mûre (830), la mieux développée, la
plus vigoureuſe, dans laquelle il ſe produiſe un
œuf. Celle-ci, par ſon érection, empêche (684 &
précéd.) celle des autres véſicules, qui entrent
en action ſucceſſivement, & développent de
nouveaux œufs, à proportion que les forces vitales peuvent paſſer d'une véſicule à l'autre.

848. Il paroît même que dans certains cas,
cette ſemence maſculine (847), ramaſſée dans
quelque véſicule, ne peut féconder la ſemence
de la femelle, juſqu'à ce que de nouvelle ſemence maſculine vienne exalter la vertu prolifique de la femelle dans cette véſicule, & réveiller celle de cette ancienne ſemence maſculine, qui alors, par ſon concours, modifie au
moins l'organiſation du fœtus, que la nouvelle
ſemence maſculine produit. Du moins Vanhelmont rapporte qu'une cavale qui n'avoit pas été
fécondée par l'accouplement de l'âne, l'ayant
été quelque tems après par un cheval, fit un poulain, qui avoit quelque choſe du mulet (de l'âne)
dans la croupe & dans les oreilles. Sous ce point
de vûe, un homme pourroit avoir deux pères,
dont l'un détermineroit ſa formation par un coït
poſtérieur, l'autre modifieroit ſon organiſation,
à raiſon d'un coït antérieur (a).

(a) M. Barthez : *Nova doctrina de functionib. naturæ
humanæ*, pag. 49.

849. La correspondance de la mère avec la matière féminale contenue dans l'ovaire, est très-
grande, & son influence sur l'organisation de
l'embrion est extrême ; elle peut la troubler, la
pervertir par l'effet de son imagination, des affections de l'ame & du corps ; l'embrion qui ne
forme pas encore un corps distinct & séparé de
sa mère, sympathisant vivement avec elle, &
ressentant toutes ses affections. Delà viennent ces
vices de conformation, qu'on attribue aux désirs
des mères, à leurs craintes, à leur imagination
frappée par quelque objet, &c.

850. Mais une fois que l'embrion bien organisé a pris quelque consistance, & forme un corps
entiérement distinct & séparé de sa mère ; vivant
mieux de sa vie particulière, il se laisse moins maitriser par elle dans ses fonctions, & ne ressent plus
assez vivement le trouble dont elle est agitée,
pour que son organisation en soit dérangée. Elle
peut lui causer la mort, en lui fournissant des
humeurs trop actives, capables de pervertir l'é-
nergie vivifiante de ses esprits ; mais elle ne peut
plus altérer la structure de ses organes, qui ont
acquis une certaine consistance. Ce n'est que
pendant les premiers tems de la conception, que
les mères ont à craindre l'effet de leur imagination sur leurs enfans.

851. Le phlogistique nerveux qui anime la matière prolifique, l'ayant organisé (841) de manière à former un fœtus, lui donne quelque consistance, en s'unissant à elle, de la même façon qu'il
solidifie les sucs lymphatiques nutritifs en substance homogène à nos solides (485).

852. L'embrion contenu dans le corps de sa
mère, distinct & séparé d'elle, obtient des voies
de communication avec elle, qui de son côté,

ƒe prête ƒympathiquement à leur formation. Des parties albumineuƒes de la ƒemence, s'arrangent, s'organiƒent à la ƒurface intérieure de la véƒicule qui les contient, ƒous la forme d'œuf, deviennent pulpeuƒes & membraneuƒes avec le tems, forment le germe du placenta, & des canaux de communication de l'œuf au fœtus, qui paroiƒƒent ƒoudés à l'ombilic de l'embrion, & continus aux vaiƒƒeaux ombilicaux, & qui conƒtituent ainƒi les organes extérieurs d'une circulation (24) réciproque entre le fœtus & ƒes enveloppes, entre la mère & l'enfant.

853. La mère a la plus grande part à la production de ces parties (852) extérieures du fœtus, ƒi même elle ne les produit pas toute ƒeule : elles ƒe forment dans l'œuf de la poule ƒans le concours du mâle, & ces parties toutes formées avant le coït, paroiƒƒent porter à l'extrémité du cordon ombilical une maƒƒe informe de ƒemence, qui s'organiƒe en fœtus par le concours de la ƒemence du coq.

854. Le fœtus ainƒi ébauché avec ƒes enveloppes (841. 852), n'a encore preƒqu'aucune conƒiƒtance, & paroît ƒous la forme de filamens albumineux, plus épais que la lymphe dans laquelle ils nagent. Sans doute qu'alors il ƒe nourrit en attirant, abƒorbant les parties de cette lymphe, dont la conƒtitution eƒt la plus analogue à celle de ƒes parties, & dont l'élaboration eƒt, pour ainƒi dire, toute faite ; de même que les oiƒeaux ƒe nourriƒƒent d'abord du blanc d'œuf, humeur qui eƒt toute animaliƒée. Les vaiƒƒeaux du fœtus n'ont pas encore aƒƒez de conƒiƒtance, pour être ƒuƒceptibles d'un travail organique. C'eƒt par un progrès très-lent de l'animaliƒation, dirigée par la vie du fœtus & qui s'achève inƒenƒiblement,

que les parties de ce fœtus prennent de la confiſtance, & ſe ſolidifient avec le tems. Ses enveloppes acquièrent de la ſolidité un peu plutôt que lui.

855. La véſicule (830), par une raréfaction, un relâchement exceſſif de ſa tiſſure, par un accroiſſement très-prompt de ſes membranes, & par leur extenſion en tous ſens, augmente ſa capacité proportionnellement au développement de l'œuf qu'elle contient. Elle acquiert peu-à-peu la groſſeur d'un gland, approche de celle d'un petit œuf de pigeon, comprime, oblitére par ſa tuméfaction, les véſicules voiſines, les fait diſparoître, & ſemble conſtituer ſeule tout l'ovaire, à la ſurface extérieure duquel elle ſaillit ſous la forme d'un mammelon.

856. Les parois de la véſicule diſtendue par l'œuf qui groſſit journellement, relâchées, raréfiées, ramollies, dégénérent en une eſpèce de chairs fongueuſes, qui pouſſent principalement de ſon fond intérieur, qui s'attendriſſent de plus en plus, & qui ſe rompent enfin à l'extérieur de l'ovaire, & y forment une ouverture qui s'élargit inſenſiblement, & par laquelle l'œuf s'échappe de l'ovaire.

857. Dès que la véſicule, chargée du fœtus, eſt prête à ſe rompre (856), la trompe de Falloppe ſe recourbe & s'adapte autour de l'ovaire, pour recevoir l'œuf qui s'en échappe : elle peut aider ſon expulſion de la véſicule par une légere preſſion de l'ovaire. Graaf ayant reconnu que c'eſt vers le troiſième jour après le coït fécond, que ſe fait dans les lapines cette application de la trompe à l'ovaire, on peut croire par analogie, qu'elle a lieu dans la femme, de la troiſième à la quatrième ſemaine après ce coït.

858. Les chairs fongueuſes (856) dans leſ-

qu'elles ont dégénéré les parois de la véſicule, qui pouſſent principalement de ſon fond, & qui la rempliſſent à la fin, ſoulèvent, & chaſſent inſenſiblement de ſa loge, l'œuf encore albumineux, qui a peu de conſiſtance : elle le pouſſent par l'ouverture de cette véſicule dans la trompe. Ces chairs fongueuſes, qui n'étoient nées que pour cette expulſion du fœtus, ſe condenſent enſuite, & dégénérent avec le tems en une eſpèce de petit ſquirrhe.

859. L'œuf reçu dans la trompe (858), deſcend par ſon canal dans la matrice, où ſon développement doit s'achever. Ce n'eſt guères qu'après le premier mois de la conception, qu'il vient occuper ſa nouvelle demeure. Du moins avant ce tems écoulé, Harvei ne l'a jamais trouvé dans l'utérus, & pluſieurs l'ont rencontré dans la trompe ou dans l'ovaire. L'utérus, dont l'orifice s'étoit ouvert (826) après la fécondation, ſe referme auſſi-tôt que l'œuf y eſt parvenu, afin de le retenir.

860. L'œuf ſe nourrit, chemin faiſant, des humeurs qu'il abſorbe dans la trompe & dans l'utérus, prend par le progrès de la vie un peu plus de conſiſtance, la ſolidité & l'apparence de chairs fongueuſes ; ce qui le fait reſſembler à un grumeau de ſang : il s'adapte à la cavité de l'utérus, de manière que ſon placenta répond ordinairement à-peu-près au fond de la matrice : il s'y colle par ſa ſurface extérieure fongueuſe, qui, par les progrès de ſa conſolidation, forme des filamens qui l'attachent à l'utérus, & dégénére en une membrane contigue à la ſurface de ce viſcère, & qu'on nomme *chorion*.

861. Les poils vaſculeux (821) du fond de l'utérus, percent par leur érection la membrane

pulpeuſe (860) de l'œuf, pénétrent dans ſon tiſſu ſpongieux, y creuſent des voies de communication, par où ces poils *artériels* verſent dans le tiſſu ſpongieux du placenta, les ſucs nourriciers qu'il doit tranſmettre à l'embrion, & employer pour leur accroiſſement mutuel ; les poils *veineux* au contraire repompent de ce tiſſu les ſucs que l'œuf & l'embrion renvoient au-dehors.

862. Toutes les parties du fœtus, quoique formées en même tems, du moins groſſiérement, ne ſe développent & ne croiſſent pas avec la même activité, mais ſuivant le beſoin plus ou moins urgent qu'en a le fœtus. Ses enveloppes qui doivent le conſerver à l'abri de toute injure extérieure, & le loger convenablement, croiſſent d'abord beaucoup plus vîte que lui, prennent plus de conſiſtance, & ſe ſolidifient les premières.

863. Les organes les plus eſſentiels à ſa manière de vivre ou plutôt de végéter, ſe développent, croiſſent plus rapidement, & prennent un volume énorme relativement aux autres parties, dont le développement ne ſe preſſe qu'à meſure qu'elles deviennent néceſſaires. La tête qui doit être le ſiége du cerveau, la baſe du ſyſtème nerveux, & le centre du ſentiment, ſans lequel la vie ne peut ſubſiſter, a un volume énorme dans l'embrion, & fait plus du tiers de ſon corps. Le cœur, le principal de tous les organes de la circulation, dans leſquels doit ſe faire la préparation & la diſtribution des ſucs nourriciers, prend auſſi un accroiſſement énorme, & tuméfie, rend difforme le côté de la poitrine qui le loge & qu'il dilate par ſa groſſeur exceſſive. Le ſyſtème des glandes conglobées, deſtiné à modérer la conſolidation du corps, à lui conſerver ſon

aptitude à l'accroiſſement, eſt auſſi un des premiers à ſe développer, à croître exceſſivement dans le fœtus.

864. Les viſcères qui ſervent à la digeſtion, ſe développent enſuite, ſur-tout le foie qui prend un volume énorme, & ſaillit dans le côté droit preſque autant que le cœur dans le gauche. Les organes des ſens, comme très-nerveux, ſont pareillement des premières parties à ſe développer, & à prendre de la conſiſtance ; les yeux ſur-tout ſont un tiers de la tête du fœtus, & les oſſelets de l'ouie ſont des premiers à s'oſſifier. Les poumons deſtinés à une fonction qui ne peut avoir lieu qu'après la naiſſance, prennent à peine quelque accroiſſement pendant les premiers mois de la groſſeſſe, & leur développement beaucoup plus lent, ne s'achève avec quelque activité, que beaucoup plus tard.

865. Enfin, le développement des parties extérieures & des membres, (organes du mouvement inutiles pour la vie végétale, & deſtinés à la vie animale dont le fœtus ne peut jouir qu'après ſa naiſſance), qui d'abord avoit été comme négligé, devient plus ſenſible & plus prompt. Les extrémités du corps, qui paroiſſoient n'être que de petits tubercules, préſentent enfin l'articulation des pieds & des mains, s'allongent, pendant que les parties oſſeuſes & muſculeuſes ſe différentient par une ſolidité reſpective, & commencent à former des membres mieux deſſinés.

866. Il ne reſte plus à développer, que le germe des parties, dont le corps de l'embrion ne peut encore préparer les ſucs nourriciers, & qui ſe développent à proportion qu'il devient capable de les fournir (781 & ſuiv.) ; tels ſont les os,

les dents, les ongles, les cheveux, les poils & les parties de la génération.

867. Les parties du fœtus se manifestent aux sens, à mesure qu'elles prennent plus de consistance & d'opacité par le progrès de leur développement. On les distingue au travers des autres parties qui sont encore transparentes, albumineuses, qui ont moins de consistance, & qu'on ne peut distinguer. Celles-ci, quoique invisibles, n'en sont pas moins déjà conformées : il suffit de coaguler avec de l'esprit de vin le corps du fœtus, pour en voir toutes les parties grossièrement ébauchées.

868. L'œuf & le fœtus se nourrissent d'abord (860) des sucs nourriciers, presque tous préparés, que la mère leur envoie par les poils vasculeux artériels du fond de l'utérus : ils rejettent par la dépuration de leurs humeurs vers la mère, hors de leur sphère d'activité vitale, celles qui ne leur conviennent pas, & dont les poils vasculeux veineux de l'utérus (873) les débarrassent par leur résorption.

869. A mesure que les parties se développent, elles prennent par degrés de l'aptitude à leurs fonctions organiques : les vaisseaux sanguins deviennent capables de charier plus d'humeurs, aqueuses d'abord, puis gélatineuses & lymphatiques, & de mieux les élaborer pour le fœtus. Celui ci se fait à la longue un sang qui lui est propre, qui circule (24) dans ses vaisseaux & dans ceux du placenta, & qui dégénère ensuite en sucs nourriciers lymphatiques, qui exsudant dans le tissu des parties pour leur nutrition, s'y assimilent parfaitement.

870. Ce sang paroît formé vers le quatrième

mois de la groſſeſſe ; ce ne ſont d'abord que quelques globules gélatineux, jaunâtres, qui rougiſſent par degrés & deviennent de jour en jour plus nombreux. Le fœtus avoit été juſqu'alors demi-tranſparent & blanchâtre : ſes parties, qui ne ſe diſtinguoient que par leur plus ou moins de tranſparence ou d'opacité, deviennent cendrées, jaunâtres, rougiſſent à proportion que le ſang (qui s'eſt formé dans les vaiſſeaux ſanguins), s'y répand aſſez abondamment pour les colorer.

871. Une fois que le fœtus a pu ſe former du ſang, il acquiert bientôt aſſez de forces pour mieux élaborer ſes humeurs nutritives, récrémentitielles & excrémentitielles, qui juſqu'alors n'avoient été preſque que de l'eau inſipide : une certaine quantité de bile s'amaſſe dans la véſicule du fiel, & la teint de ſa couleur, l'urine commence à remplir la veſſie, & regorge enſuite par l'ouraque.

872. Le fœtus aſſez fort pour préparer lui-même ſes humeurs, en attire de ſa mère les matériaux moins animaliſés ; il n'en tiroit d'abord que des ſucs lymphatiques preſque gélatineux, ſanguins, animaliſés dans le degré qui lui convenoit, pour qu'il pût les employer auſſi-tôt à ſa nutrition : il les attire enſuite beaucoup plus cruds, dans l'état de mucus, de lait & de chile : il s'exerce à les préparer lui-même, à ſe les approprier par une coction convenable ; de même que le poulet ſe nourrit d'abord du blanc d'œuf, & n'attire le jaune, que lorſque, par le développement de ſes organes, il eſt devenu capable de s'aſſimiler cette émulſion animale. Auſſi n'eſt-ce guères avant le quatrième mois de la groſſeſſe, que le lait de la mère regorge aux

mammelles, les alimens ne commencant à reſter abondamment dans cet état de crudité qu'à cette époque.

873. Le fœtus ſollicite ſympathiquement le corps de ſa mère à lui rejetter ces ſucs alimentaires, par les poils vaſculeux artériels de l'utérus, dans le tiſſu ſpongieux du placenta, d'où il les reprend par les dernières ramifications & par les pores inhalans de la veine ombilicale : il les attire par cette veine ſuivant les loix de la circulation (24) : il les animaliſe, ſe les approprie, en forme ſes différentes eſpèces d'humeurs, nutritives, récrémentitielles & excrémentitielles : il rejette par le mouvement vital dépuratoire de ſes humeurs, celles qui ſont trop animaliſées, excrémentitielles pour lui, & les renvoie par les artères ombilicales dans le placenta ; où elles tranſudent dans le tiſſu cellulaire, ſont repriſes par les poils veineux inhalans de l'utérus, & reportées à la mère, qui peut s'en accommoder, comme ſe nourriſſant d'humeurs plus animales que celles qui conviennent au fœtus.

874. L'urine accumulée dans la veſſie, regorge par l'ouraque dans le tiſſu ſpongieux du placenta, & paſſe par les mêmes voies (873) dans le corps de la mère.

875. Le fœtus ayant acquis plus de force vers le quatrième mois de la groſſeſſe, élaborant ſes ſucs nourriciers avec plus d'activité & en plus grande quantité, il prend alors un accroiſſement énorme, beaucoup plus conſidérable que celui de l'œuf qui le contient, & qui dans les premiers mois de la groſſeſſe, avoit cru beaucoup plus vîte que lui ; enſorte que l'embrion qui, dans ces premiers mois, n'occupoit qu'une très-petite partie de la capacité de l'œuf, s'y trouve enfin de plus en plus à l'étroit.

876. La matrice qui contient le fœtus & ses enveloppes, lui dilate son domicile, à mesure que par son accroissement, il exige plus d'espace : se nourrissant avec excès de sucs moins animalisés, elle relâche la tissure de ses solides, qui deviennent comme charnus, de membraneux qu'ils étoient ; elle les raréfie de plus en plus, les étend excessivement par une espèce d'accroissement momentané ; elle augmente sa capacité, déplie, dilate son orifice & son col, puis le vagin & les nymphes, les retirant à l'intérieur, pour qu'ils lui permettent de s'élever au-dessus des os des îles dans le bas-ventre, où elle gêne plus ou moins par son volume les autres viscères, & causent différentes incommodités à la femme enceinte.

877. Le fœtus achève ordinairement dans l'espace de neuf mois, de développer & perfectionner ses organes, de les préparer & de les disposer à la vie animale. Etant alors parfaitement mûr, jouissant mieux de sa vie particulière, n'ayant plus besoin de la correspondance vitale de sa mère, ne l'entretenant plus si exactement, vivant comme séparé & indépendamment d'elle, lui devenant à charge par la quantité d'humeurs qu'il en attire, & par l'état de crudité (562. 563), dans lequel il l'oblige sympathiquement de retenir celles qu'il lui laisse ; il devient comme un corps étranger à l'utérus ; qui pour s'en délivrer, verse une grande quantité de mucus sur les enveloppes de l'enfant.

878. Ce mucus (877) humecte, attendrit, dissout par sa nature acide, les filamens lymphatiques solidifiés, qui attachoient l'œuf à l'utérus : s'amassant entre deux, il les décolle & les sépare insensiblement. L'œuf, moins soutenu par ses adhérences à l'utérus, achève de se détacher

par fon propre poids ; il retombe fur le col de la matrice, & devient dans fa cavité un vrai corps étranger, qui n'a prefque plus de communication avec elle, & qui par fon poids, devient plus à charge au col de la matrice, fur lequel il retombe.

879. La matrice moleftée par la préfence de l'œuf, tâche bientôt de s'en délivrer : elle entre en érection, provoque des friffons dans tout le corps, dont elle fixe l'attention & s'approprie les forces vitales. Devenue plus irritable, plus incapable de fouffrir la préfence de l'œuf, elle fe contracte vivement, & par fecouffes, pour l'expulfer par le vagin, qu'elle dilate en même tems par la rétraction de fes fibres longitudinales : elle s'en débarraffe à l'aide du diaphragme & des mufcles abdominaux, qui fe contractent pour étrécir l'abdomen & chaffer l'œuf de la matrice. Cet œuf, ainfi comprimé, crève ordinairement du côté du vagin ; les eaux qu'il contient, s'écoulent ; l'enfant eft expulfé de la matrice, & fes enveloppes le fuivent bientôt.

880. Après l'accouchement (879), la matrice fe refferre, expulfe de fa tiffure le fuperflu des fucs nourriciers dont elle s'étoit imbibée (876), pour prêter à l'extenfion de fes folides ; elle s'en débarraffe en les évacuant par les lochies, ou bien en les rejettant dans les vaiffeaux fanguins ; elle fe condenfe, fe rapetiffe, perd bientôt fon apparence de chairs fongueufes, reprend la conftitution calleufe, qu'elle avoit avant la groffeffe, & redevient prefque auffi petite qu'elle l'étoit avant cette époque.

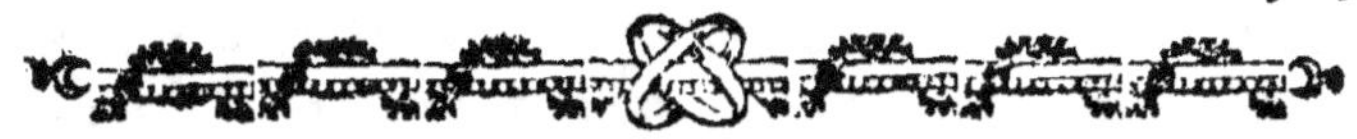

TABLE
DES MATIERES.

SECTION PREMIÈRE.

SECTION II.

SECTION III.

SECTION IV.

SECTION V.

PREMIÈRE PARTIE.

PARTIE II.

PARTIE III.

SECTION VI.

SECTION VII.

SECTION VIII.

SECTION IX.

Fin de la Table.

APPROBATION.

J'ai lu, par ordre de Monfeigneur le Garde des Sçeaux, un Livre qui a pour titre : *Nouvelles Recherches fur l'Economie Animale*, & je n'y ai rien trouvé qui puiffe en empêcher l'impreffion. A Paris, le 15 Mai 1781.

POISSONNIER DESPERRIERES.

PRIVILÉGE DU ROI.

LOUIS, PAR LA GRACE DE DIEU, ROI DE FRANCE ET DE NAVARRE; à nos amés & féaux Confeillers, les Gens tenans nos Cours de Parlement, Maîtres des Requêtes ordinaires de notre Hôtel, Grand-Confeil, Prévôt de Paris, Baillifs, Sénéchaux, leurs Lieutenans Civils, & autres nos Jufticiers qu'il appartiendra : SALUT. Notre amé le Sieur Vrignauld, Docteur en Médecine ; Nous a fait expofer qu'il defireroit faire imprimer & donner au Public un Ouvrage de fa compofition intitulé : *Nouvelles Recherches fur l'Économie animale*, s'il nous plaifoit lui accorder nos Lettres de permiffion pour ce néceffaires: A CES CAUSES, voulant favorablement traiter l'Expofant, Nous lui avons permis & permettons par ces Préfentes, de faire imprimer ledit Ouvrage autant de fois que bon lui femblera ; & de le faire vendre, & débiter par tout notre Royaume, pendant le tems de cinq années confécutives, à compter du jour de la date des Préfentes. Faifons défenfes à tous Imprimeurs, Libraires & autres Perfonnes, de quelque qualité & condition qu'elles foient, d'en introduire d'impreffion étrangère dans aucun lieu de notre obéiffance. A la charge que ces préfentes feront enregiftrées tout au long fur le Regiftre de la Communauté des Imprimeurs & Libraires de Paris, dans trois mois de la date d'icelles : que l'impreffion dudit Ouvrage fera faite dans notre Royaume & non ailleurs, en bon papier & beaux caractères ; que l'Impétrant fe conformera en tout aux Réglemens de la Librairie, & notamment à celui du 10 Avril 1725, & à l'Arrêt de notre Conſeil du 30 Août 1777, à peine de déchéance de la préſente Permiſſion; qu'avant de l'expoſer en vente, le Manuſcrit qui aura ſervi de copie à l'impreſſion dudit Ouvrage, ſera remis dans le même état où l'Approbation y aura été donnée, ès mains de notre très-cher & féal Chevalier Garde des Sceaux de France, le Sieur HUE DE MIROMENIL; Commandeur de nos Ordres, qu'il en ſera enſuite remis deux Exemplaires dans notre Bibliothèque publique, un dans celle de notre Château du Louvre, un dans celle de notre très-cher & féal Chevalier, Chancelier de France, le Sieur DE MAUPÉOU, & un dans celle dudit Sieur HUE DE MIROMENIL. Le tout à peine de nullité des préſentes : du contenu deſquelles vous MANDONS & enjoignons de faire jouir ledit Expoſant & ſes ayans cauſes, pleinement & paiſiblement, ſans ſouffrir qu'il leur ſoit fait aucun trouble ou empêchement. Voulons qu'à la copie des Préſentes, qui ſera imprimée tout au long, au commencement ou à la fin dudit Ouvrage, foi ſoit ajoutée comme à l'original. COMMANDONS au premier notre Huiſſier ou Sergent ſur ce requis, de faire pour l'exécution d'icelles, tous actes requis & néceſſaires, ſans demander autre permiſſion, & nonobſtant clameur de haro, charte normande, & lettres à ce contraires: CAR tel eſt notre plaiſir. DONNÉ à Paris, le ſeizième jour du mois de Janvier, l'an de grace mil ſept cent quatre-vingt deux, & de notre Règne le huitième. Par le Roi en ſon Conſeil.

Signé, LE BEGUE.

Regiſtré ſur le Regiſtre XXI de la Chambre Royale & Syndicale des Libraires & Imprimeurs de Paris, Nº. 2379, Fol. 623, conformément aux diſpoſitions énoncées dans la préſente Permiſſion; & à la charge de remettre à ladite Chambre les huit Exemplaires preſcrits par l'article CVIII du Réglement de 1723. A Paris, ce dix-huit Janvier 1782.

LE CLERC, Syndic.

De l'Imprimerie de CAILLEAU, rue Saint-Severin, 1782.

ERRATA.

PAGE 4, ligne 24, l'orgafme, *lifez* l'action organique.

—6—14, le fang, *lifez* le fang.

—14—10, ordinaitement, *lifez* ordinairement.

—54—11, en fon, *lifez* en font.

—60—12, embarraffé dans, *lifez* par.

—61—33, délaceration, *lifez* dilaceration.

—63—27, fes miafmes, *lifez* ces miafmes.

—70—, *ligne* 9 & 23, excrémentitieux, *lifez* excrémentitiels.

—73—28 on peu, *lifez*, on peut, *ligne* 31 acrimoine, *lifez* acrimonie.

—91—4 touts deux, *lifez* toutes deux.

—129—26 contre de ces, *lifez* contre ces, *ligne* 34 orgafme, *lifez* action.

—137—30 communique, *lifez* communiquent.

—138—4 fymphatiquement, *lifez* fympathiquement.

—140—5 un affez grand quantité, *lifez* une affez grande

—142—34 à ces, *lifez* avec ces.

—152—22 le virus, *lifez* les virus, *ligne* 26 les virus, *lifez* le virus.

—153—10 (224), *lifez* (144).

—154—32 (259), *lifez* (359).

—164—27 (467), *lifez* (487).

—169—2 acquérir d'une, *lifez* acquerir une.

—189—33 (445), *lifez* (455).

—191—3 (531), *lifez* (533)

—192—24 une contraction, *lifez* une conftriction.

—201—8 acrimoine, *lifez* acrimonie.

—204—16 (40r), *lifez* (401).

—207—25 acrimoine, *lifez* acrimonie.

—209—13 $\frac{3}{4}$, *lifez* $\frac{4}{5}$.

—215 N^a. *ligne* 15, desqueles, *lifez* defquels.

—222— *ligne* 8 (528), *lifez* (530).

—224—21 (320, 321), *lifez* (520, 521).

—227—28 Viellards, *lifez* Vieillards.

—301—3 fe s'envoient, *lifez* s'envoient.

—304—31 fur affecté, *lifez* fut affecté.

—310 Na. *ligne* 2 diftorfi, *lifez* diftorfi.

—335—5 l'excrétion, *lifez* l'expulfion.

—349—18 virale, *lifez* vitale.

—375—31 par les progrès, *lifez* le progrès.

—381—15 caufent, *lifez* caufe.